贾　堃　著

贾　宁　整理

中医癌瘤学

吴阶平题

人民卫生出版社

图书在版编目（CIP）数据

中医癌瘤学 / 贾堃著；贾宁整理. — 北京：人民
卫生出版社，2019
　ISBN 978-7-117-28306-9

　Ⅰ.①中…　Ⅱ.①贾…　②贾…　Ⅲ.①肿瘤－中医治
疗法　Ⅳ.①R273

中国版本图书馆 CIP 数据核字（2019）第 050857 号

| 人卫智网 | www.ipmph.com | 医学教育、学术、考试、健康，购书智慧智能综合服务平台 |
| 人卫官网 | www.pmph.com | 人卫官方资讯发布平台 |

中医癌瘤学

著　　者：贾　堃
整　　理：贾　宁
出版发行：人民卫生出版社（中继线 010-59780011）
地　　址：北京市朝阳区潘家园南里 19 号
邮　　编：100021
E - mail：pmph @ pmph.com
购书热线：010-59787592　010-59787584　010-65264830
印　　刷：北京铭成印刷有限公司
经　　销：新华书店
开　　本：710×1000　1/16　　印张：25
字　　数：422 千字
版　　次：2019 年 4 月第 1 版　2024 年 6 月第 1 版第 6 次印刷
标准书号：ISBN 978-7-117-28306-9
定　　价：89.00 元

打击盗版举报电话：010-59787491　E-mail：WQ @ pmph.com
（凡属印装质量问题请与本社市场营销中心联系退换）

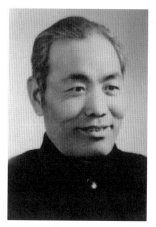

贾堃先生（1919—2005）

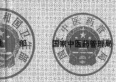

贾堃先生首批全国继承老中医药专家学术经验指导老师
荣誉证书

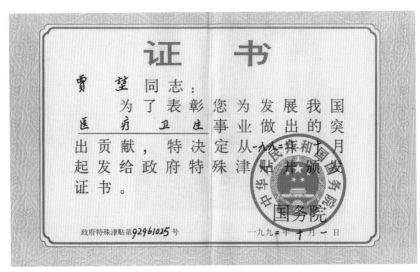

贾堃先生国务院政府特殊津贴证书

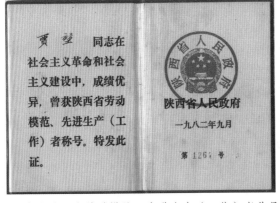

贾堃先生陕西省劳动模范、先进生产（工作）者称号
荣誉证书

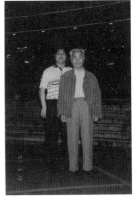

贾堃先生与学术继承人
贾宁先生在一起

中西医结合防治肿瘤、

孙燕 2018-11-8

中国工程院院士、著名临床肿瘤学家　孙　燕　题词

樊 代 明 序

在人类文明发展史上，各种医学不断产生又不断消亡，唯有中医药学有完整的理论基础与临床体系，历经风雨不倒，不断发展完善，为中华民族繁衍壮大做出了巨大贡献。中医药解决了很多西医解决不了的问题，显示出中医的不可替代性。比如，肿瘤作为一种多发病，越来越多的专家指出，很多肿瘤已不再是绝症，患者可以实现较长时间的带瘤生存。在治疗肿瘤方面，中医在延长患者生存期、提高生活质量方面有明显的作用。

贾堃先生从医七十余年，中医理论造诣颇深，临床经验丰富，兼通诸家之长，并形成了自己的学术思想，成为中医学界承前启后的重要人物之一，也是我国著名中医肿瘤专家。

贾堃先生早年擅长儿科，用药精到独特，屡起沉疴。20 世纪 50 年代末，又致力于中医药抗肿瘤的研究。他所研制的抗肿瘤中药——平消系列药品，开创了我国中医药治疗肿瘤理论研究与临床实践的先河，蜚声海内外。同时，他笔耕不辍，著作颇丰，出版过《癌瘤中医防治研究》《中医癌瘤证治学》《中医癌瘤学》《临床实用儿科学》等十余部专著，在业界引起了广泛影响。

《中医癌瘤学》汇集了贾堃先生几十年治疗肿瘤的临床经验，对癌瘤的病因病机、舌象脉象、辨证论治、处方用药等都作了比较系统的论述，对胃癌、肝癌、肺癌、甲状腺癌瘤、白血病、淋巴瘤等常见肿瘤阐发尤详，并附有部分案例。出版后受到了广大医务工作者的肯定，成为很多专业人士案头必备工具书。

目前，国家高度重视中医药的发展，这本书的再版，将在肿瘤防治方面产生积极的影响，也必将会受到广大医务工作者的欢迎，为人类健康做出新贡献。

中国工程院院士
美国医学科学院外籍院士
中国抗癌协会理事长

2018 年 10 月 10 日

前 言

2019年，对我们家族而言，意义非凡：因为这一年，是我慈爱的父亲，我国著名的中医癌瘤理论家、临床家，陕西中医药界承前启后的奠基人贾堃诞辰100周年！在此特殊年份，我们全家谨遵父亲遗训，不给组织添麻烦、不搞纪念活动，同时，为了救治更多的癌瘤病患、为了造福全社会，我们决定将父亲生前最有影响力的巨著《中医癌瘤学》再版，这也应该是他老人家内心所愿吧！

一、不忘初心

父亲所著《中医癌瘤学》，是我国第一部全方位、多角度、系统性阐述中医药抗癌理论与实践的专业著作，原书35.3万字，自1996年由陕西科学技术出版社出版发行以来，数次印刷，深受业内人士及病患的青睐和赞许。内容包括祖国医学对癌瘤的记述、癌瘤的成因、癌瘤病患饮食调配饮食禁忌、癌瘤的预防、防癌抗衰老的蔬果简介、癌瘤常见症状、癌瘤病症的辨证施治等。

正如父亲教导我们所言："癌瘤学是研究癌瘤的发生、发展、预防及治疗的专门学科。长期以来，我国医药界虽在癌瘤的防治方面做了大量工作，也初步探索出一些治疗经验，使许多病人症状得以减轻，但对于癌瘤的成因、病机、治疗、预防等，了解的还远远不够，还未能总结出一套系统高效的诊疗方法！这就要求全体医药工作者，尤其是癌瘤防治工作者团结起来，刻苦钻研，争取早日达到癌瘤可知、可控、可治的目的，为弘扬中华民族的传统文化和人类健康做出自身贡献，我们任重道远啊！"父亲的谆谆教导不时回荡耳畔，这是他的初心，我们不敢忘也不能忘！此次《中医癌瘤学》的再版，即是我从医40年的新起点、新征程，我将沿着父亲走过的路，不忘初心，继续在中医药抗癌的临床第一线奋战！

二、问道岐黄

父亲贾堃，字金辉，西安市灞桥人，生于1919年，卒于2005年，享年86岁。他是首批享受国务院特殊津贴的中医临床家，是全国首批500位名老中医师带徒指导老师，我国著名的中医肿瘤、小儿病专家。父亲少时就立志学医，15 岁即师从陕西名医李瑞先生，按照先生要求，熟读《黄帝内经》《伤寒论》《金匮要略》《神农本草经》《诸病源候论》。

抗日战争开始后，父亲加入 84 军新兵团，稍有空闲，即在山间林地中观察、研究中草药，并经常采集中草药为许多疑难重症患者解除病痛，其后加入中国国医学会及中医师学会，与医友魏宗权、成友仁、周世昌、曹旭等人在西安竹笆市天德堂义诊。

1946 年，父亲作为全陕首批 14 名中医骨干，赴南京国家考试院考取了"高等医师"证书，并于当年在西安三桥开设了"法古诊所"。无论严寒酷暑，他坚持白天应诊晚间研习，以过人天资和不懈努力，笔抄经典、挂满四壁。他遍访名师，先后求教于雒声峻、黄竹斋、刘惠民三位中医名家，为他日后成为三秦大地乃至全国中医药界的重要人物夯实了基础。到中华人民共和国成立前夕，周边地区的 8 家诊所合并进了"法古诊所"，因与其他两人联合经营，父亲将"法古诊所"更名为"三联诊所"。

1952 年，是父亲经营"三联诊所"，坚持临床一线的第七个年头。他熟读经典、博采众长、悬壶济世，以致医技早成、以德为先、声名鹊起，尤擅中医小儿病的诊疗。同年，在杨晓初副市长的提议下，成立了西安市中医院，父亲受邀出任儿科主任。他深知党和国家需要人民医院，临床科研也需互促互进，便毅然决然地将自己一手创办，资产达 38 万元的"三联诊所"无偿献给了国家，即西安市未央区第二人民医院前身。任职儿科主任期间，父亲先后出版临床论著《临床实用儿科》《小儿病的防治方法》《儿科临床实践》，皆创当时中医儿科学界之先河。

1960 年，经组织慎重考虑，父亲被任命为西安市肿瘤病研究小组中医组组长，他勇挑重担，刻苦钻研，至 1965 年，成功地在国家卫生部备案了中医治癌 13 方，并编撰了《癌瘤中医防治研究》《中医癌瘤证治学》《中医癌瘤学》等专业论著。1980 年，《中医癌瘤学》修订本的英译版，由香港商务印书馆出版发行，远播海外，福泽天下。

父亲一生从医 70 余年，治病救人无数，他老人家留给我们的除了深厚的理论造诣、独创的学术思想，更宝贵的是他感人的拼搏精神：心怀苍生，问道岐黄。

三、大医精诚

新中国成立初期，国家贫瘠，百业待兴，中医药行业发展亦是举步维艰，更加缺少治疗癌症的特效药！父亲在西安市委、市政府的支持下，勇挑重担，自我加压，自50年代末至60年代末，历时10年，潜心致力于中医药抗癌的研究。日常行医的同时，父亲阅读了大量古医籍，提出中医治疗肿瘤，要"以消为贵，消中寓补，补中有消"，本着治病求本，本于阴阳，以平为期的原则，制成了"平消散"。该方由《金匮要略》中硝石矾石散化裁而来，具有化瘀除湿、软坚散结的作用。

1958年，上海沙某身患乳腺癌，不远千里，找父亲求治，父亲用自己研制的"平消散"配以汤剂给她服用，癌瘤日益缩小，直至痊愈，消息传开，全国各地肿瘤病患纷至沓来。1960年，上海警备区刘某患胃癌，特邀父亲前往诊治，服用"平消散"后痊愈，引起轰动。时任西安副市长的杨晓初面对日益增长的病患需求，决定将此方交由陕西省西安国药厂（现西安正大制药有限公司）生产为中成药，造福更多病患，遂将"平消散"改为丸剂"平消丹"。

1960年，西安市卫生局成立了癌瘤科研组，父亲担任组长，在西安市红会医院、市二院、市六院进行"平消丹"临床研究。正当临床试验有了阶段性成果时，"文革"开始，父亲被扣上了"反动学术权威"的帽子，被关在牛棚里进行"劳动改造"。科研组解散，病例被查抄，"平消丹"停产，临床研究中断。家人和好友探望他时，他嘴上始终挂着一句话："我受点委屈不算啥，但平消丹确实是个好药，一定要想办法量产，真的能救人啊！"也许是上天眷顾，也许是天无绝人之路，第四军医大学的吴一纯教授是父亲好友，因"文革"对部队的冲击较小，吴教授和其团队也深知"平消丹"的价值和意义，他们大力伸出援手，几经波折，取"平消丹"拼音首位字母和第四军医大学吴镇业教授教研室的门牌号，将"平消丹"更名为"P-235"，转至第四军医大学第一附属医院继续进行临床试验。父亲当时被"监视劳动"，活动很不方便，出于医者的职业修养，他将自己保存的部分病例资料暗中交给第四军医大学第一附属医院，继续进行临床观察。不久，陕西省西安国药厂（现西安正大制药有限公司）将泛丸改成素片，专供四医大进行临床使用。

1977年，陕西省西安国药厂（现西安正大制药有限公司）又对"平消片"生产工艺进行了改进，将部分药材进行提取浓缩，做成了药效更好、片重更小、服用量更少的糖衣片——"精制 P-235"，供临床研究使用。

1983 年 11 月，父亲参加了由陕西省卫生厅组织的"P-235"科研成果鉴定会，并做了临床观察情况汇报。在这次大会上，来自北京、上海、西安等地医药学专家对"P-235"进行了技术鉴定，包括张学庸教授、余桂清教授等在内的数十位专家经过评审，一致认为该药对胃癌、肺癌、食管癌等多种实体肿瘤具有缓解症状、缩小瘤体、抑制癌瘤生长，提高机体免疫力，延长患者生命等作用。

1985 年，"平消片"受到原中国人民解放军总后勤部嘉奖，并获得"国家科技进步二等奖"。这些成果的取得，激励了父亲继续不忘初心，砥砺前行，为癌瘤患者服务。

父亲无私地将"平消"处方贡献出来，在原陕西省西安国药厂、原第四军医大学附属第一医院以及后来的西安正大制药有限公司、空军军医大学等单位几代人的共同努力下，完成了平消散、平消丹、平消片、平消胶囊系列产品的换代开发，这项划时代的科研成果因其疗效显著，声名远播海内外！平消胶囊，现为国家基本药物，入列《国家基本医疗保险药品目录》中药抗肿瘤药物的甲类品种，被授予陕西省和西安市名牌产品称号，在全国上千家医院销售，年销售额超亿元！

几十年来，千千万万个癌瘤患者因"平消"系列产品延长了寿命、提高了生活质量！而这一切，就像是父亲在不断向我、向全社会诠释着"大医精诚"的真谛！

最后，我要代表家族和所有关心支持父亲以及中医药事业的同仁，真诚感谢西安正大制药有限公司和人民卫生出版社的朋友们，没有你们的辛勤劳动和付出，就没有此次《中医癌瘤学》全国范围内的顺利再版，你们的善举，弘扬了国学，帮助了他人，使广大读者有所收获，也增强了全社会对中医药事业的自豪感和责任感。

陕西省国医研究委员会·副 会 长
陕西省贾堃肿瘤研究所·所　　长
西安市抗癌学术委员会·理　　事　
西安贾氏抗癌学术流派·负 责 人
西安杜万全堂中医医院·名誉院长
西安莲湖秦华中医医院·名誉院长

2019 年 1 月于西安

癌瘤是常见病、多发病，也是当前国内外关注的疑难病。全国以至全世界各国的医药工作者，为征服顽癌不断奋进，也取得了很大成绩。

本书是在 1979 年拙作《癌瘤中医防治研究》与 1989 年《中医癌瘤证治学》两本书出版发行后的一部新书，是根据两本书发行以来受到各地医务工作者和病人及其亲友们的宝贵意见撰写的，在两本书的基础上增入新的内容，编排上突出了预防，故命名为《中医癌瘤学》。内容包括祖国医学对癌瘤的概括论述、病因病机、辨证论治、舌象脉象、证属治则、预防、食疗、处方用药等，都作了比较系统的阐述。同时，增入了微量元素在癌瘤的临床研究，怎样煎服中药，癌瘤病人的放疗或化疗反应的治疗，静默意念，食物调配，饮食禁忌，清除自由基的方药，并增入唇癌、舌癌、甲状腺癌瘤、白血病、淋巴瘤、前列腺增生与前列腺癌、膀胱癌、皮肤癌瘤及重发癌等，并附有部分病例。同时，介绍了一位我在 30 年前治疗出院，自学成才，现已当上医生（的同志），他在近日来信，以鼓励癌瘤病患者只要能坚持治疗是可以征服顽癌身体康复的。我与胡凤鸣（毓芳）结婚已过五十个春秋，以往我所发表文章与出版的书籍在撰写中大部分由她抄写校对；这本书定稿后，不幸她于 1992 年 8 月 1 日逝世，特在前言中提出，以这本书纪念她的以往。

由于时间仓猝，错误之处，在所难免，敬希同道多提宝贵意见，以便再版修改是幸。

贾　堃

于陕西省中医药研究院

1993 年 10 月

目 录

第二章 癌瘤常见症状的辨证施治

第三章 常见多发癌的辨证论治

附：平消胶囊近期研究成果摘录

平消系列产品大事记

后记

第一章 | 概述

癌瘤学是研究癌瘤的发生、发展、预防及治疗的专门学科。中华人共和国成立以来，我国医务界在癌瘤的防治方面做了大量的工作，出现了不少的新苗头。初步探索出一些治疗经验，使许多病人症状减轻或痊愈。但是，我们对于癌瘤的形成原因和病机等，还了解得不够，还未能总结出一套更系统的治疗方法，我们的任务仍很艰巨。这就要求医药工作者，尤其是癌瘤防治工作者团结起来，进一步提高医疗效果，以达到根治癌瘤的目的，为我国社会主义建设事业、为人类健康做出新贡献。

关于癌瘤的病因学研究，也已取得显著的进展，已为我国的癌瘤防治工作奠定了较好的基础。要进一步做好防癌治癌工作，医务工作者还必须团结起来，并与群众打成一片，互相帮助，为做好这一工作而努力。

第一节 | 祖国医学对癌瘤的记述

在很早以前，人们在劳动与生活中，偶尔发现有些方法以及草、木、虫、石可以治愈疾病，因而，出现了原始医学。当医学刚出现的时候，只是一种自发地解除痛苦的办法或手段。由于人们的知识很有限，没有上升到有系统规律的理论水平，所以，还算不上真正的医学。

自伏羲氏发明了阴阳以后，才有了今天的祖国医学。有关癌瘤的记载，在殷墟甲骨文里，已有了"瘤"字。《周礼》有疡医。历代对七情郁结，脾胃受伤，导致气血凝滞，形成癥瘕、积聚等的论述中就包括了癌瘤。春秋战国时期的秦国名医医和，提出六气失调致病的理论，对后世医者很有启发。他说："阴淫寒疾，阳淫热疾，风淫末疾，雨淫腹疾，晦淫惑疾，明淫心疾"。这就是外感病因的先导。《吕氏春秋》记载："大喜、大怒、大忧、大恐，则生害矣……大寒、大热……则生害矣……轻水所，多秃与瘿人……辛水所，多疽与痤人。"进一步提出了情志和人的生活环境、自然界的变化和发展，都是人类疾病发生的原因之一，也是癌瘤病发生的原因之一。癌瘤病是一类全身性的疾病，这在临证过程中，是不难找到依据的。根据调查研究的结果，水土中缺钼，植物中硝酸盐含量过高，癌瘤发生率就高。水中镁含量过少，癌瘤发病就较多。现存的祖国医学第一部专著《内经》载有"筋瘤""肠瘤"，还有像"喜怒不适，饮食不节，寒温不时，邪气胜之，积聚已留""三阳结谓之隔""隔塞闭绝，上下不通……则暴忧之病也""胃病者，腹䐜胀，胃脘当心而痛，上肢两胁，膈咽不通，食饮不下""人之善病肠中积聚者，何以候之？曰：皮肤薄而不泽，肉不坚而淖泽，如此则肠胃病恶……""大积大聚，其可犯也，衰其大半而止，过则死"这样对癌瘤的病理、症状以及治疗原则等的片段记载。《金匮要略》中有"变为胃反"，并述其症状为朝食暮吐、暮食朝吐、宿谷不化等，属于胃癌证候。《脉经》中"妇人脏肿如瓜，阴中疼，引腰痛者，杏仁汤主之"，应是包括癌瘤的。《后汉书》华佗传有："疾发结于内，针药所不能及者，乃令先以酒服麻沸散，既醉，无所觉，因刳破腹背，抽割结聚"，这样一段描述，是我国采用外科手术割治癌瘤最早的记载。

葛洪《肘后救卒方》中说："……海藻酒方，疗颈下囊，渐大，欲成瘿者"。隋·巢元方《诸病源候论》中说："瘿者由忧恚气结所生……搏颈下而成之"又说："诸脏受邪，初未能成为积聚，滞留不去，乃成积聚"。

唐·孙思邈《备急千金要方》《千金翼方》有"气瘿""劳瘿""土瘿""癙瘿""忧瘿"等 5 类，主张用海藻、昆布、柳根须及羊靥治疗。王焘《外台秘要》中说："中国人息气结瘿者，但垂槌，无核也。长安及襄阳人，其饮沙水患瘿……无根，浮动在皮中。"并收集了防治此病的 36 个药方。

南宋·陈言《三因极一病证方论》，已明确提出"骨瘤""脂瘤""肉瘤""血瘤""气瘤""脓瘤"等多种名称。齐德之《外科精义》有"赤瘤""疮瘤""胎瘤""石疽""丹瘤"等记载。《圣济总录》则给瘤下了一个定义："瘤之为义，留滞而不去也……郁结壅塞，则乘虚投隙，瘤所以生。"《太平圣惠方》《卫济宝书》《刘涓子鬼遗方》等，亦有肿瘤的记载。张从正《儒门事亲》有"五噎""十膈"。同时期的李杲、朱丹溪等，也都记有关于癌瘤的防治方法。危亦林《世医得效方》、严用和《严氏济生方》等，对癌瘤的防治都有较详细的记述。明·汪机《外科理例》、王肯堂《疡医准绳》、窦汉卿《疮疡经验全书》等，对癌瘤的记述更进了一步。申斗垣《外科启玄》，对癌瘤类疾病的防治进行了多方面探讨，如《论癌发》对癌瘤的发生、发展和预后，都有详细的论述。张景岳在《景岳全书》中说："凡脾肾不足及虚弱失调之人，多有积聚之病"。清·王洪绪在《外科证治全生集》中，谈到癌瘤的治疗，并记载了他创制的犀黄丸、阳和汤、小金丹等药。这些药，就是在今天用于一些癌瘤病人，仍有疗效。另外，《医门法律》《医学统旨》《证治汇补》等，都有关于癌瘤类疾病的记载。

第二节 ▏ 癌瘤的形成原因

癌瘤的形成原因非常复杂。根据祖国医学辨证论治原则，结合临证病例资料进行探索，主要是因内伤情志的变化，外感邪气，病毒侵袭，导致生理上的变化而发病。

一、七情

喜、怒、忧、思、悲、恐、惊，七情太过，能直接或间接影响气血、脏腑的正常功能。突然强烈的或长期持久的情志刺激，能使人体的生理、脏腑气血功能紊乱，导致疾病发生。情志不遂，是疾病发生、发展的重要因素。所谓"百病生于气。怒则气上，喜则气缓，悲则气消，思则气结，恐则气下，惊则气乱，寒则气收，炅则气泄，劳则气耗"。又如"郁结伤脾，肌肉消薄，与外邪相搏而成肉瘤""乳岩由于忧思郁结，所愿不遂，肝脾气逆，以致经络阻塞，结积成核""骨瘤由于淫欲伤肾，肾火郁遏，骨无营养所致。其病坚如石，推之不移""离绝菀结，忧恐喜怒，五脏空虚""忧郁伤肝，思虑伤脾，积想在心，所愿不得志者，致经络痞塞，聚结成核"，均强调精神因素，尤其是忧思郁怒，或性格内向，情感内蕴，哀怒不溢于言表；或为取悦他人，而舍己所好，常委曲求全地顺应现实等，对癌瘤的发病，不仅可以致病，而且在疾病发展过程中，往往可使病情加重，引起恶化。

实验证明：凡是能引起情绪忧虑的各种精神刺激，均可导致宿主免疫监视系统遭受破坏，可能通过血浆糖皮质激素的持续升高，造成细胞介导免疫的损失。无论用紧张刺激引起肾上腺皮质激素的产物增多，或者给予天然或合成的糖皮质激素产生直接的生物化学的紧张刺激，均可重复对癌瘤生长的促进作用，尤其是抑郁与忧虑。因此，必须高度重视。临证中，常见有些病人在化疗前产生与给药无关的恶心、呕吐等消化道症状，因此，应该从精神方面鼓励与支持癌瘤病人，使他们有足够的信心战胜癌瘤。

二、六淫

外感六淫，是一切疾病发生、发展的主要因素，癌瘤也不例外。六淫，包括化学、物理、生物等外因致癌因素。化学，如烷化类、多环芳香烃类、芳香胺类、亚硝胺类等。物理，如电离辐射、长期机械与热的刺激等。生物，如病毒与黄曲霉毒素等。所谓"积之所生，得寒乃生，厥乃成积也。""寒气客于肠外，与卫气相搏，气不得荣，因有所系，癖而内著，恶气乃起，瘜肉乃生，其始得也，大如鸡卵。""石瘕生于胞中，寒气客于子门，子门闭塞，气不得通，恶血当泻不泻，衃以留止，日以益大，状如怀子，月事不以时下。"都说明癌瘤的发生可由六淫所致。

三、饥饱劳累

饥饱劳累过度，暴饮暴食，寒热不适，与消化道癌瘤的发生、发展有相当的关系。所谓"酒面炙煿，黏滑难化之物滞于中宫，损伤肠胃，渐成痞满吞酸，甚则为噎膈反胃。""过饮滚酒，多成膈症，人皆知之。""茧唇因饮食煎炒，过食炙煿，痰随火行，留注于唇，初结似豆……"上述癌瘤形成原因，多数是综合致病。所谓"喜怒不适，寒温不时，邪气胜之，积聚已留"。"有得之于食，有得之于水，有得之于忧思，有得之于风寒"等认为癌瘤的发病，有内因、外因，而且以内因为主。外邪，包括化学的、物理的、病毒及其生物等致癌因素侵入人体，一定要在机体内阴阳不和、气血亏虚、脏腑功能失调等虚损的基础上，才能乘虚而入。因此，"邪之所凑，其气必虚""正气存内，邪不可干"，是进一步研究癌瘤形成原因和进行治疗的方向。

第三节 | 癌瘤的发病机理

癌瘤发生的机理，主要有气滞血瘀、痰结湿聚、邪毒郁热、经络瘀阻、脏腑功能失调及气血亏虚几类。

一、气滞血瘀

气血是维持人体生命活动的重要物质基础。气在正常情况下畅流无阻，循行全身各部。气与血一阳一阴，互相化生，互相依存。气为血之帅，气行则血行。如果某种因素引起气的功能失调，出现气郁、气滞、气聚等，日久，必然导致血瘀，积久则成块。

二、痰结湿聚

痰是脏腑病变的产物，是引起很多疾病的因素。脾主湿，由于脾胃虚弱，水湿不能运化，水聚于内，水湿不化，津液不布，湿蕴于内，久成湿毒，湿毒泛滥，浸淫生疮，流汁与水，经久不愈。津液不化，与邪火熬灼，凝结为痰。痰之为物，随气升降，无处不到。所谓"凡人身上、中、下有块者，多是痰"。因此，癌瘤乃五脏瘀血、浊气、痰滞结聚而成。

三、邪毒郁热

毒邪入侵，日久化热化火，内伤情志亦能化火，火热伤气，灼烧脏腑，即邪热火毒。毒蕴于内，日久必发，形成癌瘤，血遇火热则凝，津液遇火则灼为痰，气血痰浊壅阻经络、脏腑，结为癌瘤。

四、经络瘀阻

经络是沟通体表与体内各部，联络脏腑组织与气血运行的独特系统，络脉分布全身，无处不至，使机体各部联成整体，运行营卫气血，沟通表里，抵御病邪。由于风寒、湿邪入侵，或由痰、食、毒、血瘀、气滞等瘀阻，使病邪瘀毒蕴结，日久成积，发为癌瘤。

五、脏腑功能失调，气血亏虚

邪之所凑，其气必虚，脏腑功能失调，脾肾虚损是癌瘤发病的主要条件之一。张景岳说："脾肾不足及虚弱失调的人，多有积聚之病。"又说："凡治噎膈大法，当以脾肾为主。治脾者宜从温养，治肾者宜从滋润。"癌瘤病程中，因病邪日久，耗精伤血，损及元气，面削形瘦者占多数。晚期癌瘤病人，手术割治之后，大伤气阴，正气不支，多表现气阴两伤之候。正衰则邪盛，机体抗癌能力降低，往往促使癌瘤进一步地播散。

总的说来，一般正常人的气升降出入，是循环畅通的。在内、外因素的影响下，气的功能失调，引起气的郁滞。气滞日久，必然血瘀；气滞血瘀，积久成块。脾因湿壅而受困于内；或脾虚不能运化水谷，脾不能为胃行其津液，则津液凝聚而化为痰；或因肾阴虚，则肝火灼津而生痰，痰瘀凝结发为包块。或由于火毒内蕴，情志化火，或六淫邪侵化火，血遇火则凝结，气血紊乱，堵塞经络，久则凝结成块。或因脾肾失调，导致疾病的发生。大多数癌瘤，是由于情志郁结，过于劳累，饮酒过多，或病毒侵袭所导致。或某些特别刺激，致使生理功能反常，局部组织变形、变性，而在发展过程中，耗伤津液，燥人阴血，以致恶性组织增生，发为癌瘤。

从临证资料分析来看，癌瘤的发生与个人秉性也有一定的关系。凡是表面上很沉静，而内心负担却很重；或经常有一种孤独寂寞的感觉；或平时很少说话，什么事情都引不起他的兴趣；或喜欢钻牛角尖，个性很强，令人望而生畏……这样的人，患癌瘤的机会就比较多些。

第四节 ┃ 癌瘤的辨证

欲施行合理的治疗，应先对病情有正确的了解和认识。辨证是研究诊察病情，判断疾病的一门学问，是一切临证医学的基础。医生如不明辨证，则头痛医头，脚痛医脚，就不能够有合理的治疗，亦难奏效。治疗癌瘤类疾病，也必先有正确的辨证，才能正确的论治。

癌瘤是常见病、多发病，是全身疾病的局部表现，是机体组织，在内因的基础上受外来的致病因素影响，阴阳失调，脏腑、经络、气血功能障碍，引起气血瘀滞，热毒湿聚及痰凝等互相交结，造成质的改变，形成异常的增生，与整体有着密切关系，对人类健康威胁很大。很大一部分癌瘤是由于外界环境中存在的致癌物质引起的。当然，并不是每一个受致癌物质包围的人都一定发生癌瘤。当某个人对外界致癌物质的抵抗力下降到一定程度的时候，致癌物质才会乘虚而入，与人体本身的致病因素相结合，最终演变成癌瘤。

癌瘤属于恶性病，对机体的危害很大，祖国医学早有记载。古代由于条件限制，未能独立分科，更无系统的癌瘤专著，散见于各种医药书籍中。祖国医学文献中记载的癌瘤，与近代记载的常是同名异病，或同病异名。因此，研究祖国医学对癌瘤的辨证，应从其记载的症状和体征方面加以探讨。

祖国医学对癌瘤的命名与分类也是很多的，一般多是以证候病因来区分的，与近代根据组织器官和其性质命名、分类不同。因而，对于癌瘤的辨证，应当首先进行病史调查，体格检查，采取中医辨证的方法，来分析癌瘤为阴为阳，属寒属热，是虚是实，在表在里等，既从四诊上进行分析，同时也用现代的 X 线、超声波、同位素扫描、CT 扫描、核磁共振、化验、病理检查等来进行确诊。

辨证，是运用四诊八纲综合各种证候来研究疾病的病因、病机及其发生、发展的规律，认识辨别病位、寒热、虚实、传变转归等。也就是要从整体出发，辨明癌瘤的病因、病理、病位、病证的关系，了解风、寒、暑、湿、燥、火和一切外界的致癌因素，辨清气滞血瘀、情志失常、脾胃不调、肝肾失和等。因为癌瘤的生长部位与脏腑、经络相关，所以既要重视本脏腑的癌瘤情况，也要注意其相关的经络、器官，必须抓住主证，参考兼证，来辨证施治。

一、四诊

（一）问诊

问诊为主观症状的记录，或称病历。为四诊中的一个重要部分，是由病人自诉或由其周围有关亲属，所供述病人感觉到的一切。询问病史，是调查病情、判断癌瘤疾病的一种重要的调查方法。

现在病史：问最初症状，发病的情况（是突然的，或渐渐的发病），发病日期（年、月、日）。继之，按祖国医学十问歌诀：

> 一问寒热二问汗，三问饮食四问便，
>
> 五问头身六胸腹，七聋八渴俱当辨，

　　　　九问旧病十问因，再兼服药参机变，

　　　　妇女尤问经带产，小儿当问麻疹斑。

结合癌瘤的特点，进行问诊。

1. 恶寒

如果病人诉说恶寒，要问是骤然发生，还是渐渐发生，有无发热。

如果恶寒发热，加盖衣被恶寒不减，属外感恶寒。

如果突然寒战随即高热，或头脑剧痛，或有伴呕吐，多属脑部感染。

如果是渐渐恶寒、怕冷，手足发凉，加衣加被即减，多属阳气不足，里虚寒证。

2. 发热

如果病人诉说发热，要问是突然发热，还是渐渐发热。

如果是突然发热，并恶风恶寒，手背热过于手心，为外感所致。

如果高热，无恶寒恶风，反而恶热，午后热甚，欲脱衣去被，此为癌瘤感染，属里实热证。

如果午后低热，手足心热过于手背，心烦热，多属阴虚血亏，病多在肺、肝、肾脏，或因湿热久留，内蕴结毒所致。

夜间发热，天亮热退，属血亏阴虚。

大多数癌瘤病人的发热与感染有关，感染控制后发热即退。较常见的有肺癌、肝癌、恶性淋巴瘤、骨肉瘤、肠癌及肾癌，多有发热。或其他晚期癌瘤病人，因癌瘤坏死分解产物被吸收引起发热。

3. 汗

当癌瘤病人发热时，要问有汗无汗。

如果发热、恶寒、无汗，是外感风寒，属表实。如果发热、恶寒、有汗、汗出热不退，属表虚热邪偏胜。

如果病人稍有活动即出现汗出，叫自汗，属阳虚气虚，多为癌瘤术后气虚血亏，或晚期阳气不足。

如果睡觉后出汗，醒即汗止为盗汗，属阴虚。多见于晚期癌瘤，尤其多见于肝癌转移。

如果头部汗出，属肺胃热蒸，或湿热郁蒸。

如果额头汗出，呼吸急促，多属阳气欲脱。

手足心出汗，属脾胃湿热郁蒸，或高热，或体虚。如果是半身出汗，属气血偏虚。

癌瘤病人汗出如珠如油，不断沁出，随擦随出，属阴阳离决，阳气将亡，为绝汗，属病极危重。

4. 头痛眩晕

如果病人头疼，并有发热恶寒，为外感。头疼无热，疼痛不休，日渐加重，应注意脑癌瘤，或脑转移癌瘤。

如果头痛日久，时发时止，为内虚。

在放疗与化疗中，有些病人有发作性头痛，无寒热，为虚。

如果病人突然发生眩晕，多为实证。长久的眩晕，为虚。

病人视物不清头目眩晕，不能久站，并头身麻木，属肝风内动。

病人头痛、面红、目赤、耳鸣，并兼眩晕，属肝火上攻。

病人形胖多痰，头沉重，并眩晕，属痰湿内阻，清阳不升。

病人面色㿠白，短气乏力，眩晕长久，属气血两亏，肾气虚弱。

很多癌瘤病人在治疗中，常有眩晕发作，此多为治疗中的副作用。

5. 身躯疼痛

如果病人身躯疼痛，多属脏腑、经络病变。

病人虚劳久病，疲倦气短，全身疼痛，属气血亏，不能营养肌肉筋骨。

如果疲倦，四肢无力，少食，便溏，属脾气不足。

病人有时四肢骨节肌肉疼痛严重，痛有定处，按之疼痛明显，多属癌瘤骨转移，为痰湿流注凝滞，或瘀毒内阻。

病人胸部及两肋疼痛，属胸阳不振，寒阻经脉。

胸痛并咳嗽，咯脓血，属肺痈。

胸满喘息，内痛，牵引肩项，身热脱形的多属肺癌。

胸肋窜痛，属气滞。胸肋刺痛，属血瘀。

上腹部疼痛，胀满，多为脾胃不调。

隐疼时发时止，喜按、喜温，属虚寒。

如果疼痛拒按，喜冷，痞满，便秘，属实热。

腹中硬块，疼痛，推之不移，属癥瘕。

肋下结块，腹内引痛，小便赤涩，大便秘，饮食减少，属肝壅。

肋下满痛，皮肤黄染，为肝积（多属癖黄、肝癌瘤）。

如果少腹硬满，拒按疼痛，小便利，属蓄血。小便不利，属蓄水证。

少腹疼，牵引睾丸，属肝寒气阻。

少腹肿块，按之坚硬，推之能移，如怀孕之状，月经按时来潮，多为卵巢癌瘤。

病人腰痛绵绵，酸软无力，四肢发冷、恶寒，大便溏，小便清，量多，属肾亏阳虚。

如果腰部酸疼，面部潮红，大便干燥，小便黄赤，属肾亏阴虚。

病人腰疼如锥刺，痛处不移，不能转侧，属血瘀毒。

如果背部定点疼痛，疼处不移，属痰湿内阻或瘀血，并多是癌瘤骨转移。

6. 耳鸣、视物不清

癌瘤病人，如果耳中有潮水声，或如蝉鸣声，时发时止，或左右不等，在癌瘤中，常可遇到。

如果突然耳鸣声大，用手按耳，则鸣声更大者，属实。

如果耳鸣渐渐出现，声细，用手按耳，则鸣声减小或消失，属虚。见于癌瘤病人，或老人肾虚，在作放疗、化疗的病人中亦常遇到。

如果病人视物不清，多属气虚血亏，多见于脑癌瘤，尤其是脑蝶鞍部位的癌瘤。

7. 口

如果病人口渴，饮水多，属热。病人口中无味，虽渴不愿饮水的，属寒。常要饮水，饮量少，属虚。口干欲饮，不愿下咽，仅为漱口者，属胃热。

病人咽干渴，欲饮又不能多饮，属肾亏阴虚。多见于口舌、腮及鼻咽癌瘤放疗后，热伤津液者。如果病人口渴，舌红无苔，属肺胃阴伤。

癌瘤病人口苦，属内火盛。

口发甜，属脾胃湿热，或脾虚水泛。口发咸，属肾热。口发酸，属肝胃不和，消化不良。口中淡，属气虚。口黏腻，多属湿浊内蕴。癌瘤放疗、化疗后，常出现口苦，有的发甜，也有口淡无味，不思饮食的。

口臭，不仅见于口腔内常常不卫生和由于各种口腔疾患所致的病人，有些药物（如灰黄霉素、青霉胺等）也能使人口臭。并且，还可能是全身性疾病所引起的。比如，持续性口臭，可见于白血病、粒细胞缺乏症、糖尿病伴酮症酸中毒、肝功能衰竭、氮质血症及锌缺乏症等。也可见于胃癌、喉癌及肺癌。长期口臭，伴有体重减轻、发热及关节酸痛等症状，应考虑患有全身性疾病的可能性。虽然癌肿不是口臭的常见原因，若老年人持续性口臭，伴有咽喉疼痛，声音嘶哑，咳嗽、咳痰及咯血，或伴有上腹部隐痛、饱胀等症状，必须及时去医院做有关检查，以免延误诊断和治疗。

8. 大便

如果病人大便秘结，数日不解，属肠内津液不足，或阳气虚。

如果病人便秘，并且口渴，潮热，腹部满胀且硬，舌苔黄燥，属热伤津液，常见于食管癌、胃癌。

如果病人大便不畅，也不干燥，属中气不足。也是癌瘤病人晚期多有出现的。

病人大便溏泻，便时肛门灼热，粪腐臭，属胃肠滞热，实热。

大便溏，腹隐痛，喜按喜暖，四肢发凉，畏寒，属虚寒。

如果病人大便脓血，里急后重，属痢疾。大便脓血，无里急后重，多是肠癌。

大便窄细，或有凹条沟形，附有血液，有肠癌的可能。

大便如柏油黑色，多为上消化道出血。

大便鲜血，多属肛门、直肠或结肠息肉，或癌瘤，或痔疮。

9. 小便

如果病人小便色淡，属肾阳虚。

饮水多，小便也多的，属消渴。饮水少，小便多，属肾气虚。

如果病人小便色深而多，属有热。

如果小便少、水肿，甚至形成腹水，是阳亏气虚，不能行气利水。

小便黄赤，少腹急痛，尿道灼热，疼痛，属下焦湿热。

小便频数而色淡，尿时发坠，腹中发凉，是下焦虚寒。

如果小便不利，排尿点滴而出，或点滴不出，闭而不通为癃闭。多因尿毒症，或盆腔癌瘤压迫膀胱、尿道所致，属下焦湿热，阳虚气弱。

如果病人尿血突然发作，尿道灼痛，尿红色，属下焦热。

尿血，尿道不痛，多见于癌瘤。尿血，频频尿出，尿道微痛或不痛，腰酸软，属肾亏。

10. 经带

妇女月经周期提前，量多，色深红，质黏稠，属血热。周期错后，量少，色深红，质清稀，属血虚。

经前少腹痛，胀满拒按，属气滞血瘀。经后少腹虚空、疼痛，属虚寒。

经前乳房胀痛，经后缓解，多见于乳腺增生。如果单侧乳房出现包块，在经期无明显症状，应注意癌瘤。

白带多，质稀，有腥臭气，属虚寒。白带黄，黏稠，气腐臭，属湿热。白带色青黏，属肝经郁滞。花白带或五色带下，气腐臭，多属子宫癌，并有感染。

以上为一般询问方法，并宜结合癌瘤病的具体情况，进一步询问较为妥当。

此外，既往史、个人史、家族史等也很重要。

既往史：问已往身体强壮或虚弱，在某年某月的患病情况，什么时候发生过某种传染病，尤其是与癌瘤有关的疾病，应进一步询问。

个人史：询问出生地点、婚、产史，生活习惯及嗜好等。

家族史：询问其父、母、兄、弟、姐、妹及长期生活在一起的人健康情况，其中是否有同类疾病的患者等。

治疗经过：询问中、西医治疗经过，用中药或放疗、化疗情况等。

（二）望诊

问诊是利用医生的视觉观察人的体质、形态、神色、口舌、肌肤、行动以及全身各部分的表现，以判断疾病的部位、性质及其病情的轻重等，以便于治疗的一种方法。

望诊，在癌瘤的诊断上，占着重要的地位，如果能掌握望诊，从癌瘤病人的精神、表情、态度等来综合观察，对一些癌瘤病变情况的判断就比较可靠。古人医和、医缓、扁鹊、仲景等，据传说都能在一望之下，便知疾病的浅深，预测疾病的预后情况。

望诊的主要精神，是望神、色、形、态等，因为神色是脏腑气血显示于外表的标志。古人说："脏腑之色，皆荣于面，有诸内必见于外"。从神、色的盛衰上，可以推测病人体内脏腑气血虚实盈亏的情况。

一般望诊，是望病人身体强壮或虚弱，意识清楚或不清楚，营养状况，皮肤和黏膜的颜色，皮下脂肪和肌肉的变化，皮肤干燥或湿润以及静脉的情况，淋巴结的情况等。

1. 望面色

望面色，是望病人面部的颜色。

一般正常人，多是容貌和悦，精神焕发，颜面红润。如果神色不悦，面容憔悴，两眼无神，多为有慢性病，或晚期癌瘤。

如果面色潮红，烦躁不安，属实证。面色红赤，多热（炎症）。面色青白，多为疼痛。面色黄，多为消化功能障碍。

面色白的，多属虚弱，属寒。面色苍白，多为大出血，或将休克的营养不良，多为晚期癌瘤。如果面色白，唇色青，多为剧痛。面色惨白，带有青色，属晚期癌瘤，血行障碍。面色苍白，羸瘦，两侧颧骨淡红，多属肺部病变。

面色青紫，属晚期癌瘤、循环不良和血液缺氧。病人面色黑褐、黄褐或青褐的，均属恶病质。

2. 望眼

病人眼睛凝视、斜视，伸舌，眨眼，或口眼牵动，面部抽搐，多属脑部癌瘤，或晚期癌变，或中毒。

眼球发黄，多属肝、胆、胰腺病变。眼球色灰，多属脑部病变。

眼球上有灰白翳膜而无精光，好像死鱼的眼睛，并且瞳孔散大，多属癌瘤后期病人将死的先兆。

眼球上半部结膜表层血管走向，是"人"字形的为正常。如果出现横行，或"U"形血管走向，或眼球上半部球结膜下层出现"一"字形静脉血管显露，为癌变。如肠癌、胃癌、食管癌、肝癌。病人就是这样，而健康人是很少见的。

眼眶突然凹陷，眼睛无神，多属气虚水竭，或吐泻后过度脱水的危候。眼睑浮肿，多属湿热。

病人鼻翼煽动，口唇青紫，苦闷不安，呼吸困难，多属肺部病变。

3. 望鼻

鼻尖高耸，两眼深凹，无表情，眼球无光泽，面色白，烦躁不安，前额出冷汗或黏汗，皮肤厥冷，属虚脱或内出血，或腹内急热及心脏衰弱等将死表现。

鼻头色青，眉头频蹙，属阴寒内结腹疼。鼻头色青，目瞬不定，属脑部病变。

病人呼气灼热而粗，并且气堵，多属肺部病变，实热。呼气冷，并且迟缓、细弱，属正气虚。

鼻流清涕，属风寒感冒。鼻流浊涕，色黄，属风热。

鼻红燥，多属湿热蕴结，消化道热证。鼻惨黄，属消化功能差。

鼻长期流浊稠秽涕，属鼻咽病变。鼻孔干而无涕，属肺部热盛津伤。

病人鼻似烟煤，揩之不去，或鼻煽肩摇，或壮热喘息，属风火交炽，阴亏气逆，为危证。

4. 望耳

病人耳轮浅红，而且有光泽，属正常。

耳轮色红，属热。耳轮色黑，如有尘垢，多属久病。两耳垂黑而干燥，多预后不良。

5. 望口

病人口唇淡白色，属血弱脾虚。病人口唇色焦红，属热甚。病人口唇紫黑而焦，属血热伤阴，属重证。

下唇黏膜上，出现紫色斑块、圆形或椭圆形，或融合为不规则形，色紫黑，或不高出皮肤，压之不褪色，不论大小、多少，均可见于食管癌、胃癌、肝癌、肠癌病人。

病人环口青色，多属抽搐先兆，多属脑部病变。

病人牙龈红燥，或破裂或腐烂，属内热盛。

病人牙龈积有黄垢，属湿浊熏蒸。

病人牙龈燥光，属胃热伤津。

病人牙缝出血，属血虚，或胃热上冲。

病人咬牙切齿，多属脑部病变或胃热。

上唇系带出现小疙瘩（小结节），如小米，或绿豆大小，颜色粉白或赤红，质硬，多是直肠癌。

口腔癌，大多发生于黏膜和皮肤的表面，不难发现。长期不愈的溃疡、白斑、肿块等，有的发生癌变，医学上称癌前病变。①牙龈癌：发生在牙龈上，呈菜花状或溃疡状，周围肿胀发硬。②舌癌：多发生在舌头背部及两侧边缘，呈溃疡或增生状，病变周围，常有浸润性硬结。③颊黏膜癌：发生在颊黏膜上，生长较快，可穿破颊肌及皮肤，发展到面部。④腭癌：硬腭及软腭上均可发生，能破坏上腭的骨质，形成腭穿孔，蔓延到鼻腔和上额窦。⑤唇癌：多发生于唇部，下唇较上唇为多见，早期呈菜花状、疱疹状或溃疡状。⑥唾液腺癌：以腮腺癌为多。一般质地坚硬，常侵入邻近的组织间隙，或固定在骨骼上。癌细胞沿淋巴管转移到附近的淋巴结，也可经血行转移到肺部。⑦上颌窦癌：发生的部位较深，早期不易被发现，可使牙齿感觉迟钝、发麻，面颊部也感觉发麻；牙齿松动，容易出血，累及硬腭时，向口腔内突出；面部出现肿块、硬结、畸形；还可有开口障碍、鼻部堵塞、鼻衄、眼球突出、流泪、复视、眼球疼痛等症状。如能早期发现，明确诊断，及时治疗，都能争取得到较好的结果。

6. 望舌

辨舌质，了解脏腑的虚实；望舌苔，以审病邪的浅深。舌质，分为红、绛、紫、蓝 4 大类。舌苔，分为白、黄、灰、黑 4 大类。

病人舌体肿胀，质粗色绛，属实。舌体松，质嫩或凹陷，色淡，属虚。

舌质色红，属热；淡红，属虚热；深红，属实热；红绛起刺，属极热。

舌质色暗紫、暗青，多发癌瘤。舌质暗紫、暗青，舌苔桃形，多食管癌瘤。

舌质深红似猪肝色，多属热。

舌尖出现红刺，而有白苔满舌，不可用温燥药。

舌根无苔，惟舌尖黑燥，属心火自焚，多病重危。

舌头四边有苔，中间无苔，或中间直裂或横裂，属阴虚。

舌中有红路一条（鸡心舌），属阴液虚甚。

舌根两侧红紫芒刺，舌后段黄色，舌苔厚，或舌面粗糙、无光、有裂纹等，多属癌瘤。

病人舌苔厚，色黄白，属消化障碍或属热。

胃与十二指肠溃疡，舌多无苔。

舌苔白，属胃肠病变，或属感冒。黄苔，多属胃肠有热。黑苔，焦燥，有燥屎者，多属胃肠热甚，或消化道癌瘤。黑苔滑润，多属胃肠寒性病变。

病人舌面上，有不规则的白色隆起，形如地图，不疼，属消化障碍。

舌头肥大满口，伸展不利，苔垢腻，满口痰涎黏腻，属风痰，多属脑部病变。

舌面干燥，或生芒刺，多属有久热，或吐泻后缺水。

舌面光滑无苔（好像镜面），属虚损。

舌面上，密布突出的乳头状红点，属热。

舌头疼痛，属贫血亏损。

舌光剥，早期边尖有红刺增生突出，后期则光滑如镜，舌质红绛，舌体瘦小，舌面干燥，上有裂纹，属阴虚或感染发热，或癌瘤、肝硬化、甲状腺功能亢进。

舌裂纹（舌表面好似肿胀无苔，细看在裂纹处，有较细微的苔），多是胃癌病变。

7. 望手指甲

手指是心之苗，健康者指甲的形端平滑，颜色淡红，为健康无病。

如果指甲发生直线皱纹，属消化功能障碍，胃肠病变，营养不良，多是癌瘤或其他慢性病变所致。

指甲扁平直伸，或指甲两侧上翘，颜色灰白，是贫血严重，多属癌瘤或心血管病变引起。

指甲中部突然拱起圆点，或指甲拱起变厚如圆球状，多是肺部病变，以肺部癌瘤或炎症、气管扩张为多。

指甲无故开裂或折断，多甲状腺癌瘤，或甲状腺其他病变。

一般正常人的手指除小指外，在手指甲根部，有两毫米左右的粉白色印，界限明显。据我多年观察，如果指甲印增大或缩小，或全无甲印，或十指全有甲印，均属有病。甲印缩小，或部分消失，或完全消失，属脏腑功能不足，气血通行缓慢，抗癌的功能较弱。脏腑愈衰弱，甲印愈缩小，甚至全无甲印；疾病减轻，机体恢复，则甲印增大。

8. 伴癌综合征

恶性肿瘤病人，除了有癌肿本身机械作用（如压迫周围组织器官）引起的各种症状外，某些非内分泌腺的肿瘤（如鼻咽癌和肺癌），还可以合成与真正内分泌腺激素十分相似的物质，从而，引起很多综合征。以前，人们对此认识不足，今天则已大有提高。这种肿瘤引起的特殊现象，被称为"伴癌综合征"。目前，尚未有统一译名，故暂名之。这一综合征，有哪些表现呢？下面就将一些最常见表现作一介绍：

（1）瘙痒：脑癌病人，可以有鼻部痒感。发生在脑膜的恶性肿瘤，特别是恶性度很高的，可以有全身瘙痒。在乳腺癌、肺的未分化癌以及部分胰、胃、纵隔的癌瘤和霍奇金病（属恶性肿瘤），也可以先有剧烈瘙痒，然后，才出现各自原发部位症状。这是皮肤对癌瘤产生的反应。此外，如果某人突然发生后天性鱼鳞癣（鱼鳞癣常是先天性的）；或是老年人出现毛发过多，浓密如羽毛状，似猴形，可能是已有乳腺、肺、胃或直肠癌的存在。

（2）皮肌炎：这类病人中 10%～20%，甚至有报道说 50% 以上是伴有癌症的。最常伴发的癌是：肺、乳腺、卵巢、宫颈、胃、结肠、直肠和淋巴癌。更奇怪的是某个地区，如果某一种癌症多，那么，皮肌炎便常与这一种癌伴发。例如，日本胃癌多，皮肌炎便常与胃癌伴发；我国广东鼻咽癌多，皮肌炎便常见与鼻咽癌伴发（迄今为止，我在临床所遇到的病人中，先出现皮肌炎，然后才被发现有鼻咽癌的已超过 50 例）。一般而言，皮肌炎多在恶性肿瘤出现前发生。典型表现是：面、颈部有蝴蝶形红色斑块。由于皮下毛细血管扩张，眼睑可以呈淡紫色。进一步病人的四肢肌肉萎缩无力，全身日趋衰弱。好在只要癌症治愈，皮肌炎也往往随之而愈。所以，四十几岁以上的皮肌炎患者，都应该仔细搜寻是否有隐性癌瘤的存在。

（3）硬皮症：表现为四肢、面部皮肤发亮、增厚；以后，逐渐变薄而硬化，并失去弹性，但没有颜色加深的改变。这种情况，常在肺癌症状出现之前发生。

（4）杵状指（趾）：俗称鼓槌指，即指端肥大，形似鼓槌。在一些慢性肺功能不全、先天性心脏病和肝病的人，都可能有鼓槌指出现。但这些病人的鼓槌指没有骨髓反应，也没有关节病变，而癌症引起的则有之。因此，病人在病变处有疼痛，指甲底部周围皮肤有一红圈，类似炎症反应，病情发展较速。有的病人，骨关节还会同时肥大。临床上肺的燕麦细胞癌，最多并发有鼓槌指。奇怪的是：一旦治愈或手术切去肺部癌灶，病人术后醒来时，杵状指、骨关节病以及局部的疼痛等，都会相继消失。

（5）周围神经炎：病人主诉，多数是四肢感觉异常及疼痛，甚至有局部完全麻木者，也可有肌肉无力表现，但不至于出现肌肉萎缩与全身衰竭。这种周围神经炎，最常看到的是肺癌所引起。在多发性骨髓瘤、霍奇金病、白血病以及胰、胃、结肠、直肠、乳腺和卵巢癌病人中，也时有发生。

（6）胰源性溃疡综合征：多见于 40～60 岁的男性。胰腺癌瘤可产生促胃液素，使胃液分泌过度，酸度过高，从而导致严重而难治的溃疡。并且这种溃疡的部位，也与一般所说的胃或十二指肠溃疡不同，常发在一些特殊的部位，如十二指肠的球部后、十二指肠悬韧带以下的空肠和胃部，偶然，还可发生在食管内。因溃疡引起的剧痛，用抗酸剂也不能缓解。有的病人，由于胃酸刺激小肠，引起严重水泻。要改变这一切，唯一的办法是及时确定诊断，设法治疗胰腺的癌瘤。

（7）皮质醇增多症：它的临床表现是：皮肤色素沉着，肌无力，急进型高血压、糖尿病、浮肿，病程快，而且，可有严重精神障碍。这一系列症状，可与肿瘤同时出现，也可在肿瘤发生之前，或发生之后出现。同样，切除了肿瘤，症状也就随之缓解。

（8）男性乳腺发育：体内雌激素的一时不平衡，可以引起男性乳房略为增大，这勿须惊恐。但如果一个成年男子，发生真性乳腺发育时，很可能是肺癌或肝癌的先兆。

当然，"伴癌综合征"远不止以上所提的几项，不过大家了解的多一点，对增加早期诊断率，将是十分有益的。

（三）闻诊

闻诊包括鼻嗅、听声，为四诊中重要的一环，在诊断中占重要的地位。闻诊，是用医生的耳和鼻，直觉领悟病人的声音和气味的正常或异常。从听病人所发生的声音高低清浊，有力无力，来观察疾病的变化。一般多由耳听啼叫、语言、呻吟、呼吸、咳嗽、鼾声、肠鸣、矢气等，来判断疾病的部位、性质。由于病变的不同，所发生的声音，也就在浅深、轻重、缓急与大小上有所区别。同时，用鼻的嗅觉来辨病人的气味（口中气，大、小便等），以察知其病情的轻重，获得正确的诊断。所以，闻诊在病人的诊断中，占有重要地位。《难经》有："闻而知之者，闻其五音，以别其病"。《备急千金要方》有："五脏不和，五声不顺……必主病也。"五种声音能应五脏，并能测知五脏疾病，是有一定见解的。

病人说话时，舌不灵活，声音涩滞不清，多属脑病变，或重病热证。

舌干燥萎缩，病人呻吟，多属疼痛。

病人啼声慢，并呻吟，多是脾胃病变，消化不良。

病人声音嘶哑，多属喉头病变，或晚期肺癌，或脱水。

病人咳嗽时，或在呼吸后，发生一种似笛的声音，多是支气管或气管病变，或分泌障碍。

病人出现鼻鼾声，或昏睡，多见于脑部病变。鼻塞声重，多并发感冒，或感染后炎症。

病人咳嗽时，出现嘶嘎喘鸣声，多见于气管病变，或喉部或声门病变。

病人啼声尖锐，颜貌惊怖，多并发传染病或食滞。

病人睡眠或昏迷时，口中出现磨齿（龁齿）声，多属脑部病变。

病人嗳气略带响声，或有酸性腐败性臭气，多属胃部病变，或贲门癌、胃癌。

病人半声咳，或馨咳，多是肺部病变、肺癌或转移癌。

病人咳嗽时，连声不已，甚至面红、耳红，咳至不能喘气；不咳时，一切正常，阵阵发作，或有辘辘痰声，多属肺部病变，或脑部病变。

（四）切诊

切诊也是四诊中的重要方法之一。是历代劳动人民长期与疾病作斗争的过程中，反复实践，反复认识所积累的"以常衡变""以变识病"的一种诊断方法，是辨证论治时不可缺少的一种重要的客观依据。所谓"凡治病者，必先知脉之虚实，气之所结，然后为之方，故病可愈。"癌瘤亦不例外，除切诊这一巧妙的诊法外，还必须结合各种方法进行判断。

1. 浮脉

浮脉（阳脉）：是脉搏的搏动位，在皮下浅表，叫浮脉。浮脉的形状是：浮于皮肤表面，泛泛在上，好像木浮水面，浮于肌表之上，轻手触之即得，稍重手按之，反觉脉搏减弱。脉在浮位，举之有余，按之不足，也不空虚。浮脉为阳脉，脉来轻虚而浮，来急去散，又称毛脉。此脉在时应秋，在脏属肺。毛脉，在肺脏，在秋季，均为常脉。一般瘦人肌薄，也为常脉。

浮脉，主表证。有力为表实，无力为表虚，浮缓（有汗）为中风，浮紧（无汗）为伤寒，浮虚为伤暑，浮滑为风痰，浮数为风热。凡是浮脉，证见发热恶寒，为病在表，主外感表证，或上焦病及某种传染病的初期。但是，在一些癌瘤病晚期，或其他贫血衰弱的病人，由于正气不能与邪气相争，虽外感，多不显浮脉，有时见微细脉。这时，就要舍脉从症，辨证用药。

里虚兼脉为病，浮涩为伤血，浮芤为失血，浮短为气亏，浮散为劳极，浮濡为阴虚。脉浮而无力，指下空豁的为阴不足，是水亏之证。或是血不营心，或精不化气，中虚之证，也就是里虚。证见贫血、肾喘、肝硬化腹水及癌瘤晚期，气血不足，阴阳微弱的皆是里虚。

中气下陷、胃下垂的脉，多微细而无力，也常有浮细，浮软无力，尤其是关脉无力较为严重。从脉位上说，浮、芤、虚脉，均居于上，都在浮部。但按脉势，则三脉不同。浮脉，形势不大，没有中空之象。芤脉，是浮大中空，有边无中。虚脉，是浮大迟软无力，不任重按，而上下一致。

浮脉的形成，多是外邪侵袭肌表，卫阳抵抗外邪，正气外充，阳气浮越，鼓舞于表，就会引起脉浮。如果里虚气脱，气浮于外，脉气不能内潜，则浮荡精败，浮散神消，脉浮大无力。

由外感风寒，卫阳郁闭，引起的发热、恶寒、头痛等表证，出现浮脉，是脉证相应。证见发热、恶寒、咳嗽、身体疼痛、无汗，脉浮紧，是受了寒。证见发热、恶风、打喷嚏、流鼻涕、自汗出，脉浮缓，是受了风。证见发热、不恶寒、口渴、脉浮数，是受了温热。证见口渴、面赤、呕恶，脉浮洪，是已形成手太阴、足阳明热证。证见口渴、出汗、发高热、饮水少，气色无光泽，并且暗涩，口唇淡白，脉浮软无力，是气血两虚证。

由表邪郁闭、肺气不宣引起的咳喘，无汗，出现脉浮。证是邪闭喘咳。由于风邪夹水、夹湿，郁于肌表。证见恶风、骨节疼痛；或肤肿按之陷指，不恶风，腹如鼓，不渴，身重，脉浮，是风水、皮水或癌瘤晚期证。因阴血亏损，阳气外浮，贫血，气喘心悸，面无血色，脉浮无力；或浮大中空，或脉浮濡稍按即绝，是阴血亏于内，虚阳浮于外的里虚，或癌瘤晚期证。

由于肝硬化腹水，癌瘤末期，阴血衰少，虚阳外越，或气血虚极，脉浮无力。

2. 芤脉

芤脉：是脉在浮部，沉部搏动有力，中空，脉管内腔血量不足。芤脉的形状是：浮大中空，形如葱管，按之两边实，中央空，也就是指下成窟，有边无中。

芤脉主一切失血证。凡是吐血、衄血、咯血、呕血、崩中出血、便血、尿血等，引起的阴血大伤、心力未衰，气无所依，故脉位浮，脉形大，脉势软而中空。芤脉数，为阴虚。芤脉浮，为气阴两伤。芤脉虚软，为失精亡血。芤脉结促，为阳虚夹阴，瘀血内结。芤脉迟，为失血，正虚而内热。

芤脉的形成，多因突然失血，血量骤然减少，脉管内血量不足，而失去充实的力量，没有张力，故脉来软而无力，浮大中空。

凡吐血、衄血、便血、尿血、崩漏下血、外伤失血等早期，均可见芤脉，是阴伤而阳存。

凡是因大汗、大吐、大下、损伤津液，血不能充，多见芤脉，是汗下大伤津液。

3. 革脉

革脉：浮脉大虚，内虚外坚，浮取搏指，表实里虚，好像用手按在鼓皮上，外有绷紧之状，浮取即得，重按即无。浮取弦大，重按空虚，如按鼓皮，表坚内虚。

革脉，主气盛血虚。凡一切虚劳亡阴，精伤失血，气无所恋，浮越于外，虚损不足，精血亏损，肾阳不足，阴寒之证，一切表寒极盛之证，多见革脉。

4. 洪脉

洪脉：形大而浮，轻按便得，来盛去衰，脉来洪大，满于指下，状如水之洪流，波之涌起。形大满指，触指即得，来大去长，似浮而大。洪大有力，为营络大热，心气有余。洪大无力，为阴虚，心气虚冷。洪大为热盛。浮洪为表热或虚热。洪数为里热。洪紧为胸痹胀，或为便秘下血。洪滑为热痰。洪急为胀满。

洪脉，主热。凡身热大汗，烦渴狂躁，口渴引饮，脉来洪有力，为热盛伤阴。腹痛时作，吐涎吐蛔，脉洪大，为虫积腹痛。疮疡肿痛，肠痈浸润，脉洪，为气血灼燔，疮痈浸淫。虚劳失血，泄泻，脉洪大无力，为正虚邪盛。虚劳泄泻为阴证，为阳所乘。凡病邪亢进，血实热结之证，多见洪脉。

5. 散脉

散脉：浮散无根，脉数不齐，按之即散，来去不明，漂浮不清，轻取似有，举之散漫，按之即无，满于手指而散乱。

散脉，主虚。凡偏疝、消渴、浮肿，或癥瘕积聚，癌瘤晚期，气血耗散，脏腑气乱，元气离散之证，多见散脉。凡咳喘不卧，心悸怔忡，四肢浮肿，脉散，为心悸咳喘，阴阳不续。肾气衰败，心脏衰损严重，转动失常，多见散脉。

6. 濡脉

濡脉：浮细无力，气势软而脉位浅，如棉絮浮水中，轻手乍来，重手即无，浮取即得，细软无力，中按即无，浮细而软。

濡脉，主虚证。凡气虚乏力，亡血自汗，喘促惊悸，飧泄骨蒸，多见濡脉。证见胸闷，腰重，四肢疲倦无力，脉濡为湿邪太盛，脉道受抑，气血不畅。亡血阴虚，气血不足，多见濡脉。骨蒸盗汗，气乏体虚，喘咳吐血，纳少泄泻，脉濡，为气血津液耗损。证见身热不扬，头痛恶寒，身重疼痛，胸闷不饥，午后热重，脉濡缓，或兼弦细，为湿热弥漫。肾虚阴虚，一切衰弱性疾病，包括癌瘤晚期，多见濡脉。

7. 沉脉

沉脉（阴脉）：脉搏的搏动，在皮下深部，接近筋骨的地方，叫沉脉。沉脉的形状是：脉行筋骨，轻取不应，按至肌肉间才能应指，接近筋骨才能有力，如棉裹砂，内刚外柔，好像石投水中，有深深下沉之势，很快沉于水底的感觉，脉位在下，重按始得。

沉脉，为阴脉，脉来近于筋骨，举之不足，按之有余，脉坚而实，又称石脉。此脉，在时应冬，在脏属肾。这种脉，在肾在冬，均为常脉。一般胖人脂厚肉丰，也为常脉。性情沉静的人，气血潜藏，脉沉，也是常脉。

沉脉，主里，有力为里实，无力为里虚。沉迟为里寒，沉数为里热。沉缓为水湿，沉弦为癖痛（内痛）。沉紧沉牢，为冷痛冷积。沉实为滞，为气。沉虚，为阳气不达。脉沉有力，是痰食。寒邪积滞，脉沉无力，是阳气衰弱，脉沉滑有力，证见嗳气、呕吐、胃胀不食；或头昏腹疼，大便秘结；

或口渴腹满，小便短少，是食积证。

脉沉数有力，为里实热。沉迟无力，为阴虚内热。沉滑，为痰食。沉涩，为气滞。沉弱，为虚热。沉伏，为霍乱。沉细，为少食。

一般下利、呕吐、停食积热，郁结气滞，浮肿等证，多见沉脉。

从脉位上说，沉脉和伏脉，均属于下，都在沉部。沉脉，只靠近筋骨，脉搏在肌肉的中部，跳动均匀，重按即应于指下。伏脉，定要推筋着骨，才能得出脉动。

沉脉的形成，多是阳气衰微，无力统运营气于外，或是气血会聚于里，体表气血减少，不能鼓动脉气于表，就会引起沉脉。

证见下利清谷，四肢厥逆，手足冷，骨节痛，脉沉无力，或沉迟无力，是里虚寒盛，阳气衰弱证，是脉证相应。

证见咳嗽气喘，浮肿，或目眩心悸，胸胁支满，小便不利，水肿，脉来沉弦紧，是水饮停蓄证。

证见面色苍白，或苍黄不华，或有出血，脉来沉弦中空且大；或沉芤、沉弱、沉涩、沉结等，是久病亡精失血，营气不足，不鼓阳气。

证见自汗，手足厥逆，脐腹疼痛，脉来沉紧，是脏腑衰弱证。

证见关节疼，小便不利，自汗烦躁，脉沉细，是湿邪闭阻，邪留关节。

8. 伏脉

伏脉，深隐潜伏，寻按难觉，隐伏深沉，潜藏伏匿，近于筋骨，重指按之，推筋着骨，始得其形，按之不足，举之无有。

伏脉，主血液不足。心搏血量少，血管收缩，心力衰竭，邪气闭塞，气血凝结，正气不宣，脉道潜伏。证见气闭、热闭、寒闭、痛闭、痰食阻滞，剧烈疼痛，脉伏有力，为实邪内伏，气血阻滞。伏脉数，为热厥，火邪内郁。伏脉迟，为寒厥，阴盛于里。

证见吐利霍乱，寒厥四逆。脉伏细无力，为久病正虚，心阳不足，阳气欲绝。

气血郁结疼痛，疝瘕留饮，水气宿食，霍乱吐利，脉伏，为经脉阻滞，营卫不通。

剧烈吐泻，大汗或失血，脉伏，为阴液伤亡，阳无所依。

证见心下坚满，小便不利；或自汗、消渴、浮肿，脉伏，为水气，痰食结聚不散。

9. 牢脉

牢脉：沉实有力，形大弦长，按之实强，似沉似伏，状如弦缕，沉取有力，动而不移，浮取难得。重按有力，坚牢沉弦，或弦大有力。

牢脉，主阴。凡因阴寒内积，阳气沉潜，寒疝暴逆，心腹疼痛，风痉拘急，均见牢脉。牢脉坚，为寒水停蓄。牢脉迟，为痼冷。牢脉数，为积热。腹痛，各种积聚证，均可见牢脉。

10. 弱脉

弱脉：沉而细软，搏动无力，沉取可得，细弱无力，举之无有，重按欲绝，沉小软弱，按之乃得，沉细而软，欲绝指下，轻按如无。

弱脉，主虚，主气血亏损。元气虚耗，阳气衰微，惊恐自汗，筋痿下血等证，均见弱脉。

弱脉涩，为血虚。弱脉细，为阳虚。弱脉弦细，为血虚筋痿。吐血、衄血、咯血等病失血日久，气血不足，就会出现弱脉。胃痛纳少，呕吐便溏，腹疼，脉弱，为脾寒胃冷，中阳不足。

一切阳衰久病，精血虚弱，均可见弱脉。

11. 迟脉

迟脉：迟脉是脉搏的频率，少于正常脉搏的次数，也就是慢脉或少脉。

迟脉的形状是：一呼一吸（一息），脉来三至，来去比较慢。

迟脉，主脏，主寒，主阳衰，是寒证的主脉。脉迟有力，为冷痛。脉迟无力，为虚寒。浮迟，为表寒。沉迟，为里寒。迟滑，为痰风。迟涩，为血虚。迟细，为阳衰。迟弦，为饮积。迟缓，为寒湿。

证见胁痛，少腹胀满，疼痛，大便色黑，脉搏迟涩，是下焦瘀血。证见全身畏冷，四肢厥冷，气喘冷汗，或神志昏迷，脉迟无力，或脉迟微，是心脏衰弱。证见热象，而脉反迟，是湿热阻滞。证见腹胀便秘，脉实有力，实热内结，浊邪壅塞。

在脉数上，迟脉与缓脉均慢，都以至数诊。迟脉，一息三至，来去均较慢。缓脉，一息四至，来去从容和缓。

迟脉的形成，由于脉搏的搏动，来源于血流，血的流行有赖阳气的温养推动。因阳气不足，无力推动血流，血行迟缓，脉道不利，形成脉来迟缓。

证见脘腹虚胀，吞酸噫气，脘痛，食滞，泄泻，脉迟，是胃阳不足，运化失常。

证见咳嗽气喘，胸背疼痛，短气，脉迟，是寒湿郁闭，胸中阳气不足

（胸痹证）。

证见发热恶寒，头痛，脉浮，误下，胸满闷结，脉变迟脉，是结胸证。

证见厌食泄泻，腹痛喜按，口吐冷涎，脉迟无力，是阳气不足，命门火衰。

证见瘾疹发痒，脉迟，是气血不足，风邪入侵。

12. 缓脉

缓脉：从容和缓，不迟不数，不浮不沉，不大不小，脉在中部，指下柔匀，来去从容，一息四至。

缓脉，主脾胃调和，健康无病，为平脉。缓脉太过，是脉缓滑有力，主气分热，主烦热腹满、痈疡等病。缓脉不及，是脉缓迟细，主中气不足，虚寒气怯，眩晕等病。脉浮缓，为卫气伤。脉沉缓，为营气弱。脉缓大，为风虚。脉缓细，为湿痹。脉缓滞，为热中。脉缓涩，为血虚。脉缓迟细，为阳虚。脉缓大无力，为虚。

外感风湿，证见发热，出汗，恶风，脉缓，为中风风湿证。证见脾虚不仁，或脚弱下肿，痿厥蹒跚，脉缓，为风寒湿邪，瘀阻肌肉。证见烦热，口臭，腹满，大便不畅，小便不利，或痈疡，脉缓大有力，为实热内郁。证见气怯，疼痛眩晕，痹弱，怕冷，腹泻，小便频数，脉缓迟细，为阳虚不足，脾气衰败。

13. 结脉

结脉：迟缓中一止，止后能回，歇止频见，脉搏波动停歇阻碍。

结脉，主阴盛。气滞痰结，血流不得疏通，络血不得流行，脉迟缓中歇止。气血凝滞，痰结，宿食停积，癥瘕积聚，疝气气块，脉结有力。脉浮结，为寒邪滞经。脉沉结，为积气在内。脉涩结，为积瘀。

证见癌瘤晚期，疝疼、泻痛、肠鸣，脉结无力，为阴邪偏盛。

证见痰凝食积，积块癥瘕，阻塞血行，脉结有力，为痰食积聚。

证见心悸，惊恐，神散多虑，脉结，为气虚血涩。

一切积滞内凝之证，均可见结脉。

14. 涩脉

涩脉：往来涩滞，指下迟钝，细迟而短，来往艰涩，如轻刀刮竹，气势艰难，来去不畅，塞滞不匀，但不歇止。

涩脉，主阴。虚涩而无力，是血亏津少，营卫耗伤。实涩而有力，是痰食胶固。血流被遏，气血虚，血行艰难，脉来不畅，迟涩无力，为气血均虚，津血亏少。凡气、食、痰阻脉道，气血流行不畅，脉涩有力，为实。脉涩弦，为郁滞。脉涩细，为血凝。脉涩弱，为气衰。脉涩软，为虚火。脉涩小弱，为久病。脉涩浮，为表虚。脉涩沉，为里虚。心痛手足不温，脉涩沉，为里虚。心痛手足不温，脉涩，为心阳不足。疲劳汗出，卫外空虚，风入阻碍血行，痹疼麻木，拘挛，脉涩，为血痹。出汗腹泻，或吐或失血，脉涩迟无力，为亡津失血。

阴阳不足，气滞血瘀，脉涩迟艰难，为痰食积聚。

一切血少精伤，气滞，胃肠痈，消化功能障碍等症，多见涩脉。包括癌瘤晚期。

15. 代脉

代脉：代是替代，是代偿，是更代。迟而一止，止有定数，不能自回，是脉搏歇止时间较长；脉停的时间较久再来，止有常数，脉来迟缓，迟中一止，长久复来。

代脉，主脏气衰微。中寒不食，吐利腹痛，心悸脉代，为脾败气衰。七情惊恐，跌仆损伤。或风，或疼，偶见脉代，为气机时阻，为太过。代脉迟缓，为脾气绝。代脉洪，为病在络。代脉细沉，为泄泻。代脉数，为便脓血。代脉微细，为津液枯干。形容羸瘦，口不能言，体力衰惫，脉代，按之无力，重按则无，为无神、无根、无胃气，为一脏无气，他脏代之，主危。吐泻腹疼，中寒不食，脉代，为脾败脏衰。

证见心悸心痛，脉代，为心气虚衰，心悸动痛。

一切脏气衰败，病势危险，脾败中寒，心悸吐利，腹痛惊悸，癌瘤晚期见代脉，均为重病。

16. 数脉

数脉：是脉搏的频率（次数）多于正常脉搏的次数（至数），也就是快脉或多脉。

数脉的形状是：一呼一吸（一息），脉来六至，来去比较快。

数脉，为阳脉，脉搏来去比较快。数脉，主腑，主热，是热证火证的主脉。脉数有力，为实火。脉数无力，为虚火。浮数，为表热。沉数，为里热。细数为阴虚。细数而涩，为阴结。

证见头痛眼红，咽肿，牙龈肿痛，或并发吐衄，或大便秘结，口渴，尿赤黄，脉数有力，或数而弦，或数而洪，是实火热证。

证见面色赤红，四肢冷，疲倦盗汗，神昏谵语，脉数虚无力，是虚火上炎。

脉洪数，为内有实热，或生疮疡。脉细数，为阴虚内热。脉弦数，为肝火亢盛。脉滑数，为痰火实热。脉数大无力，按之空虚，为虚阳外越。脉实数，为外热。脉数日久，是虚损。

在脉的至数上，数脉与紧脉、滑脉及疾脉，均是快脉，都从数诊。

数脉，往来较快，一息六至。

紧脉，左右弹指，形状好像转索。

滑脉，往来流利，好像盘中走珠。

疾脉，较数脉更快，一息脉来七八至。

数脉的形成，多是邪热鼓动而气盛，血随气行，因气盛而血流加快，就要引起脉数。

证见消谷善饥，津液干而大便坚硬，小便频数，脉数，为胃里有热，胃内津液消耗。

证见身热下利，口渴，脉数，为热郁肠间。

证见咳唾涎沫，胸中隐痛，或邪热壅肺，痰涎带脓血，脉来虚数，为肺热伤阴，肺痿证。

证见咳嗽，胸满，时吐浊唾，脓如米粥，气味腥臭，脉来实数或滑数，为肺痈证，或肺癌晚期。

证见腹满，便硬，脉来数滑，为宿食停滞。

证见疮疡痈肿及内痈等，脉来数，或洪或浮，此为营卫壅滞，血化为脓。

17. 紧脉

紧脉：脉来紧张有力，至数急，绷紧如转索，按之如绳，举如转索不散，脉与肌肉间界限分明。脉来往急迫，一息六至。

紧脉，主寒，主痛。伤寒下利，宿食呃逆，冷痰惊风等病，均见紧脉。

紧脉，强急不和，状如转索，为邪实，为太过。

紧脉，紧而不鼓，为不及，为内伤日久，阴液消耗。

紧脉浮，为表证。紧脉沉，为里证。紧脉洪，为痈疽。紧脉数，为中毒。紧脉细，为疝瘕。紧脉实，为胀痛。紧脉涩，为寒痹。

证见头痛恶寒，无汗，脉紧浮，为外感风寒，卫阳郁结。

证见吐逆不食，下利泄泻，心脾冷痛，脉紧沉，为脾阳不振，中寒虚冷。

证见腹胀，胁痛，脉紧，为内有宿食。

一切寒邪，一切疼痛之证，均可见紧脉。

18. 滑脉

滑脉：往来流利，如盘中走珠，应指圆滑，按之如珠，不轻不重，举按并行。

滑脉，主血盛，主实热。痰逆胸闷，食滞，呕吐，蓄血等证，脉来滑而有力。

脉滑无力，为虚痰。脉滑浮，为风痰。脉滑沉，为痰食里热。脉滑数，为痰火。脉滑短，为气寒。脉滑大，为邪热。脉滑缓，为热中。脉滑迟，为下利。

证见咳喘气逆，痰鸣，脉滑，为痰逆壅肺。证见嗳气腹胀，大便秘结，脉滑数有力，为宿食停滞。证见发热便硬，小便黄赤，舌燥，脉滑，为热邪内蕴。证见下利脓血，脉滑有力，为热邪积滞，瘀在肠间。

19. 促脉

促脉：急促，往来急数之时，忽见一止复来，好像急骤行走，突然停止，而后复行。

促脉，主阳盛而阴不和。怒气上逆，胸满烦躁，气喘发斑，狂奔及痈肿各证见促脉，为气滞血结，食积痰停。

促脉，洪实有力，为热，为邪滞。促脉，小而无力，为虚脱。

证见气促发狂，斑毒，脉促，为怒气上逆，阳盛火亢。证见痰饮喘咳，脉促，为痰积喘咳。证见心悸、气短，浮肿咳喘，脉促，为心气亏损，心损衰惫。

一切火证气阻，心脏功能衰损，气血凝结等严重疾病，均可见促脉。

20. 动脉

动脉：滑数流利，搏动有力，厥厥动摇，独见关部，寸尺不明，急数如豆，指下滑数如珠。

动脉，主阴阳相搏，升降失和。惊恐气郁，各种疼痛。脉动，为阴阳失和，气血冲动。

动脉滑，多为温疫。动脉数，为热。动脉弱，为惊悸。动脉实，为痛为痹。动脉虚，为精伤。动脉浮，为表邪。

证见心悸惊恐，脉动，为大惊猝恐，心神不安。证见猝然暴痛，脉动，为阴阳失调，气血逆乱。一切惊痛、癥瘤，血行瘀积，内热充斥，风痰咳逆等证，可见动脉。

21. 虚脉

虚脉：虚脉是脉管内血液的充实度不足，脉搏的紧张力弱。虚脉的形状是：浮大力薄，举按空虚，轻按即得，举之无力，稍按空虚，位在上，气势无力。

虚脉，浮大迟软，按之空虚，是无力无神，气血不足的一种脉象。气血不足，伤暑多汗，肺痿、肺癌、惊悸等病，多见虚脉。

虚脉浮，为气虚。虚脉沉，为血虚。虚脉数，为阴虚。虚脉迟，为阳虚。虚脉软，为表虚自汗。虚脉小，多是痿、痹、脚气。

在脉位上，虚脉、芤脉、散脉、濡脉，均位于上部，都是脉势无力。虚脉，浮大无力，重按空虚。芤脉，浮大中空，如按葱管，外实中空。散脉，浮散无力，漫无根蒂，至数不清。濡脉，浮细无力，重按即无。

虚脉的形成，多是气虚不敛，脉管松大，因气虚无力，推动血行，脉来搏动微而无力，血虚不足，气失所依，不能充盈脉管，引起脉体轻浮，脉来势大无力，重按空虚。

证见身热自汗，心烦惊悸，脉虚，为暑热伤心，气散于外，营虚于内。

虚损日久，气血不足等证，多见虚脉。

22. 微脉

微脉：极细而软，似有似无，欲绝非绝，搏动无力，来去模糊，轻取即得，形细势软，重按全无。

微脉，主气血亏虚。气虚失血，畏寒恐惧，呕吐少食，中寒腹满，自汗伤精，泄泻亡阳，肢厥拘急，脉微，为气不足，元阳亏损。

微脉浮，为阳不足。微脉沉，为阴不足。微脉涩，为亡血。微脉弦，为拘急。微脉软，多自汗。微脉迟，为气虚中寒。微脉数，营虚不足。

证见衰弱便溏，面色无神，气短疲倦，身寒怕冷，脉微，为气虚不足。证见发热恶寒，身重心悸，热多寒少，自汗，脉微，为阳虚感冒。证见腹痛喜按，下利便溏，干呕厥逆，脉微，为下焦虚寒。证见四肢厥冷，烦躁吐利，为阳亡阴竭。

一切气血大虚，亡阳之证；一切衰弱性疾病，多见微脉。

23. 细脉

细脉：形小如线，状减常脉一倍，往来微细，状如丝线，较显于微，指下寻之，细直而软，来去分明。

细脉，主虚。血少气衰，劳损不足，可见细脉。

细脉数，为热邪。细脉紧，为寒邪。细脉沉，为湿痹。细脉弱，多盗汗。细脉微，为冷利。细脉弦，为肝虚。

证见少气便溏，冷利嗜睡，手足厥冷，脉细，为阳虚不足。证见盗汗疲倦，吐衄，脉细，为气血虚损。证见纳少腹胀，疼痛喜按，脉细，为阳虚胃冷。证见下利稀薄，腹疼喜按，脉细，为下元虚冷。

一切气血虚损，一切湿证，各种劳损、癥瘤等证，均可见细脉。

24. 短脉

短脉：形状短缩，寸尺沉下，不易触得，不能满部，上下寻取，不及本位。

短脉，主气虚不足。短脉有力，为气壅痰气。

短脉无力，为气虚。短脉浮，为肺伤气虚。短脉沉，为痞证。短脉促结，为痰气、食积。短脉数，为心痛、心烦。短脉迟，为虚寒。

证见四肢厥逆，脉短无力，为阳虚不足。

气虚失血，脉短无力，痰饮食积，阻碍气道，脉短、涩、促、结。

25. 实脉

实脉：血液充实度增强，脉搏的紧张力强。实脉的形状是：脉大且坚，浮沉皆得，鼓指有力，脉来长大有力，举按充实。

实脉，为有余的脉象。实脉，静而和缓，是正气充实，元气充足，为健康无病。

邪气有余，阳热内郁，证见高热谵语，食滞胁疼，三焦火盛，腑实便坚，均可见实脉。

实脉紧，为积寒稽留。实脉滑，为痰凝邪盛。实脉长，为脏气实。实脉数大，为腑热。

实脉与洪脉、紧脉，在气势上，均是充实有力。洪脉形状如洪水，盛大满指，来盛去衰，重按稍减并见浮数。紧脉，是劲急有力，形状如切绳。实脉，长大坚实，应指有力，来去均盛，举按皆同，没有转索。

实脉的形成，是气血有余，心搏的排血量和血管的弹性阻力稍高或正常，脉道血液充盛，或正气与邪气搏斗，血行有力，脉来坚实有力，脉来沉浮均得，长大带弦。

证见壮热谵语，便秘狂躁，咽肿，舌强，口舌生疮，脉实，为外邪入里，热蕴三焦。证见嗳气腹胀，腹满，大便坚硬，脉实有力，为食滞中焦，运化失常。证见狂乱奔走，或痈疽疮疡，红肿胀痛，脉实，为胃热狂躁，癫疾狂乱，或气血壅盛，蕴结化热。

26. 长脉

长脉：指下有余，上鱼入尺，首尾端直，过于三部（寸、关、尺），直上直下，不大不小。

长脉：主平脉。脉动缓和均匀，为健康无病。长脉硬满不柔和，为病脉。

长脉，主肝病，痰浊。火盛气逆，癫痫疝气，包括癌瘤等病，都可见长脉。

长脉浮，为外感，或阴不足。长脉洪而有力，为阳毒内蕴。长脉滑，为痰热壅盛。长脉弦，为肝病。长脉劳，为积聚。

证见胁下满痛，头痛目眩，脉长而弦，为肝气郁结，风阳上冒。证见癫痫狂乱，痰涎壅盛，脉长洪有力，为阳明热盛。证见少腹急痛，气逆上窜，脉长弦，为寒实内结，气逆上冲。证见喘满烦渴，乍冷乍热，脉长弦，为奔豚。证见咳嗽失血，脉长数，为阳亢咯血。证见燥热烦渴，便硬，脉长大，为热郁三焦。

一切气逆火盛，痰浊肝病及癌瘤，均可见长脉。

27. 弦脉

弦脉：端直有力，状如琴弦，按之不移，举之应指，如按琴弦，刚劲不和。

弦脉，在时应春，在脏属肝。在肝脏，在春季，脉弦软、柔和，为平脉。弦脉，如按琴弦，弦劲有力，主病脉。肝风眩晕，拘急痉病、癫痫、咳嗽、腹痛癥瘕、疟疾、水气、疝癖冷痹，均可见弦脉。

弦脉数，为肝火。弦脉迟，为虚寒。弦脉紧，为瘀血癥瘕。弦脉细，为拘急。弦脉沉，为悬饮内痛。弦脉滑，为痰饮。弦脉大，为虚。弦脉长，为积滞。

证见胸满胁痛，脉弦，为情志不畅，肝失疏泄。证见头痛眼红，眩晕仆倒，手足拘急，脉弦长硬，为肝阳亢逆。证见喘满胁痛，咳喘短气，心悸，脉弦，为水饮痰邪，积郁不散。证见脘痛反胃，呕吐腹痛，脉弦长，按之减，为脾胃虚弱，寒凝气结。证见腹痛，胁下拘急，寒疝疼痛，均可见弦脉。

一切肝风气郁，痰饮瘀血，癌瘤病，各种疼痛，均可见弦脉。

28. 大脉

大脉：形体宽大，倍于常脉，形大势强，应指满大。

大脉，主邪盛，阳热邪盛有余之病，脉大有力。

大脉浮，为虚，为表热。大脉沉，为里热，为肾病。大脉弦，为实热。大脉濡，为虚热。大脉缓，为湿热。大脉洪，为胃实。大脉实，为积气。

证见狂言谵语，发热便硬，脉大有力，为外邪入里化热。证见下利，暴注下迫，脉大而滑，为邪热郁结肠间。证见脊背、四肢麻木，时有头痛，脉大弦，为气血虚弱。证见发热体疼，头痛鼻塞，面黄而喘，脉大缓，为湿邪在表。

二、八纲辨证

"八纲"就是阴阳、表里、寒热、虚实，是祖国医学的理论体系之一，是研究疾病，处理疾病的方法和工具。

任何一种疾病，都离不开八纲的范围。因为疾病的性质，不属于阴，就属于阳；病变的部位，不在表，就在里；症状的表现，不属于热，就属于寒；邪正的盛衰，不属于实，就属于虚。因此，病变多端，不出八纲的范围。

在八纲之间，还有相互的联系，如表里与寒、热、虚、实；寒热与表、里、虚、实；虚实与表、里、寒、热；以及阳中有阴，阴中有阳，由表入里，由里出表，寒热错杂，虚实并见等。

阴阳是纲领中的纲领，是区别疾病类型的总纲。其他六纲，都是从阴阳演变而来。"阴阳"两纲，又可以概括表里、寒热、虚实。凡病证的表现，有余或不足，强盛或衰弱，顺证或逆证等，都可以通过阴阳区别为两种不同的类型。

表里主要是指病变的所在部位，从而了解到受邪的浅深，如表证、里证、半表半里证等，这是一种疾病证候群的划分方法。

寒热是指整个疾病的性质，如衰弱或亢奋，恶寒或恶热，喜温或喜凉等，都可以由此加以区别。

虚实是指邪正消长而言。虚是指正气虚，实是指邪气实。辨明虚实，可以知道人体邪正相争的概况。

阴阳的含义，亦就是"矛盾"两个字的含义。也可以说"阴阳"两个字，就是"矛盾"两个字的代名词。我们的祖先在观察自然界的事物时，就注意到事物有矛盾的两方面，如有寒和热、上和下、正和反等。于是，就用阴和阳来概括事物矛盾的两方面。凡是正面的、上面的、动的、热的、明亮的、亢盛的等，都属阳；反面的、下面的、静的、寒的、晦暗的、衰退的等，都属阴。如自然界中，天为阳，地为阴；昼为阳，夜为阴；火为阳，水为阴。人体上，体表为阳，体内为阴；气为阳，血为阴；腑为阳，脏为阴等。并且，用相反相成，矛盾的对立与统一的道理，去解释宇宙的一切现象。阴阳，一方面是彼此相反的，另一方面，又是相互依存的，即所谓阴阳互根。《易经》说："阳不能自立，必得阴而后立，故阳以阴为基，而阴为阳之母。阴不能自见，必待阳而后见，故阴以阳为统，而阳为阴之父。根阴根阳，天人一理也。"所以，阴与阳是既相反又相成的。或者说，是既矛盾又统一的。在祖国医学上，应用非常广泛，任何疾病的不同原因、证候、发展等，都可以用阴阳来说明。如口渴，舌苔黄燥，大便秘结，小便短赤，脉数等，都是阳亢阴亏的象征，根据这些现象，就能辨出病属于热。口不渴，舌苔白滑，大便溏，小便清长，脉迟等，都是阴盛阳虚的象征，根据这些现象，可以辨出病属于寒。

表里，是一种证候划分的方法，除了认识病变的部位外，还可以了解病情的轻重、深浅。表里，对人体是指内外而言。如皮毛、经络为表，五脏、六腑为里。凡六淫之邪外侵，首先侵犯皮毛、经络，这就称为表病。反之，病邪内传，或七情太过，内伤脏腑，则为里病。一般说来，疾病在表者，为浅为轻；病邪在里者，为深为重。

表里，除了本身在诊断上，表示病邪侵犯部位的浅深外，更重要的还可审察它的传变趋势，如由表入里，由里出表等，从而，测知病情的顺逆情况，作为临床上对疾病的不同处理的依据。

寒热，主要是辨别病情表现上的两种不同征象。实际上，亦就是阴阳消长的变化，所谓"阳盛则热，阴盛则寒"就是这个意思。在临证诊断中，寒热两纲，主要是用来观察阴阳的盈虚消长，以作为用药温凉的依据。

虚实，又为表里、寒热之纲。所谓"虚实者病之体类也，补泻者治之律令也""万病不出乎虚实两端，万病不越乎补泻两法"。由此可见，虚实在辨证中亦占重要地位。

一般说来，虚为不足，实为有余。按医学上的应用来说，是指邪正的盛衰而言。也就是说明病从体质和邪气两方面的盛衰。如机体抗病能力不足或衰退，则贫血、营养不良；或病邪残留在人体内部，而精气已成虚乏状态，气血不足，精神困惫等，为虚。如病邪侵袭机体，而正气也还强，就可以和病邪做斗争，病邪虽强，机体抗病力也随之增强，如发热、炎症等，为实。《内经》说："邪气盛则实，精气夺则虚"。一般以体壮初病，表现为有余、结实，强壮者为实，体弱久病，表现为不足、衰弱、精神不振者为虚。这是辨明疾病发展过程中，邪正消长的关系。治疗法则中的补泻两法，就是根据人体虚实情况，而进行补虚泻实的治疗方法，使病人早日恢复健康。

虚实两纲，具体反映在各个方面，所以，临证时，必须与表里、寒热结合起来，全面观察。如发热，为邪在肌表；无汗，为表实；有汗，为表虚。见胃肠症状，则为邪在于里。腹满便秘，即为里实；腹软便溏，即是里虚。这样联系起来，对治疗方面有极其重大的意义。

八纲，是一种归纳症状的逻辑方法，也是一种病理变化的推理解说。但是，我们应该明确八纲之间，必须相互密切联系，决不能将某一纲孤立地来看待。例如，以阴阳而言，从寒化为阴，从热化为阳。在里为阴，在表为阳。虚者为阴，实者为阳。这就说明，阴阳是贯穿在其他六纲之中的。换句话说，阴阳可以概括六纲。又如表里和寒热、虚实，亦有相互的联系。如表有表热、表寒、表虚、表实之分；里也有里寒、里热、里虚、里实之分。更有表寒里热，表实里虚，表热里寒，表虚里实，表里俱寒，表里俱热，表里俱虚，表里俱实等情况。又如寒热之表现，亦不是完全一致的，往往有错综复杂的现象出现，如偏寒偏热，寒热错综等。虚实两纲，亦复如此，也必须与邪正结合起来，如邪盛而正不虚，或邪不盛而正已虚，或正已虚甚，而邪仍留恋者，所以说，八纲在诊断领域内的运用，并不是孤立的，而是相互联系的，必须应用整体观念辩证地对待，然后才能充分发挥它的作用。

四诊，是临证诊察中的具体做法，是尽量发挥医生的感官能动作用。八纲，是对病情分析归纳的理论指导，也就是在诊察中从感性认识提高到理性认识。四诊与八纲，是密切联系，相互为用的。

第五节 ▍ 癌瘤的治疗原则

癌瘤是全身病变的局部表现。由于情志郁结，过于劳累，病毒侵袭，或某些特别刺激，致使生理功能反常，局部组织变形；继而，由于气血瘀滞，经络受阻，耗伤津液，燥伤阴血，以致恶性组织增生，发为癌瘤。

癌瘤的治疗，初期津液还未过耗，可以手术切除局部，或以攻坚破积，去息肉、蚀腐肉的药物直攻的手段为佳。病至晚期，阴血过耗，或癌已转移，或手术无能为力（如脑、肝癌瘤手术，不能彻底切除），无法进行手术的癌瘤，以攻补兼施，扶正祛邪较好。如果只知抗癌消块，杀死癌细胞，尤其是以毒攻毒，直攻直消，则元气亏损，再逢疾病复发，则无能力支持。所以，对癌瘤病人的合理治疗，必须扶正祛邪，增强抗病能力，消除病邪有害反应，促使癌细胞缩小以至消失。

人体是不断运动的统一整体，机体各部互相影响，各脏腑、各系统功能失调，致使疾病发生，癌瘤亦不例外。病变部位的异常，可影响整体平衡运动，而整体平衡运动，又不断地作用于病邪部位，正邪两者不断斗争。整体的平衡功能强大，疾病易愈。如果邪毒越来越大，病变严重，影响整体平衡运动，疾病逐渐恶化，要阻止恶化，消灭癌瘤，应当采取各种方法，促使功能恢复，增强体质，调节推动整体平衡运动，这是治疗癌瘤的正治之法，属辨证论治的原理之一。

癌瘤乃机体正邪斗争，正气虚，正不胜邪，邪气留滞所引起的病变。很大一部分癌瘤，是外界环境中存在的致癌物质引起的。祖国医学将其归纳为：外因邪气、邪毒；内因五脏、六腑之蓄毒，气血流行失常，七情刺激与正气虚弱。而内因起主导作用，外邪是因人体先有内虚，也就是外因通过内因而起作用。水土、生活习惯、长期慢性刺激等，对癌瘤也有诱发作用。因致病因素，使机体的阴阳失调，脏腑、经络气血功能障碍，引起气滞、血瘀、痰凝、热毒、湿聚等互相交结，致癌瘤发生。并不是每一个受致癌物质包围的人，都一定发生癌瘤，而是先有内虚，而后发病。机体对外界致癌物质的抵抗力下降到一定程度，致癌物质乘虚而入，与机体本身的致病因素相结合，最终演变为癌瘤。

正气虚弱，癌瘤可浸润、扩散、转移。一般癌瘤，多耗气伤血，致正气更虚，能否控制癌瘤的扩散、转移、恶化，决定于正邪斗争的结果。可以应用黄芪、人参、骨碎补、补骨脂、薏苡仁、白术、鸡蛋壳、料姜石、制马钱子、蜂房、枳壳、火硝、郁金等扶正祛邪，攻补兼施，调整阴阳平衡，调整气血、脏腑、经络功能平衡，调动机体抗病能力，调整免疫功能，达到防治癌瘤的目的。

瘀血是机体血流阻滞，局部组织变形、变性，在发展过程中耗伤津液，燥伤阴血，致使气血瘀滞，经络受阻，孔窍难通，发为癌瘤。血在脉中，随气运行，气为血帅，气分受邪，亦致血瘀。或由气虚无力推动血行，致使血瘀，发为癌瘤。可以用硇砂、蟾酥、丹参、土鳖虫、蓬莪术、辣蓼子、三棱、干漆、五灵脂、蜈蚣等活血化瘀，破瘀散结，疏通经络，达到祛瘀生新，止痛消块，防癌抗癌的目的。

癌瘤病人，尤其是中、晚期癌瘤病人，常伴有发热、疼痛，局部灼热，口渴，五心烦热，大便秘或溏，小便黄赤，舌红绛，苔黄腻，脉数或弦数，属毒热内蕴，或邪热瘀毒。可用重楼、白矾、雄黄、仙鹤草、半边莲、半枝莲、野菊花等，清热解毒，清除热气，阻止邪热炽盛，耗伤津液，达到控制癌瘤，清除癌瘤周围炎症与感染，并祛邪扶正的目的。

痰为病理产物，是致病因素。因热、因风、因寒、因湿、因气等，均可生痰。痰浊随气升降，无处不到，痰火互结，痰湿凝聚，发生癌瘤。

湿为阴邪，湿能阻滞气机，阻碍脾胃运化。内湿，因脾肾阳虚，不能运化水湿，或脾的运化功能受阻。外湿，因气候潮湿，或久居湿地，感受雾露邪气，或涉水淋雨等。痰湿凝聚，可出现胸脘痞闷，胃纳不佳，脾阳不振，痰湿内阻，胸闷不适，发热咳嗽，胸疼气短，腹部胀满，下肢浮肿，头重如裹，颈项酸疼，关节疼痛，四肢无力。大便溏，小便黄等。症状变化多端。可用天南星、牡蛎、僵蚕、清半夏、海藻、山慈菇、蜂房、蛇蜕、蜈蚣、蟾酥等，化痰逐湿，软坚消块，泻热散结，达到抗癌防癌的目的。

癌瘤的病情复杂，变化较多，病位不同，病因病机相同。多数癌瘤病人，有正气虚弱，气滞血瘀，毒热蕴结的病理变化。不同的癌瘤病人，在发展过程中，出现同一病理变化，如气阴两虚，可用益气养阴之法治疗。很多癌瘤病人的舌上，有瘀斑、瘀点、瘀块，均为瘀血之证，皆可用活血化瘀、祛瘀生新之法治疗。癌瘤病人，常有毒热蕴结，用清热解毒，防止邪热炽盛的方法治疗。

平衡失调，是疾病的本质。癌瘤的表现，是平衡失调反映出来的现象。相同的现象，可以有不同的本质。相同的本质，可表现出不同的现象。因此，古人有"同病异治""异病同治"之法。对相同的癌瘤，而病因病机不同者，用不同的方法治疗。同是一种癌瘤，甚至是同一个病人，在不同的阶段，出现不同的证候，应当用不同的方法治疗。

临证中，对癌毒素，或抗癌治疗（包括手术、放疗、化疗及中草药治疗）时，损伤脾胃，产生食欲不振、纳差、呕吐、恶心、腹胀、腹泻的病人；或气血生化之源不充，机体为癌瘤所消耗，脾胃功能减退，又因苦寒或攻伐治疗损伤脾胃的病人，应予健脾和胃，理气益肾的方法，增强消化道腺体的内、外分泌功能，加强小肠的吸收作用，改善营养状况，调整免疫功能，加强抗病能力。

根据以上情况，务必治病求本，审证求因，重视内因的作用。据此，笔者拟定"平消片""金星散"等方剂为主以进行癌瘤的治疗。

一、主方

1. 平消片

枳　壳 30g　　火　硝 18g　　五灵脂 15g　　　　郁　金 18g

白　矾 18g　　仙鹤草 18g　　干　漆（炒）6g　　制马钱子 12g

制服法：将上药共研为细粉，水泛为丸。每次服 1.5～6g，1 日 3 次。开水送下。

方义：本方以五灵脂、干漆，散瘀活血，攻坚破积，止痛消结；郁金、白矾，疏肝解郁，消炎解毒，利胆除烦；火硝，消坚化瘀，推陈致新；制马钱子，通络除湿，祛毒消肿，提神补脑，通血脉；仙鹤草、枳壳，强心滋补，利气宽肠，消痞疏滞，活血止血。8 种药综合起来，有攻坚破积，去息肉，蚀腐肉，解毒强心，利气止痛，健胃养血，健脾理气之功。从而，能推陈致新，强壮神经，促进组织及细胞的组成和结构的营养恢复，健脾理气，纠正脾虚，纠正血液黏度，纠正蛋白质、脂肪、糖、维生素、矿物质（包括微量元素）、水分代谢的紊乱，增强机体抗病能力，消除病邪的有害反应，扶正祛邪。使癌细胞蜕变，体积缩小或消失，或使癌细胞逆转。

2. 金星散

郁　金 20g　　白　矾 20g　　火　硝 20g　　重　楼 20g　　蟾　酥 3g

红硇砂 6g　　鸡蛋壳 30g　　料姜石 30g　　仙鹤草 30g　　天南星 30g

制服法：将上药共研为细粉。每次服 1～6g，1 日 3 次。开水送下。

方义：本方中料姜石、鸡蛋壳，和胃健脾，降逆镇冲；红硇砂，疏滞消痞，化瘀通经；白矾、郁金、重楼、蟾酥，散瘀活血，攻坚破积，理气止痛，消炎解毒，疏肝解郁；火硝，消坚化瘀，推陈致新；仙鹤草、天南星，祛瘀生新，消滞散结，燥湿祛痰，强心滋补。10 味药配伍，有攻坚破积，清热解毒，利气止痛，养血健脾，降逆镇冲，强心滋补，调节机体功能，增强机体抗病能力，消除病邪的有害反应，扶正祛邪，使癌细胞蜕变，体积缩小以至消失。

3. 参石丸

料姜石 50g　　郁　金 30g　　制马钱子 30g　　红人参 30g　　清半夏 30g
红硇砂 9g　　重　楼 15g　　蟾　酥 4g　　仙鹤草 30g

制服法：将上药共研为细粉，水泛为丸。每次服 1～3g，1 日 3 次。开水送下。

方义：本方中红硇砂，疏滞消痞，软坚散结，化瘀通经；重楼、蟾酥，散瘀活血，攻坚破积，理气止痛，强心利尿，消炎解毒；料姜石，降逆镇冲，止血消炎，杀菌抗癌；制马钱子，除湿祛毒，消肿提神，通血脉；郁金，疏肝解郁，行气开窍；仙鹤草、清半夏，燥湿祛痰，消滞散结，祛瘀生新，强心滋补；红人参，补气宁心，扶正祛邪。9 种药配伍，通经化瘀，补气强心，软坚散结，理气止痛，健胃强脾，疏肝解郁，降逆镇冲，宁心强壮，扶正培本，养血活血，纠正脾虚，纠正血液黏度，纠正糖与蛋白质代谢紊乱，增强机体抗病能力，消除病邪的有害反应，促使癌细胞产生退行性改变，或使癌瘤体积缩小以至消失。

4. 补金丸

料姜石 50g　　郁　金 30g　　红硇砂 9g　　清半夏 30g　　制马钱子 30g
重　楼 15g　　仙鹤草 30g　　补骨脂 100g　　蟾　酥 6g

制服法：将上药共研为细粉，水泛为丸。每次服 1～3g，1 日 3 次。开水送下。

方义：本方中用红硇砂，疏滞消痞，软坚散结，化瘀通络；重楼、蟾酥，散瘀活血，攻坚破积，理气止痛，强心利尿，消炎解毒；料姜石，降逆镇冲，止血消炎，杀菌抗癌；制马钱子，除湿祛毒，消肿提神，通血脉；郁金，疏肝解郁，行气开窍；仙鹤草、清半夏，燥湿祛痰，消滞散结，祛瘀生新，强心滋补；补骨脂，壮腰补肾，扩张冠状动脉，加强心肌收缩，调整内分泌系统，增强免疫功能。9 种药配在一起，有壮腰补肾，通经化瘀，软坚散结，理气止痛，健胃强脾，疏肝解郁，降逆镇冲，养血活血，培本强壮，调整内分泌，增强免疫功能之功效。

5. 芪酥丸

明雄黄 60g　　明白矾 60g　　山慈菇 90g　　蟾　酥 15g　　制马钱子 30g
朱　砂 30g　　生黄芪 120g　　麝　香 15g

制服法：上药除蟾酥、麝香、黄芪外，共研为细粉。将黄芪熬膏后烘干；蟾酥，用牛奶浸；将麝香与上药粉及干燥的黄芪膏，合在一起，研匀，再加胆汁（猪胆汁或牛胆汁均可）适量为丸。每次服 0.05 ~ 0.1g，1 日 3 次。开水送下。

方义：本方以明雄黄、山慈菇、明白矾，解毒消炎，化瘀软坚；制马钱子、蟾酥、朱砂、麝香，开窍醒脑，止痛息风，养心强壮，安神镇静；黄芪，补气托里以扶正。上药配合，有活血化瘀，开窍醒脑，安神镇静，强心补气，补虚止痛，消坚除积，托里扶正等功效。

6. 参楼散

茅苍术 40g　　苦　参 100g　　明雄黄 30g　　重　楼 100g　　清半夏 100g
蜈　蚣 30g

制服法：将上药共研为细粉。每次服 1g，1 日 2 ~ 3 次。开水送服。

方义：本方以茅苍术、重楼、苦参，燥湿健脾，和胃厚肠，清热解毒，消肿止痛；清半夏、蜈蚣，止咳祛痰，理气散结，降逆止呕；明雄黄，消肿杀菌，除秽解毒。6 味药综合配伍，有开胃健脾，消肿散结，燥湿祛痰，理气止痛，清热解毒，软坚化积，降逆止呕，活血化瘀之功效。

7. 破石丸

煅皂矾 20g　　　　焦山楂 180g　　建神曲 60g　　补骨脂 120g
黑大豆（炒）60g　　料姜石 140g　　红枣肉（去皮核）120g

制服法：将上药前 6 味，共研为细粉，用枣肉为丸，如梧桐子大。每次服 3 ~ 6g，1 日 3 次。开水送下。

方义：本方内用料姜石、山楂，降逆镇冲，止血消炎，软坚散结，消积消食；煅皂矾、炒黑豆，补血燥湿，利肝补脾；补骨脂，壮腰补肾，强心滋补，调整内分泌；建神曲、红枣肉，健脾和胃，增强营养吸收。7 味中药配在一起，有补气补血，健脾和胃，降逆镇冲，软坚散结，燥湿消积，补肾壮阳，调整内分泌，杀菌抗癌，增进营养吸收，增强免疫功能之力。

8. 芪仙丸

蟾　酥 6g　　　白　矾 18g　　炒干漆 18g　　制马钱子 18g
生黄芪 140g　　山豆根 430g　　仙鹤草 480g

制服法：将上药蟾酥、白矾、干漆、制马钱子，各研为细粉，合一起研匀；生黄芪、山豆根、仙鹤草，加水煎 3 遍，过滤后，浓缩为膏；再将上药粉加入膏内为丸，每次服 3 ~ 10g，每日 3 次。饭后开水冲服。

方义：本方以蟾酥、白矾，止血消炎，消肿止痛，活血化瘀；制马钱子，除湿祛毒，消肿提神，通血脉；干漆、山豆根，攻坚破积，清热解毒；

生黄芪、仙鹤草，补气补血，强心滋阴，祛瘀生新。7味药相配伍，有清热解毒，软坚散结，消肿止痛，活血止血，祛瘀消积，滋阴养血，疏通血脉，提神扶正之功效。

9. 三莪散

蓬莪术 50g　　明白矾 20g　　红人参 50g　　血　竭 10g
三　七 50g　　生大黄 10g　　麝　香 1.5g

制服法：将上药共研为细粉。每次服 2～6g，1 日 3 次。开水送下。

方义：本方用蓬莪术、血竭、三七，活血化瘀，养血止血，疏肝解郁；明白矾，清热解毒，消炎软坚；生大黄，清泻里热；红人参，补气补血，扶正祛邪；麝香，理气止痛，引诸药以达病所。各味药相合，可补气补血，软坚散结，泻热消肿，理气止痛，疏肝解郁，活血化瘀，清热解毒，扶正祛邪。

10. 茶贞丸

煅皂矾 50g　　女贞子 60g　　料姜石 60g　　太子参 100g
山慈菇 50g　　紫阳茶 40g　　鸡蛋壳（焙）60g

制服法：将上药共研为细粉，水泛为丸。每次服 1.5～6g，1 日 2～3 次。开水送下。

方义：本方用皂矾，补血祛湿；女贞子、山慈菇，清热解毒，滋阴养血，消肿软坚；料姜石、鸡蛋壳，和胃健脾，降逆镇冲，以补机体必需的微量元素；紫阳茶、太子参，补气补血，提高白细胞防御能力。诸药配合，有补血养血，滋阴消肿，和胃健脾，增强机体免疫功能，提高防御能力，扶正祛邪之功效。

11. 蓼参丸

明雄黄 60g　　明白矾 60g　　冰　片 30g　　苦　参 120g
山慈菇 90g　　郁　金 90g　　朱　砂 30g　　制马钱子 30g
生黄芪 120g　　蓼子（水红花子）90g

制服法：先将生黄芪、苦参，熬膏后烘干，再将上药共研为细粉，合在一起研匀，再入胆汁（猪胆汁或牛胆汁均可）适量为丸。每次服 1.5～3g。1 日 3 次。开水送下。

方义：本方用蓼子、郁金、苦参，消积活血，清热燥湿，化痞利水，解郁抗癌；明雄黄、山慈菇、明白矾，解毒消炎，化瘀软坚；朱砂、制马钱子、冰片，开窍醒脑，养心强壮，安神镇静，散结健胃；生黄芪，补气扶正。各味药综合配伍，有活血化瘀，开窍醒脑，安神镇静，软坚散结，健胃强壮，补气强心，消积化痞，止痛抗癌，扶正祛邪之功效。

12. 参术丸

重楼 30g　苦参 300g　黄芪 300g　莪术 60g　仙鹤草 300g
土鳖 30g　天南星 30g　料姜石 100g

制服法：先将黄芪、苦参、仙鹤草，熬膏干燥，将上药各研为细粉，合在一起研匀，水泛为丸。每次服 3～6g，1 日 3 次。开水送下。

方义：本方重楼、苦参，清热解毒，健脾燥湿，利窍止痛；莪术、土鳖，消坚破积，活血化瘀；天南星、料姜石，降逆镇冲，镇静解痛，化痰散结；黄芪、仙鹤草，补气托里，强心滋养。8 种药综合配伍，可清热解毒，活血化瘀，理气止痛，燥湿健脾，祛痰解凝，软坚散结，补气益血，扶正祛邪，抑癌防癌提高免疫功能。

13. 冰星散

火硝 60g　白矾 60g　秋石 60g　冰片 180g　蟾酥 30g
川乌 60g　天南星 60g

制服法：共研为细粉，装瓶中，每日吸 2～3 次。

方义：本方用火硝，消坚化瘀，推陈致新；明白矾，止血止痛，蚀恶肉，生好肉，清涤胃肠；天南星，祛瘀生新，消滞散结，燥湿祛痰，强心滋补，镇痛抗癌；川乌，温中散寒，解阴疽冷毒，镇痛抑癌；冰片，通窍止痛，散火明目；蟾酥，散瘀活血，攻坚破积，理气止痛，消炎解毒，疏肝解郁；秋石，养丹田，滋肾水，返本还元，归根复命。7 味药综合一起，有活血化瘀，软坚散结，消肿止痛，强心理气，祛瘀生新，消炎解毒，燥湿祛痰，疏肝通窍，滋阴散火，增强免疫之功效。

14. 重参丸

红人参 50g　苦参 100g　蓬莪术 50g　重楼 20g　冰片 10g

制服法：各研为细粉，合在一起，研匀。装入胶囊。每次服 3～6 粒。每日服 3 次。开水冲服。

方义：方中苦参，燥湿健脾，和胃厚肠；红人参，补气宁心，养血扶正；重楼，清热解毒，消肿止痛；蓬莪术，活血化瘀，软坚散结；冰片，开窍启闭，强心醒脑。5 味药综合起来，可补气宁心，健脾和胃，开窍醒脑，理气止痛，清热解毒，活血化瘀，软坚散结，增强机体抗病能力，消除病邪的有害反应，扶正祛邪，对各种癌瘤晚期均有辅助治疗之效。

15. 重龙冲剂

苦 参100g　苍 术40g　重 楼100g　地 龙60g

枳 壳100g　郁 金60g　清半夏100g　大青叶100g

制服法：按工艺制冲剂，每次服 1～2 袋，日服 3 次。

方义：方内苦参、苍术，燥湿健脾，杀虫利水，抗癌灭菌，祛痰平喘，防止白细胞下降；重楼、大青叶，清热解毒，息风定惊，抑菌抗癌，镇痛止咳；清半夏、枳壳，降逆下气，祛痰散结，宽中消痞，镇呕止咳；郁金，行气解郁，破瘀利胆；地龙，息风通络，镇静平喘，抗惊厥利尿。8 味药综合配伍，有清热解毒，软坚散结，宽中理气，息风定惊，燥湿健脾，和胃镇呕，祛痰止咳，活血化瘀，通络利胆，养血增白，镇痛平喘，扶正祛邪之效。

16. 钱蓼散

制马钱子120g　辣蓼子35g　麻 黄60g　制乳香15g　红 花15g

郁 金15g　田三七20g　蟾 酥2g　冰 片3g　制没药15g

制服法：各研为细粉，合一起，研为极细粉。每次服 0.1～0.6g。每日服 2～3 次。

方义：本方制马钱子、制乳香、制没药，止痛消肿，提精神，通血脉；蟾酥，消瘤攻毒，通窍止痛，强心利尿，田三七、辣蓼子（水红花子）、郁金、红花、麻黄，软坚散结，解郁通络，活血化瘀，养血止痛；冰片，开窍醒脑，强心镇痛。10 味药综合配伍，有镇痛消肿，行气解郁，软坚散结，开窍醒脑，通络养血，强心提神，活血化瘀，抗癌镇痛之功效。

二、加减配方

对于每一部位不同性质的癌瘤，结合不同的病因病机与病人的体质特点，也就是按照不同癌瘤过程的矛盾的特殊性及其本质，拟定出解决这一矛盾的原则，辨证用药。

在辨证治疗过程中，不分部位、不分类型的癌瘤，可按以下几点增减用药：

（一）气滞

证见胸闷，胸胁胀满，胃或腹部胀痛，嗳气、恶心、呕吐，乳房胀或肿块胀。舌苔薄白或薄腻。脉弦细，或弦滑。此属气滞。治宜理气止痛，降逆镇冲。用佛香丸或佛香汤加减煎服。

1. 佛香丸

枳　壳120g　佛　手150g　薤　白150g　木　贼200g　清半夏150g

料姜石600g　娑罗子150g　制香附150g　白　芍200g　郁　金150g

制服法：将上药共研为细粉，水泛为丸。每次服 6～10g，1 日 3 次。开水送下。

方义：本方用佛手、制香附、薤白、娑罗子，理气止痛，通阳消痞；郁金、白芍，疏肝解郁；木贼、枳壳、清半夏、料姜石，宽膈化滞。各药配伍，有理气止痛，降逆镇冲，疏肝解郁，软坚散结，宽胸化滞，通阳消瘀之功效。

2. 佛香汤

枳　壳12g　　佛　手15g　　薤　白15g　　清半夏15g　　娑罗子15g

制香附15g　　白　芍20g　　料姜石60g　　郁　金15g　　木　贼20g

煎服法：一剂药煎两遍，合在一起。分 2～3 次服。每日 1 剂。

方义：同佛香丸。

（二）血瘀

证见局部肿胀，或有肿物痞块，痛有定处。舌紫暗，或有瘀点、瘀斑。脉细涩，或细弦。此属血瘀。治宜活血化瘀，止痛散结。用棱莪丸或用棱莪汤加减煎服。

1. 棱莪丸

三　棱150g　蓬莪术150g　当　归300g　丹　参300g　土鳖子100g

川楝子150g　赤　芍150g　凌霄花200g　苏　木100g

制服法：将上药共研为细粉，水泛为丸。每次服 3～10g，1 日 3 次。开水送下。

方义：本方中三棱、蓬莪术、苏木、凌霄花，活血化瘀，软坚散结；当归、丹参，养血活血；土鳖子、赤芍，消坚破积，滋阴消炎；川楝子理气止痛。9 味药配伍，有活血化瘀，软坚散结，理气止痛，攻坚破积，解毒养血之功效。

2. 棱莪汤

三　棱15g　蓬莪术15g　丹　参30g　当　归30g　土鳖子10g

川楝子15g　赤　芍15g　凌霄花20g　苏　木10g

煎服法：同佛香汤。

方义：同棱莪丸。

（三）气虚

证见面色㿠白，语言低微，呼吸短促，食欲不振，自汗疲倦。舌淡，苔少。脉虚无力，此属气虚。治宜补气健脾。用贞术丸，或用贞术汤加减煎服。

1. 贞术丸

黄　芪 600g　党　参 300g　白　术 200g　当　归 150g

丹　参 300g　枸杞子 200g　女贞子 300g　生甘草 30g

制服法：将上药共研为细粉，水泛为丸。每次服 6～10g，1 日 3 次。开水送下。

方义：本方用黄芪、党参，补气扶正；白术、生甘草，健脾和胃；当归、丹参，活血养血，软坚散结；枸杞子、女贞子，补肾壮腰，增加免疫功能。8 味药配在一起，有健脾补气，活血养血，壮腰强肾，增强机体抗病能力，扶正祛邪之功效。

2. 贞术汤

黄　芪 60g　党　参 30g　白　术 20g　当　归 15g

丹　参 30g　生甘草 3g　枸杞子 20g　女贞子 30g

煎服法：同佛香汤。

方义：同贞术丸。

（四）血虚

证见头晕眼花，面色萎黄，心悸怔忡，睡眠不安，失眠，手足麻木。舌淡、苔少。脉细无力。此属血虚。治宜补血益气。用丹甲丸，或用丹甲汤加减煎服。

1. 丹甲丸

黄　芪 600g　党　参 300g　丹　参 300g　熟地黄 300g

川　芎 100g　当　归 200g　炒枣仁 300g　鳖　甲 200g

制服法：将上药共研为细粉，水泛为丸，每次服 6～15g，1 日 3 次。开水送下。

方义：本方以炒枣仁养心安神；黄芪、党参，补气扶正；丹参、当归、熟地黄、鳖甲、川芎，活血化瘀，滋阴养血。各味药综合，有补血益气，养血安神，活血软坚，扶正祛邪之功效。

2. 丹甲汤

黄　芪 60g　党　参 30g　丹　参 30g　熟地黄 30g

川　芎 10g　　当　归 20g　　炒枣仁 30g　　鳖　甲 20g

煎服法：同佛香汤。

方义：同丹甲丸。

（五）阳虚

证见面色晦暗，下利清谷，无热恶寒，四肢厥冷，小便清长。舌淡，少苔。脉迟无力。此属阳虚。治宜温肾补阳。用苡仙丸，或用苡仙汤加减煎服。

1. 苡仙丸

补骨脂 200g　仙　茅 150g　肉　桂 60g　　附　子 150g

薏苡仁 300g　菟丝子 150g　骨碎补 150g　诃子肉 150g

制服法：将上药共研为细粉，水泛为丸。每次服 6～10g，1 日 3 次。开水送下。

方义：本方用补骨脂、骨碎补、菟丝子，壮腰强肾，增强免疫功能；仙茅、肉桂、附子，温阳抑阴；薏苡仁、诃子肉，健脾止泻。综合诸药，有温肾补阳，燥湿健脾，温中止泻，补肾强腰，增强免疫功能之功效。

2. 苡仙汤

补骨脂 20g　　仙　茅 15g　　肉　桂 6g　　附　子 15g

薏苡仁 30g　　菟丝子 15g　　骨碎补 15g　　诃子肉 15g

煎服法：同佛香汤。

方义：同苡仙丸。

（六）阴虚

证见面色红似火，口干咽燥，心悸气短，五心烦热。舌质红绛，舌光无苔，或花剥苔。脉细数。此属阴虚。治宜养阴生津，用竹甲丸，或竹甲汤加减煎服。

1. 竹甲丸

生地黄 300g　山萸肉 150g　玉　竹 300g　北沙参 200g

天花粉 300g　龟　甲 200g　鳖　甲 200g

制服法：将上药共研为细粉，水泛为丸。每次服 6～15g，1 日 3 次。开水送下。

方义：本方用生地黄、玉竹、北沙参、天花粉，养阴生津，润燥除烦，清热消炎；山萸肉、龟甲、鳖甲，软坚滋阴。各药综合一起，有养阴生津，软坚散结，润燥除烦，强心养血，凉血补血，消炎解热之功效。

2. 竹甲汤

生地黄 30g　山萸肉 15g　玉　竹 30g　北沙参 20g　天花粉 30g

龟　甲 20g　鳖　甲 20g

煎服法：同佛香汤。

方义：同竹甲丸。

（七）热毒

证见肿块，发热，疼痛，口干咽燥。大便秘结，小便黄少。舌质红，苔黄。脉弦数。此属热毒。治宜泻火利湿，解毒消肿。用重苓丸，或用重苓汤加减煎服。

1. 重苓丸

重　楼 100g　山豆根 100g　全　蝎 100g　露蜂房 100g

薏苡仁 300g　猪　苓 600g　野菊花 300g　白花蛇舌草 300g

制服法：将上药共研为细粉，水泛为丸，每次服 3～6g，1 日 3 次。开水送下。

方义：本方中用重楼、山豆根、野菊花，解毒清热；全蝎、露蜂房、白花蛇舌草，泻火消肿；薏苡仁、猪苓，利水燥湿。诸味药配伍，有清热解毒，消炎消肿，软坚化瘀，泻火利湿，健脾利水，通便消肿之效。

2. 重苓汤

重　楼 10g　山豆根 10g　全　蝎 10g　露蜂房 10g　薏苡仁 30g

猪　苓 60g　野菊花 30g　白花蛇舌草 30g

煎服法：同佛香汤。

方义：同重苓丸。

（八）痰凝

证见颈项瘰疬包块，颈项酸痛，头痛胸闷，痰液黏稠难咳，痰涎壅盛，舌苔白腻。脉滑。此属痰凝。治宜消肿化痰，软坚散结。用海铃丸，或用海铃汤加减煎服。

1. 海铃丸

海　藻 150g　昆　布 150g　重　楼 100g　天南星 150g

杏　仁 150g　瓦楞子 300g　蛇　蜕 100g　马兜铃 120g

制服法：将上药共研为细粉，水泛为丸，每次服 3～10g，1 日 3 次。开水送下。

方义：本方以海藻、昆布、瓦楞子，软坚散结；天南星、杏仁、马兜铃，燥湿化痰；重楼、蛇蜕，解毒消肿。诸味药配伍，有软坚散结，活血化瘀，解毒消肿，燥湿化痰，定喘止咳之功效。

2. 海铃汤

海　藻 15g　　昆　布 15g　　重　楼 10g　　天南星 15g　　杏　仁 15g
瓦楞子 30g　　蛇　蜕 10g　　马兜铃 12g

煎服法：同佛香汤。

方义：同海铃丸。

（九）湿聚

证见胸闷腹胀，食欲不振，呕吐恶心，口黏腻，四肢沉重、足肿。大便溏，小便短少。舌苔厚腻。脉濡缓。此属湿聚。治宜化湿健脾，利水消肿。用兰香丸，或用兰香汤加减煎服。

1. 兰香丸

苍　术 120g　　川厚朴 100g　　枳　壳 120g　　薏苡仁 300g　　猪　苓 600g
藿　香 100g　　佩兰叶 300g　　清半夏 150g　　生甘草 30g

制服法：将上药共研为细粉，水泛为丸，每次服 3～10g，1 日 3 次。开水送下。

方义：本方用苍术、川厚朴、薏苡仁，健脾和胃；清半夏、藿香、佩兰叶，化湿降逆；猪苓、枳壳、生甘草，利水消肿，帮助消化。9 味药合一起，有健脾利水，消肿化湿，降逆镇冲之功效。

2. 兰香汤

苍　术 12g　　川厚朴 10g　　枳　壳 12g　　薏苡仁 30g　　猪　苓 60g
藿　香 10g　　佩兰叶 30g　　清半夏 15g　　生甘草 3g

煎服法：同佛香汤。

方义：同兰香丸。

第六节 ▏煎服中药的方法

用中药汤剂治病，尤其是治疗癌瘤，煎煮方法是很重要的环节。要取得较好的疗效，就必须重视药材的煎煮方法。在过去，历代医家都很讲究中药的煎煮方法。药房（或中药店）一般将每一味中药单独包装，并在包装纸上注有主治、功能。医生根据需要，采取先煎、后下、包煎、另煎、烊化兑入、溶化、冲服，以及1剂药加水3碗，煎至1碗，分2次服；或1剂药，加水2碗，煎至1碗，分早、晚服下等。在处方上写清医嘱。但目前，由于用中药人数逐渐增多，而药房（或药店）工作人员相对较少，需要冲服、烊化、包煎的药材，或由于价格较贵，处方用量较少，使用机会不多，尚可做到另包；而其他的药材，由于临床用量较大，使用机会较多，就不能做到另包。因此，这就不能做到先煎、后下等要求；而是1剂药装1大袋，或1大包，这样按常规方法煎煮，就不容易保证汤剂的疗效。

我在多年治癌瘤的临床中，采取的煎煮方法是：1剂药煎两遍。煎煮时，沸前用武火（大火），沸后用文火（小火）。煎煮时间，以药液沸腾后记。煎煮前，要将药材加凉水浸泡一段时间，以利于药材中有效成分溶出，以质地轻松的花、叶、茎为主的药材，可浸泡25分钟；以质地坚实的根、根茎、种子、果实等为主的药材，可浸泡50分钟，加水量是：头煎加水至超过药材表面2～3cm。头煎煮沸20～25分钟（解表药，可只煮沸10～15分钟），二煎煮沸40～50分钟（解表药可煮沸10分钟）。将两次煎出的药液，合并一起，分成2份，早、晚两次服下。特殊情况，可1剂1次服下，也可多次服下。对食管癌、胃癌或其他癌瘤吞咽困难的病人，可以分次慢慢吞咽，或一口一口地徐徐服下。但仍必需每日服药1剂。

这样，可以使含挥发性成分及久煎煮易使有效成分分解破坏的薄荷、佩兰、紫苏、藿香、桂枝、砂仁、细辛、檀香、钩藤、杏仁、大黄、番泻叶等，在头煎中，短时间内煎出有效成分而免遭损耗、分解、破坏；二煎时，时间较多，可保证质地坚硬的矿石类、贝壳类、角甲类，如石膏、磁石、龙骨、牡蛎、龟甲、鳖甲、水牛角等，有足够的时间使其有效成分溶出，而保证其汤剂的疗效。还可使有毒药物，如川乌、草乌、附子、商陆等毒性降低或消除，而保证临床用药安全。

这样煎服，既能减轻药房工作人员的工作量，也可减少煎药人的麻烦，并可达到配伍处方的应有效用。

第七节 ▎癌瘤病人放疗或化疗反应的治疗

癌瘤病人在放疗或化疗后，遭受癌毒素损伤精气，或受物理射线或化学药物毒性产生生物效应等毒热因子袭击，引起阴伤内热，津液不足，需要积极治疗。

1. 地杖汤

证见疲倦无力，口咽干燥，舌质红，脉细数。此毒热伤阴，耗伤津液。治宜养阴滋液，清热解毒。用地杖汤加减煎服。并服平消片，或参楼散，或补金丸。

地杖汤：

| 元 参 30g | 生地黄 30g | 花 粉 30g | 重 楼 10g | 虎 杖 10g |
| 山豆根 10g | 黄 精 30g | 金银花 30g | 生甘草 3g | 料姜石 60g |

服法：一剂煎两遍，合在一起。分2次服。

方义：本方用生地黄、黄精、元参、花粉，养阴滋液；用山豆根、重楼、虎杖、金银花，清热解毒；用生甘草、料姜石，调和脾胃，降逆镇冲。综合配伍，有清热解毒，调和脾胃，滋液润燥，养阴凉血，降逆镇冲，消炎消肿之功效。

2. 杞茶汤

放疗或化疗后，毒热伤阴，肝阴不足，白细胞减少，血小板减少等血象下降。证见疲倦无力，头晕目眩，口咽干燥，腰酸腿软。舌质红，少苔。脉弦细。此肝肾损伤，耗伤气血。治宜补肝肾，养气血，健脾开胃。用杞茶汤加减煎服。并服平消片或补金丸。

杞茶汤：

紫阳茶 10g	枸杞子 30g	菟丝子 10g	怀山药 30g	红人参 10g
补骨脂 30g	桑椹子 30g	当 归 15g	料姜石 60g	生黄芪 60g
东山楂 30g	鸡血藤 30g			

煎服法：一剂煎两遍，合在一起。分2次服。

方义：此方用紫阳茶、枸杞子、补骨脂、菟丝子、桑椹子，滋补肝肾，壮腰养血；生黄芪、红人参，补气益血；当归、鸡血藤，活血祛瘀；东山楂、怀山药、料姜石，开胃健脾，降逆镇冲。诸药配伍，能滋补肝肾，补气益血，降逆镇冲，活血养血，开胃健脾，消除造血障碍，提高白细胞和血小板，增强机体免疫功能。

3. 莲参汤

放疗或化疗后，证见腹胀肋痛，胸闷气短，鼻出血，腿软无力。舌白苔。脉沉。此肝肾阴虚，营血不足，胸阳不振。治宜补益肝肾，滋阴补血，平肝和胃。用莲参汤加减煎服。并用补金丸，或参楼散，或重参丸。

莲参汤：

生黄芪 60g　　红人参 10g　　瓜　蒌 15g　　旱莲草 30g　　清半夏 15g
薤　白 15g　　生地黄 30g　　女贞子 30g　　东山楂 30g　　茜　草 15g
菟丝子 10g　　料姜石 60g

煎服法：一剂药煎两遍，合在一起。分 2 次服。

方义：方用生黄芪、红人参，补气益血；瓜蒌、清半夏、薤白，通阳和胃；旱莲草、女贞子、菟丝子，补肾益肝，滋阴强腰；生地黄、茜草，活血、养血、止血；东山楂、料姜石，开胃软坚，降逆镇冲。诸药配伍，有滋阴补血，补肾益肝，开胃健脾，降逆镇冲，活血养血，凉血止血之功效。

4. 参甲汤

放疗、化疗后，证见腹痛、腹泻，头晕眼花，身体衰弱，不能起床，恶寒发热，大便带血。舌尖红。脉沉细数。此阴虚内热，肝肾不足，气血双亏，治宜益肝，补肾，补气养血，滋阴清热。用参甲汤加减煎服。并用重参丸，或补金丸，或参楼散。

参甲汤：

生黄芪 60g　　红人参 10g　　枸杞子 30g　　野菊花 30g　　大青叶 30g
焦山楂 30g　　地骨皮 30g　　杭白芍 20g　　当　归 15g　　鳖　甲 30g
苦　参 60g　　地　榆 30g

煎服法：一剂药煎两遍，合在一起。分 2 次服。

方义：方中生黄芪、红人参，补气益血；枸杞子、苦参，燥湿健脾，补肾强腰；当归、地榆，止血养血；野菊花、地骨皮，清热补虚，解毒消炎，活血化瘀；鳖甲、杭白芍、焦山楂，滋阴软坚，开胃醒脾，养阴退热。综合一起，有补气活血，清热解毒，养阴退热，燥湿健脾，养血止血，滋阴补肾，益肝开胃，增强免疫之功效。

5. 地柏汤

病人在放疗、化疗后，证见尿频尿急，尿后疼痛，肉眼可见血尿，血块堵塞尿道，用力才能排出，面色苍白，口渴。舌质红，少苔。脉沉滑。此阴虚火旺，血热妄行。治宜养阴止血，清热泻火，止痛利尿，用地柏汤加减煎服，并用平消片或参楼散。

地柏汤：

生地黄 30g　　藕　节 50g　　小　蓟 30g　　瞿　麦 15g　　川　断 10g
知　母 10g　　黄　柏 10g　　血余炭 15g　　怀山药 30g　　料姜石 60g

煎服法：一剂药煎两遍，合在一起。分2次服。

方义：方内生地黄、藕节、血余炭、小蓟，养阴止血；瞿麦、川断，止痛利尿；知母、黄柏，清热泻火；怀山药、料姜石，健脾和胃。诸药配合，有养阴止血，清热泻火，消炎利尿，活血止痛之功效。

6. 齿槐汤

病人在放疗、化疗后，证见大便带血，腰酸下坠，便血日十余次，脱肛。舌苔黄腻。脉弦滑。此大肠积热，灼烁阴液。治宜清热解毒，敛阴止血。用齿槐汤加减煎服，并用平消片或参楼散，或补金丸。

齿槐汤：

马齿苋 30g　　炒槐角 30g　　血余炭 15g　　焦地榆 30g　　赤石脂 30g

乌　梅 10g　　秦　皮 10g　　升　麻 6g

煎服法：一剂药煎两遍，合在一起。分2次服。

方义：方中焦地榆、炒槐角，敛阴养血；马齿苋、秦皮、乌梅，清热解毒，除湿消炎；血余炭、升麻、赤石脂，止血止泻。各药配伍，有清热解毒，敛阴止血，燥湿止泻，养血固脱之功效。

7. 百薤汤

病人在放疗后，证见干咳少痰，胸闷胸痛，心悸气短，口干咽燥。舌少苔。脉弦沉。此是放射引起阴虚肺热，气滞血瘀，胸阳不振。治宜养阴清热，理气化痰。用百薤汤加减煎服，并用平消片，或参石丸，或补金丸。

百薤汤：

北沙参 30g　　麦门冬 30g　　五味子 15g　　天门冬 30g　　清半夏 15g

鱼腥草 30g　　瓜　蒌 15g　　百　部 12g　　薤　白 15g　　百　合 30g

丹　参 30g

煎服法：一剂煎两遍，合在一起。分2次服。

方义：方内北沙参、麦门冬、天门冬、鱼腥草，养阴清热；瓜蒌、薤白、清半夏，理气止痛，通阳祛痰；五味子、百合、百部、丹参，有理气止痛，润肺止咳，益气通阳，养阴活血，清热化痰之功效。

8. 杞生汤

病人在放疗后，证见四肢麻木，上半身较重，在颈部活动时，麻木难忍，有时如触电一般，软弱无力，舌胖口干。舌质红，舌苔少。脉沉弦滑。此肝肾两虚，脉络不和（放射性脊髓炎）。治宜滋养肝肾，调和经络。用杞生汤加减煎服，并用平消片，或参楼丸。

杞生汤：

生黄芪 60g　　枸杞子 30g　　鸡血藤 30g　　桑寄生 15g　　女贞子 30g

木　瓜 12g　　黄　精 30g　　当　归 15g　　丝瓜络 10g　　旱莲草 30g

菟丝子 10g

煎服法：一剂煎两遍，合在一起，分 2 次服。

方义：本方用桑寄生、黄精、枸杞子、菟丝子，益肝补肾，扶助正气；木瓜、鸡血藤、丝瓜络，活血通络，益肝强筋；生黄芪，补气扶正；当归、女贞子、旱莲草，养血滋阴。上药配伍，能通络活血，养肝补肾，调和经络，养阴除烦，增强免疫功能。

第八节 ▎静默意念

在论治过程中，除了按照上述的治则用药外，均可同时用静默意念的方法配合治疗（不分证候，不分病位、性质）。中医学认为，喜则伤心，怒则伤肝，思则伤脾，恐则伤肾，悲则伤肺。喜、怒、思、恐、悲的感情变化，偏激的刺激，贪得无厌的物欲追逐，表现为过度的喜、怒、思、恐、悲等不良的信息，扰乱机体的平衡和谐，导致气滞血瘀，脏腑功能失调等病变，发生各种疾病。通过静默意念可涤除杂念，净化心灵，调理内在气机，使之平衡有序，柔顺和谐。

静默意念开始时，宜首先安静下来，排除杂念，双眼微闭，淡淡地内视呼吸起伏，注意口鼻呼吸在内的整个人体生化活动及整个精神状态，神志意念，形神相交，不即不离，渐渐进入最佳状态，自然起到调理自身势能，达到和谐有序，来改善病人精神状态，增强免疫，淡化并勇于面对创伤性记忆，将个人生活中沮丧的事情全部忘掉，克服消极情绪和悲观思想，树立乐观主义，加强免疫能力。专心意想个人的疾苦是个恶魔，而自己的体内有雄壮的自卫能力，体内的白细胞十分骁勇，不断地向恶魔进攻，不断地将恶魔消灭。鼓励病人增强与疾病作斗争的信心和勇气，充分调动机体免疫系统的防御能力，提高机体免疫细胞的数量，并改掉自己性格中的不良成分，调整好个人的心理状态，创造和谐的生活环境，加强必胜的痊愈信念来配合治疗。

还可以安静情绪，排除杂念，端坐椅上，头颈放松，面向前方，腰部自然挺直，两腿靠拢，大腿与地面平行，大腿与小腿呈直角，两手的四指合拢，交叠，轻放腿上，掌心向上，左手放在上，右手放在下，左右手拇指相抵，用 2 分钟的时间调节呼吸，即两眼自然轻微闭合，开始调节，包括腹式呼吸与静数呼吸，腹式呼吸时，要缓缓吸气鼓腹，然后缓缓呼气，使腹部恢复正常。这样反复调节，使呼吸次数慢慢地从每分钟 9～10 次，逐步下降至 5～6 次。在腹式呼吸的同时，辅以静数呼吸，即在呼气时默念 1、2、3、4、5……达到心理与生理的统一。继之，将双手提起，轻轻地放在胸前，仍保持腹式呼吸，动作要更进一步轻缓，心中默念个人的病，一定能够痊愈。要坚决相信自己的体内有雄壮的自卫能力，不断地向恶魔进攻，不断地将恶魔消灭，不断地恢复健康……这样，有条不紊地缓缓默诵，反复进行约 1 分钟后，慢慢地睁开双眼，每天进行 2～3 次，来配合治疗。

第二章 ｜ 癌瘤常见症状的辨证施治

癌瘤的治疗，也和其他疾病一样。首先是根据某种癌瘤过程矛盾的特殊性及其本质，规定出解决这一矛盾的原则，并采取解决这一矛盾的措施，即按照不同部位的癌瘤，不同类型的症状，辨证用药，可收到较好的效果。对于不同部位、不同性质的癌瘤，出现同一症状的，根据中医治疗原则辨证施治。

第一节 ｜ 发热

癌瘤出现发热，是常见的症状之一。特别是白血病、恶性淋巴瘤、骨髓瘤、肺癌、肝癌、结肠癌、直肠癌、肾癌、膀胱癌等，常伴有发热症状。在一般没有并发症，也没有进行性急剧坏死的癌瘤出现的发热，多是低热。所以，对于长期有低热、进行性消瘦、贫血的病人，要警惕癌瘤的发生。当癌瘤生长迅速，癌组织崩溃坏死，癌组织堵塞器官腔道，或有合并感染时，就会出现中等以上的发热。有的发热时高时低，有的高热持续不退；有的先发冷寒战，继之发热。癌瘤的发热，多属里证，多为正虚邪实。因病津液大伤，瘀毒蕴结，邪郁发热。对于癌瘤发热，要注意瘀热、湿热、阴虚、阳虚、气虚与血虚等。

一、瘀血热

癌瘤病，证见发热，面色青紫，局部刺痛，便秘。

舌象：舌紫有瘀斑，舌苔白。

脉象：脉弦，或脉涩。

证属：瘀血。

治则：治宜活血化瘀，退热解毒。

方药：可用桃丹银翘汤加减，或麻翘石膏汤加减。

（1）桃丹银翘汤

桃　仁 12g　　丹　参 60g　　红　花 10g　　连　翘 30g　　仙鹤草 60g

金银花 30g　　鸡血藤 30g　　生甘草 3g　　重　楼 10g

煎服法：一剂药煎两遍，合在一起，分 2 次服。

方义：方中用桃仁、红花、丹参，活血化瘀，软坚润便；仙鹤草、鸡血藤，滋阴强心，破积通血脉；重楼、连翘、金银花、生甘草，退热解毒，消炎止痛。各药综合一起，有软坚化瘀，退热解毒，滋阴强心，消炎止痛，通血脉之功效，用于癌瘤发热，面青，局部疼痛之时。

（2）麻翘石膏汤加减

麻　黄 6g　　生石膏 20g　　大贝母 20g　　金银花 20g　　连　翘 20g

丹　参 60g　　仙鹤草 60g

煎服法：一剂药煎两遍，合在一起，加入白糖、蜂蜜各 30g。分 2 次服。

方义：本方以麻黄解表邪；石膏清里热；大贝母宣降肺气；连翘、金银花，清热解毒；丹参、仙鹤草，软坚化瘀，活血强心；蜂蜜、白糖，滋润缓下。各药综合，有通阳泄热，双解表里，活血化瘀之功效。用于癌瘤发热、便秘、面色青紫。

二、湿热

癌瘤疾病，证见发热忽高忽低，头痛自汗，心烦胸闷，恶心，浮肿。

舌象：舌苔黄腻。

脉象：脉滑数。

证属：湿热。

治则：治宜燥湿理脾，软坚化瘀，清化解热。

方药：可用蔻苓汤加减。

蔻　仁 10g　　藿　香 12g　　柴　胡 12g　　薏苡仁 30g　　杏　仁 15g

龙　葵 15g　　苍　术 12g　　竹　茹 10g　　大青叶 30g　　土茯苓 30g

仙鹤草 60g

煎服法：一剂药煎两遍，合在一起。分 2 次服。

方义：方内以杏仁、藿香、蔻仁、竹茹，降逆和胃；苍术，土茯苓、薏苡仁，燥湿理脾；柴胡、仙鹤草、大青叶、龙葵，清热解毒，软坚化瘀。各药合在一起，有降逆和胃，清化退热，消肿除烦，清热解毒，强心利水之功效。用于癌瘤出现头痛，心烦，胸闷，恶心，浮肿，并发热时高时低之时。

三、毒火热

癌瘤病，证见发热发冷，头痛，周身燔热，大便干，小便黄，局部肿痛。

舌象：舌绛，苔黄。

脉象：脉洪。

证属：毒火。

治则：治宜解毒降火，通便消肿。

方药：可用丁翘汤加减。

紫花地丁 30g　　连　翘 30g　　重　楼 10g　　金银花 30g　　黄　芩 10g

大　黄 10g　　野菊花 30g　　土茯苓 30g　　赤　芍 20g　　生甘草 3g

煎服法：一剂药煎两遍，合在一起。分 2 次服。

方义：方内以紫花地丁、连翘、金银花、重楼、野菊花，清热解毒；大黄、黄芩、土茯苓、生甘草、赤芍，通便泻火，消炎，消肿。各药综合一起，有通便泻火，清热解毒，消炎，消肿，止痛之功效。用于癌瘤发冷发热，头痛，烦热，大便干秘，小便黄赤之时。

四、营血热

癌瘤病，证见持续高热，心烦躁动，斑疹出血。

舌象：舌绛尖红。

脉象：脉弦数。

证属：热入营血。

治则：治宜清营解热，凉血除烦，活血止血，软坚化瘀。

方药：可用地草汤加减。

生地黄 30g　　牡丹皮 12g　　黄药子 12g　　黑玄参 15g　　赤芍药 15g

紫草根 15g　　鱼腥草 30g　　仙鹤草 30g　　水牛角 20g

煎服法：一剂药煎两遍，兑在一起。分 2 次服。

方义：本方用生地黄、玄参、丹皮、赤芍药，凉血止血，除烦清营；紫草根、鱼腥草、仙鹤草、黄药子、水牛角，活血化瘀，滋阴强心，清热解毒。各药相合，能清营凉血，退热除烦。用于癌瘤病高热斑疹之时。

五、心包热

癌瘤病，证见高热神昏，循衣摸床，躁狂昏迷。

舌象：舌绛。

脉象：脉细数。

证属：心包热。

治则：治宜清热安宫，豁痰开窍，解毒软坚。

方药：可用茶胆汤。

野牛角 20g　　蜂　房 10g　　僵　蚕 10g　　全　蝎 10g

生石膏 60g　　知　母 10g　　大青叶 30g　　绿茶叶 10g

胆汁（猪、羊、牛胆，均可用）3g

煎服法：一剂药煎两遍（除胆汁），合在一起，兑入胆汁。分 2 次服。

方义：方中以牛角、胆汁，豁痰定惊，开窍清心；生石膏、知母、大青叶、绿茶叶，清热解毒，强心利水；蜂房、全蝎、僵蚕，解痉散结。各药综合起来，有安宫退热，豁痰开窍，清热解毒之功效。

六、阴虚热

癌瘤病，证见蒸蒸发热，热自肌骨，盗汗，消瘦，五心烦热。

舌象：舌光，无苔。

脉象：脉沉细。

证属：阴虚。

治则：治宜滋阴软坚，除蒸退热。

方药：可用青蒿鳖甲汤加减。

鳖　甲 20g　　银柴胡 20g　　知　母 12g　　地骨皮 30g　　青　蒿 15g

生地黄 30g　　玄　参 30g　　生甘草 3g

煎服法：一剂药煎两遍，合在一起。分 2 次服。

方义：方中用鳖甲、银柴胡、生地黄、玄参，滋阴软坚；知母、地骨皮、青蒿、生甘草，退热除蒸。各药合在一起，有滋阴软坚，凉血活血，退热除蒸之功效。用于各种癌瘤，出现骨蒸发热，盗汗自汗，形瘦烦热之时。

第二节 ▍ 咳嗽

咳嗽在癌瘤病人中，也是较为常见的一个症状。引起咳嗽的原因，一般多是内伤。如癌瘤导致脾虚生痰；痰浊犯肺；或火邪犯肺；或肝郁化火；或肺虚宣降失司，气机阻滞；或癌瘤本身位于呼吸系统，形成异物刺激。喉癌或肺癌的咳嗽多是干咳。在癌瘤压迫，或牵引呼吸道时，常出现咳嗽。

在呼吸系统的癌瘤合并感染，气管黏膜充血或水肿，或分泌物增加等，均可引起咳嗽。如果伴有癌破溃，还会有血痰。

在呼吸系统以外的癌瘤合并肺部感染，也会发生咳嗽。

放疗量过大，可引起放射性肺炎与肺纤维化的发生。或使用化疗药物，如博来霉素、马利兰等，也可使肺纤维化。这些病变，均可引起咳嗽，特别是干咳。

膈下癌瘤，或腹腔癌变刺激横膈等，都可引起咳嗽。在临证过程中，咳嗽多伴有发热、胸痛、咯血等症状，应多加注意。

一、痰热咳

癌瘤病，证见咳嗽痰多，胸闷发热。

舌象：舌苔黄厚。

脉象：脉滑。

证属：痰热。

治则：治宜润肺清热，豁痰止咳。

方药：可用杏铃汤加减。

杏　仁15g　　马兜铃10g　　清半夏15g　　瓜　蒌30g　　葶苈子10g
鱼腥草30g　　百　部12g　　木　瓜12g　　大　蒜20瓣　　生甘草3g
大　枣6枚

煎服法：一剂药煎两遍，合在一起。分2次服。

方义：此方用杏仁、马兜铃、清半夏、瓜蒌，宣肺祛痰；葶苈子、鱼腥草，降气清热；百部、木瓜、大蒜，润肺止咳；生甘草、大枣，健脾理中。诸药相伍，有宣肺降逆，镇咳豁痰，润肺清热，消炎解毒之功效。用于各种癌瘤胸闷，痰多，咳嗽之时。

二、肺燥咳

癌瘤病，证见咳嗽，咳痰带血，胸部闷疼、燥热，口渴咽干。

舌象：舌燥红。

脉象：脉弦。

证属：肺燥。

治则：治宜清燥救肺。

方药：可用清燥救肺汤加减（喻嘉言方）。

北沙参 20g　　生石膏 30g　　麦门冬 15g　　杏　仁 15g　　阿　胶 20g
霜桑叶 10g　　仙鹤草 30g　　白茅根 30g　　生甘草 3g　　枇杷叶 10g

煎服法：一剂药煎两遍，合在一起。分 2 次服。

三、肺热咳

癌瘤病，证见咳嗽无痰，或少痰，盗汗，低热，咽疼，气憋。

舌象：舌红。

脉象：脉细数。

证属：肺热。

治则：治宜养阴清肺，消炎润燥。

方药：可用沙芦汤加减。

沙　参 30g　　麦门冬 20g　　重　楼 10g　　玉　竹 30g　　鲜芦根 30g
银柴胡 12g　　石　斛 15g　　青　蒿 15g

煎服法：一剂药煎两遍，合在一起。分 2 次服。

方义：方中用沙参、麦门冬、玉竹，养阴润燥；重楼、芦根、银柴胡、石斛、青蒿，清热消炎。各药配在一起，有滋阴润燥，清热解毒，消炎清肺，利气止咳之功效。

四、肺脾两虚咳

癌瘤病，证见咳嗽气短，肢冷便溏，疲倦，浮肿。

舌象：舌苔白腻。

脉象：脉濡。

证属：肺脾两虚。

治则：治宜健脾益肺。

方药：可用蒜瓜楂榴汤加减。

大　蒜 20 瓣　　木　瓜 12g　　百　部 12g　　白扁豆 20g　　陈　皮 10g

山　药 30g　　薏苡仁 30g　　焦山楂 30g　　石榴皮 15g　　生甘草 3g

煎服法：一剂药煎两遍，合在一起。分 2 次服。

方义：本方以大蒜、木瓜、百部，益肺疏肝，止咳下气；以白扁豆、陈皮、山药、薏苡仁，健胃和脾；焦山楂、石榴皮、生甘草，和中健运、止泻利水。各药配伍，有益肺止咳，健脾补肺、疏肝解郁，帮助消化，止泻之功效。

五、肾不纳气咳

癌瘤病，证见咳嗽，气喘，稍有活动，喘息即作，腰酸遗尿。

舌象：舌苔黑。

脉象：脉沉，尺弱。

证属：肾不纳气。

治则：治宜补肾纳气，止咳定喘。

方药；可用百龙汤加减。

天门冬 20g　　太子参 20g　　苏地龙 12g　　仙灵脾 10g　　苦杏仁 12g

细　辛 3g　　枸杞子 20g　　熟地黄 30g　　百　合 30g　　五味子 10g

瓜　蒌 30g

煎服法：一剂药煎两遍，合在一起。分 2 次服。

方义：方内用仙灵脾、枸杞子、五味子、熟地黄，补肾纳气；百合、瓜蒌，健脾补肺；天门冬、太子参、地龙、细辛、杏仁，通络定喘，宣肺止咳。各药合在一起，能补肾纳气，止咳定喘，宣肺通络。用于癌瘤病咳嗽气喘，腰酸腿疼，遗尿及四肢无力。

第三节 ┃ 呼吸困难

位于呼吸系统的癌瘤，常出现呼吸困难的症状。这是由于肺内癌瘤发展到一定程度，引起支气管痉挛，或阻塞，或肺内感染，或胸水等的结果。

纵隔癌瘤压迫肺部，或侵犯肺部及支气管的时候，可发生咳嗽、气短、胸闷、胸疼、呼吸困难。当癌瘤压迫或侵犯胸膈时，也可发生呼吸困难。

在肝癌晚期，由于癌瘤或腹水压迫，或癌瘤直接侵犯膈肌，或癌瘤转移到肺部，或胸膜转移，或渗出性积液压迫肺脏等，都能引起呼吸困难，并坐卧困难。

在食管癌瘤，或肺癌瘤，经放疗、化疗，致肺纤维化，使肺的功能减弱时，同样会出现呼吸困难。

一、肺失肃降

癌瘤病，证见呼吸困难，恶寒发热，咳嗽咽痛，鼻塞，胸满胸痛。

舌象：舌苔薄白。

脉象：脉滑。

证属：肺失肃降。

治则：治宜开肺降气。

方药：用苏子降气汤加减。

苏　子 12g　　清半夏 12g　　全当归 15g　　麻　黄 6g　　杏　仁 12g
北沙参 30g　　桑白皮 10g　　麦门冬 20g　　瓜　蒌 30g　　生石膏 20g
苍耳子 12g　　生甘草 3g

煎服法：一剂药煎两遍，合在一起。分 2 次服。

二、脾虚痰湿

癌瘤病，证见呼吸困难，痰多，胸闷，呕恶，背寒，无力。

舌象：舌厚苔。

脉象：脉滑数。

证属：脾虚痰湿。

治则：治宜健脾温中，化痰理气。

方药：可用参杏夏术汤加减。

红人参 10g　　云茯苓 15g　　白　术 30g　　桂　枝 10g　　北细辛 3g
清半夏 15g　　五味子 10g　　麻　黄 6g　　杏　仁 15g　　生甘草 5g

煎服法：一剂药煎两遍，合在一起。分 2 次服。

方义：本方用红人参、白术、茯苓、生甘草，补气健脾；桂枝、细辛、清半夏，通阳理气；五味子、杏仁、麻黄，降逆解表。各药相伍，有理气化痰，通阳解表，补气温中，健脾和胃，除湿祛痰，扶正祛邪之功效。

三、肾虚气逆

癌瘤病，症见呼吸困难，喘息难卧，腰腿酸软，稍有活动，即汗出气短，疲倦。

舌象：舌红。

脉象：脉数，或脉数无力。

证属：肾虚气逆。

治则：治宜益肾固金。

方药：可用加减肾气汤。

| 肉　桂 6g | 制附子 6g | 山　药 12g | 山萸肉 12g | 熟地黄 24g |
| 粉丹皮 9g | 云茯苓 9g | 百　合 30g | 川贝母 10g | 淫羊藿 12g |

煎服法：一剂药，用开水煎两遍，合在一起。分 2 次服。

第四节 | 鼻堵塞

鼻堵塞为鼻腔癌瘤早期症状之一。随着癌瘤的不断扩展增大，到后期常出现持续性双侧鼻堵塞症状，并且多伴有鼻衄与恶臭的分泌物。

在上颌窦癌瘤初期，出现一侧鼻堵塞等症状。

鼻咽癌开始，多是一侧鼻堵塞，随着癌瘤增长，进行性加重，可出现双侧鼻堵塞症状。

当鼻腔完全堵塞时，能引起呼吸道黏膜炎症，或癌瘤坏死，从鼻咽内流出腐败气味的分泌物。癌瘤晚期，鼻堵塞严重，常有不易制止的大出血等症状。

一、瘀结

癌瘤病，证见息肉鼻塞，经常流出恶臭涕，息肉质硬，或息肉开花。

舌象：舌白苔。

脉象：脉弦。

证属：瘀结。

治则：治宜散瘀透塞，清热解毒。

方药：可用苍辛丹杏汤加减。

苍耳子12g　　辛夷花12g　　肥知母10g　　杏　仁15g　　黄　芩12g

枇杷叶10g　　升　麻3g　　马兜铃12g　　丹　参60g　　粉丹皮12g

夏枯草30g　　仙鹤草50g

煎服法：一剂药煎两遍，合在一起。分2次服。

方义：本方用苍耳子、辛夷，通透鼻塞，消炎除风；知母、黄芩、丹皮、杏仁、枇杷叶、马兜铃，清热解毒，宣降逆气；丹参、升麻、夏枯草、仙鹤草，活血化瘀，软坚散结。各味药合在一起，有通透鼻咽，除风消炎，清热解毒，软坚散结，止血止痛，活血化瘀，去塞除臭之力。用于癌瘤息肉，均能收效。

二、衄塞

癌瘤病，证见衄血鼻塞，头晕目眩，头胀烦躁。

舌象：舌紫。

脉象：脉数。

证属：衄塞。

治则：治宜清热凉血。

方药：可用菊柏汤加减。

野菊花30g　　生地黄30g　　赤芍药15g　　粉丹皮12g　　黄　芩12g

山慈菇30g　　侧柏叶30g　　赤茯苓15g　　小　蓟20g　　藕　节30g

白茅根30g

煎服法：一剂药煎两遍，合在一起。分2次服。

方义：本方用生地黄、侧柏叶、小蓟、藕节、白茅根，凉血止血，滋润软坚；赤芍药、粉丹皮、赤茯苓，活血化瘀；山慈菇、黄芩、野菊花，柔肝息风，清热除烦，解毒通塞。诸药综合一起，有柔肝息风，凉血止血，滋润软坚，消胀除烦，清热解毒，活血化瘀，通塞消炎之功效。

三、热毒

癌瘤病，证见浊涕鼻塞，经常流出青黄浊涕，气多腥臭，头疼低热。

舌象：舌苔黄腻。

脉象：脉沉，或沉数。

证属：热毒。

治则：治宜清热解毒，化溃透塞。

方药：可用苍耳汤加减。

苍耳子 12g　　辛夷花 12g　　香白芷 10g　　粉丹皮 12g　　夏枯草 30g

黄药子 15g　　野菊花 30g　　赤芍药 15g　　重　楼 10g

煎服法：一剂药煎两遍，合在一起。分 2 次服。

方义：本方以苍耳子、辛夷，通透鼻咽，消炎除风；白芷、赤芍药，止痛除臭；粉丹皮、夏枯草、黄药子、野菊花、重楼，清热解毒，软坚化瘀，消炎消肿。各味药配合在一起，有清热解毒、软坚化瘀，活血止痛，消炎消肿，化溃除臭，通透鼻咽之功效。

第五节 ┃ 声音嘶哑

声音嘶哑，主要由声带及喉的损伤引起。喉部癌瘤侵犯声带，导致声带肥厚或麻痹，或甲状腺癌瘤手术损伤，或声带息肉，或乳头状瘤，或纤维瘤等，均可出现声音嘶哑。在晚期肺癌、食管癌及纵隔癌瘤晚期，都可出现声音嘶哑。癌瘤进行大量放疗，也可出现声音嘶哑等症状。

一、风寒

癌瘤病，证见突然发作，声音嘶哑，恶风恶寒，咽喉发紫。

舌象：舌苔白。

脉象：脉浮紧。

证属：风寒。

治则：治宜疏风解表，散寒降逆，温肺利膈。

方药：可用麻朴汤加减。

麻　黄 6g　　杏　仁 15g　　生甘草 3g　　桔　梗 10g　　枳　壳 12g

川厚朴 10g　　清半夏 10g

煎服法：一剂药煎两遍，合在一起。分 2 次服。

方义：本方用麻黄、杏仁、生甘草、清半夏，解毒散寒，疏风温肺；桔梗、枳壳、川厚朴，利膈和中。诸药相伍，有疏风解表，温肺散寒，和中利膈，降逆畅咽之功效。

二、寒兼火

癌瘤病，证见声哑咳嗽，发热胸痛，咽喉干痛。

舌象：舌苔黄。

脉象：脉弦数。

证属：有寒兼火。

治则：治宜清肺利咽。

方药：可用加减麻杏石甘汤（《伤寒论》方）。

麻　黄 6g　　生石膏 20g　　苦杏仁 15g　　天花粉 15g

桔　梗 10g　　生甘草 3g

煎服法：一剂药煎两遍，合在一起。分 2 次服。

三、气阴两虚

癌瘤，证见声音嘶哑，气短，气喘，语言低微，多汗，口干。

舌象：舌红，少苔。

脉象：脉沉细。

证属：气阴两虚。

治则：治宜补虚益气，润燥清音。

方药：可用冬参汤。

人　参 10g　　云茯苓 15g　　全当归 15g　　生地黄 30g

麦门冬 20g　　天门冬 20g　　诃子肉 12g　　阿　胶（烊化）15g

梨　汁 30ml

煎服法：一剂药煎两遍，合在一起，入阿胶烊化，加梨汁。分 2 次服。

方义：本方用人参、茯苓，益气生津；当归、生地黄、麦门冬、天门冬、梨汁，滋阴润肺，强肾固金以定喘；阿胶、诃子肉，止血润燥，清音敛汗。各药综合一起，能补虚益气，滋阴润肺，清音敛汗，生津止渴，强肾固金并定喘。

四、肺虚有热

癌瘤，证见声音嘶哑，低热，盗汗，咽干口燥，五心烦热。

舌象：舌红，苔黄。

脉象：脉沉数。

证属：肺虚有热。

治则：治宜补肺滋阴，益气清热。

方药：可用鱼芦汤。

生地黄 30g　麦门冬 20g　桑白皮 10g　杏　仁 15g　阿　胶 15g

知　母 12g　北沙参 30g　芦　根 30g　鱼腥草 30g

煎服法：一剂药煎两遍，合在一起。分 2 次服。

方义：本方以生地黄、桑白皮、麦门冬、杏仁，滋肺补阴，润燥清咽，降逆除烦；阿胶、北沙参、知母、芦根、鱼腥草，补虚清热，滋肾益气。各药配伍，有补肺滋阴，降逆除烦，益气清热，清咽润燥，益音强壮之功效。

第六节 ┃ 疼痛

　　头痛是脑癌瘤常见的重要症状之一。不论是原发或继发，都可出现头痛。但是，脑血管疾病、脑结核病、寄生虫及炎症，均能引起疼痛，应注意鉴别。脑癌瘤的头痛，一般进展缓慢，早期常出现假性缓解。由于癌瘤在脑组织内不断扩散，引起脑血液循环障碍及脑脊液通路梗阻，产生颅内压增高，出现头痛。在癌瘤初起，脑组织受压较轻，并有生理代偿作用，而发生头痛较少。随着癌瘤逐渐增大，脑组织受压和移位逐渐严重，脑血液循环及脑脊髓液循环障碍逐渐显著，出现颅内压增高，而发生头痛较多，并有呕吐和视盘水肿等。早期多为较轻的阵发性头痛，一般是清晨或夜间发生，在咳嗽、喷嚏、低头时头痛加重。坐或站立，头痛减轻。头痛部位与癌瘤位置有关。在天幕上的癌瘤，头痛多在前部，症状出现在视盘水肿之前；当视盘水肿出现后，则后头部也痛。在颅后凹的癌瘤，头痛出现很早，并很剧烈，多在枕部，可向颈部或前额放射。在蝶鞍区的癌瘤，常引起眼球后部或两颞侧疼痛。脑癌瘤有 1/3 头痛的部位与癌瘤所在位置相符。癌瘤生长快慢不同，头痛表现也不一样。生长迅速（如多形性，或胶质细胞瘤）或生长在脑室附近时，头痛多剧烈；生长缓慢的（如星形细胞瘤），在较长一段时间内，可以不发生头痛；到了晚期，才出现头痛的症状。在脑膜炎、脑出血、脑血栓形成、颈动脉供血不足、蛛网膜下腔出血、颅内血肿、脑膜结核、颅内转移癌、脑结核瘤等，均有头痛症状。应注意鉴别。

　　胸痛这个症状在胸膜癌瘤中常有出现。疼痛多是持续性的钝痛，并常伴有呼吸紧张，胸腔积液，血性胸水等。一般原发性肺癌，常有胸部胀满，压迫性疼痛。疼痛的早期，多数是时隐时痛。有时是游走性的疼痛，有时可波及肩背颈部。当癌瘤发展到一程度时，可发生压迫性疼痛点，多持久难愈。在深呼吸，或咳嗽，或体位变动时，疼痛加重。如癌变侵袭肋骨时，就会出现胸痛剧烈。在纵隔的癌瘤，也有出现压迫性的疼痛。这些疼痛，并可伴发呼吸困难、胸闷气短、声音嘶哑、咳嗽气喘、吞咽困难等症状。在食管癌溃破、穿孔的时候，会出现胸骨后疼痛，并多伴有发热。在肺癌、乳腺癌及食管癌进行放疗时，常致纤维组织增生、放射性肺炎，而发生胸壁、胸内刺痛，并常伴发干咳少痰，或痰有血丝等。食管癌、乳腺癌及胸椎癌瘤手术治疗后，也常遗留胸痛。

癌瘤病的一般疼痛，不分病期，不分发病部位，有些病人，有时会出现不同程度的疼痛。这些病人的疼痛，是由于气血受到癌瘤或是某种因素的影响，发生郁滞、瘀结，致使经络闭阻、营卫障碍而产生的，所谓"通则不痛，痛则不通"就是指此而言。也就是说，在癌瘤压迫，或侵犯邻近的器官，或神经引起不通或涩滞，而出现疼痛，这种疼痛，多数是顽固、持续性的剧痛。

一、毒热痛

癌瘤，证见头痛头胀，呕吐发热，面紫目青。

舌象：舌绛紫。

脉象：脉沉弦。

证属：毒热。

治则：治宜开窍醒神，清热解毒，活血化瘀，止痛止呕。

方药：可用麝香丹参汤。

丹　参 60g　　川　芎 6g　　苏地龙 12g　　全当归 15g　　全　蝎 10g
怀牛膝 12g　　野菊花 30g　　重　楼 10g　　羊　角 10g　　桃　仁 10g
红　花 10g　　麝　香 0.1g（冲）

煎服法：一剂药煎两遍，合在一起。分 2 次服。

方义：本方用丹参、桃仁、红花，活血化瘀，软坚散结，推陈致新；麝香，开窍醒神；苏地龙、野菊花、羊角、怀牛膝，柔肝息风，通络止痛；川芎、当归，补血养血；重楼、全蝎，清热解毒。诸药综合配伍，有开窍醒神，柔肝息风，通络止痛，活血化瘀，软坚散结，养血补血，清热解毒，消胀止呕之功效。

二、痰浊痛

癌瘤，证见头痛头昏，自觉头沉，且有空洞感觉，胸膈满闷，痰涎呕恶。

舌象：舌苔白，厚腻。

脉象：脉沉滑。

证属：痰浊。

治则：治宜燥湿涤痰，降逆祛浊，补气止痛。

方药：可用半夏天麻汤加减。

清半夏 12g	白　术 20g	明天麻 10g	云茯苓 20g	猪　苓 60g
生黄芪 60g	党　参 15g	夏枯草 30g	全瓜蒌 30g	杏　仁 15g
蜂　房 10g	全　蝎 10g			

煎服法：一剂药煎两遍，合在一起。分 2 次服。

方义：方中用清半夏、白术，燥湿化痰，降逆化浊，益气利水；生黄芪、党参，补气升阳，托里固表；天麻、夏枯草，清肝散郁，消肿止痛；茯苓、猪苓，渗湿和中、健脾宁心；全瓜蒌、杏仁，宣肺祛涎；蜂房、全蝎，清热解毒，软坚散结，息风止痛。各药互相配合，有燥湿涤痰，降逆化浊，补气止痛，渗湿利水，健脾和中，宁心安神，宣降化涎，清热解毒，软坚散结，息风解痉，升阳固表，托里消肿，清肝散郁，消炎除烦之功效。

三、寒厥痛

癌瘤，证见头脑冷痛，面容惨淡，忧郁青晦。

舌象：舌淡晦暗。

脉象：脉沉紧。

证属：寒厥。

治则：治宜解肌散寒，调和营卫，温肝和胃，回阳救逆，止痛散结。

方药：可用参桂汤加减。

桂　枝 20g	白芍药 15g	细　辛 3g	清半夏 12g	当　归 15g
通　草 10g	红人参 10g	龙　葵 20g	黄药子 15g	蜈　蚣 2 条
生甘草 3g	生　姜 15g	大　枣 6 枚		

煎服法：一剂药煎两遍，合在一起。分 2 次服。

方义：本方用桂枝、白芍药、生甘草、生姜、大枣，解肌发表，调和营卫；清半夏、细辛、通草，燥湿化痰，降逆止呕，通阳散结；当归，补血养血；黄药子、龙葵，清热解毒，消肿软坚，凉血止血；蜈蚣、红人参，息风解痉，通络散寒，补气生津，安神健脾。诸药综合配伍，有解肌发表，调和营卫，理气解郁，通阳散寒，降逆止呕，补血养血，消肿止痛，软坚散结，燥湿化痰，舒肝和胃，止血活血，回阳救逆之功效。

四、肝火痛

癌瘤，证见头晕耳鸣，轰轰胀痛，状似上冲，呕吐苦水。大便干，小便黄。

舌象：舌苔黄。

脉象：脉弦数。

证属：肝火。

治则：治宜清热泻火，柔肝息风，凉血止痛，平肝镇冲。

方药：可用菊芩汤加减。

黄　芩 12g　　木　贼 12g　　元　参 12g　　大　黄 10g　　白芍药 30g

野菊花 30g　　龙胆草 10g　　石决明 30g　　猪　苓 30g

煎服法：一剂药煎两遍，合在一起。分 2 次服。

方义：本方用木贼、野菊花、石决明、龙胆草，柔肝息风，泻火解毒，清脑潜阳，清热明目；黄芩、大黄、元参，平肝镇冲，泻热滋阴；猪苓、白芍药，渗湿利水，消肿止痛。这些药合并起来，有柔肝息风，清脑泻火，平肝镇冲，泻热滋阴，清热解毒，凉血明目，消胀止痛之功效。

五、血虚痛

癌瘤病，证见头疼，目眩，心慌气短，面色㿠白，眼眶疼痛，手脚发热，眼皮酸重，恶心呕吐。

舌象：舌淡，苔少。

脉象：脉沉细弱。

证属：血虚。

治则：治宜补血养血，滋阴潜阳，宁心安神。

方药：可用地明汤加减。

生地黄 30g　　全当归 15g　　白芍药 15g　　何首乌 20g　　川　芎 10g

桑寄生 12g　　女贞子 30g　　钩　藤 25g　　生龙骨 30g　　生牡蛎 30g

珍珠母 30g　　丹　参 60g　　生石决明 30g

煎服法：一剂药煎两遍，合在一起。分 2 次服。

方义：本方以生地黄、全当归、白芍药、川芎、女贞子、丹参，补血养血，活血凉血，止血滋养，化瘀软坚；生龙骨、生牡蛎、珍珠母、生石决明，柔肝潜阳，软坚散结，宁心安神，清热明目；桑寄生、何首乌、钩藤，清头风，补脑，疏风止痛。诸药配伍，有滋阴潜阳，柔肝息风，安神宁心，除风止痛，软坚散结之功效。

六、阴虚肺热痛

癌瘤，证见胸闷胸疼，发热，气短，咳嗽，咽干，身体虚弱，消瘦，盗汗。

舌象：舌暗，少苔。

脉象：脉沉细。

证属：阴虚肺热。

治则：治宜降逆止咳，止痛利咽，养阴清热。

方药：可用鱼铃汤加减。

瓜　蒌 30g　　清半夏 12g　　重　楼 10g　　马兜铃 12g　　杏　仁 15g

枇杷叶 15g　　玉　竹 15g　　苇　根 30g　　鱼腥草 30g

煎服法：一剂药煎两遍，合在一起。分 2 次服。

方义：本方有杏仁、枇杷叶，宣肺降逆；重楼，消肿止痛；清半夏、马兜铃、瓜蒌，止咳祛痰；玉竹、苇根、鱼腥草，补阴清热，解毒消炎。这几味药配在一起，有宣肺降逆，止咳祛痰，补虚润阴，清热消炎，止疼除烦，解毒软坚之功效。

七、肺虚痰凝痛

癌瘤，证见胸闷，胸痛，气短，咳嗽，痰多难咯，颈多疙瘩。

舌象：舌苔厚腻。

脉象：脉弦滑。

证属：肺虚痰凝。

治则：治宜补肺通阳，化痰散结，利气止痛。

方药：可用瓜蒌鱼贝汤加减。

瓜　蒌 30g　　薤　白 15g　　重　楼 10g　　清半夏 15g　　鱼腥草 30g

土贝母 30g　　大贝母 30g　　黄　连 10g　　蛤　粉 30g

煎服法：一剂药煎两遍，合在一起。分 2 次服。

方义：本方用瓜蒌、薤白、重楼、清半夏，通阳以治胸痛；鱼腥草、土贝母、黄连，解毒消炎，软坚散结；大贝母、蛤粉，止咳祛痰，宣降肺气。各药综合起来，有补肺通阳，软坚散结，活血化瘀，祛痰止咳，利气止痛，消炎解毒之功效。

八、肺毒血热痛

癌瘤，证见胸痛咯血，或胸背疼痛，痰黄带血，面青唇红。

舌象：舌尖红绛。

脉象：脉沉数。

证属：肺毒血热。

治则：治宜解毒消炎，凉血止血，化瘀止痛。

方药：可用丹胡失笑汤加减。

元　胡 15g　　全当归 15g　　生黄芪 30g　　生蒲黄 10g　　五灵脂 10g

乳　香 10g　　没　药 10g　　郁　金 15g　　丹　参 60g　　粉丹皮 10g

小　蓟 15g　　白茅根 30g

煎服法：一剂药煎两遍，合在一起。分 2 次服。

方义：本方用丹参、丹皮、当归，活血化瘀；生蒲黄、五灵脂、没药、延胡索、乳香，止痛软坚；黄芪，补气扶正；郁金，解郁；小蓟、白茅根，止血。诸药互相配伍，有解毒消炎，凉血止血，活血化瘀，软坚解郁，止痛散结，补气扶正功效。

九、毒蕴痛

癌瘤，证见结痛，锐痛，持续性的疼痛，或包块坚硬。

舌象：舌青紫而暗。

脉象：脉弦实。

证属：毒蕴疼痛。

治则：治宜解毒散结，活血化瘀，消肿止痛。

方药：可用莪菊汤加减。

野菊花 30g　　重　楼 10g　　蓬莪术 15g　　延胡索 15g　　鸡血藤 60g

龙　葵 30g　　铁树叶 30g　　红蓼子（水红花子）15g

煎服法：一剂药煎两遍，合在一起。分 2 次服。

方义：本方用野菊花、重楼、龙葵，解毒消肿；蓬莪术、鸡血藤、红蓼子、延胡索，活血化瘀，散结止痛，且红蓼子含有牡荆素、荭草素、槲皮苷、β- 谷固醇等，可抑制艾氏腹水癌 S$_{180}$ 等，牡荆苷有抗癌活性；铁树叶，养血止血。上药综合一起，有清热解毒，软坚散结，活血化瘀，养血止血，消炎消肿，通络止痛之功效。

十、气滞痛

癌瘤，证见胀痛，胸闷气短，时急时缓，四肢沉重。

舌象：舌暗。

脉象：脉弦。

证属：气滞疼痛。

治则：治宜行气消胀，导滞止痛。

方药：可用柴金汤加减。

柴　胡 10g　　郁　金 15g　　当　归 15g　　白　芍 20g　　佛　手 15g
乳　香 10g　　没　药 10g　　瓜蒌仁 30g　　大　黄 10g　　蜣　螂 10g

煎服法：一剂药煎两遍，合在一起，分 2 次服。

方义：本方用柴胡、郁金、佛手，理气解郁，消胀疏解；当归、白芍、乳香、没药，止痛养血；瓜蒌仁、大黄、蜣螂，润便导滞。各药配伍，有行气解郁，软坚导滞，活血养血，消胀止痛之功效。

十一、血瘀痛

癌瘤，证见刺痛，痛有定处，稍压则疼痛加剧。

舌象：舌紫暗。

脉象：脉涩。

证属：血瘀疼痛。

治则：治宜活血化瘀，通经止痛。

方药：可用红莪汤加减。

红　花 10g　　桃　仁 10g　　蓬莪术 15g　　延胡索 15g　　当　归 15g
五灵脂 10g　　丹　参 60g

煎服法：一剂药煎两遍，合在一起。分 2 次服。

方义：本方用红花、桃仁、丹参，活血化瘀；蓬莪术、五灵脂，软坚散结，通经活络；当归、延胡索，养血止痛。诸药综合起来，有化瘀通络，活血养血，软坚散结，止痛通络之功效。

十二、风寒痛

癌瘤，证见窜痛，痛无定处，得温后疼痛减轻。

舌象：舌苔白。

脉象：脉紧。

治则：治宜疏风散寒，通络止痛。

方药：可用羌麻汤加减。

羌　活 12g　　麻　黄 6g　　　姜　黄 15g　　防　风 10g　　当　归 15g

延胡索 15g　　乌　蛇 10g　　桂　枝 10g　　威灵仙 30g　　生甘草 3g

煎服法：一剂药煎两遍，合在一起。分 2 次服。

方义：本方用羌活、防风，疏风通络；麻黄、威灵仙、桂枝，散寒通经；姜黄、当归、乌蛇、延胡索、生甘草，养血活血，散结止痛。综合诸药，有通经活络，疏风散寒，活血养血，散结止痛之功效。

十三、脾虚寒结痛

癌瘤，证见隐痛，痛作绵绵，遇寒骤痛。

舌象：舌苔白，厚腻。

脉象：脉搏迟缓。

证属：脾虚寒结。

治则：治宜健脾散寒，通经止痛。

方药：可用苡辛汤加减。

生薏苡仁 30g　　辽细辛 3g　　　白　术 12g　　红人参 10g　　麻　黄 6g

桃　仁 10g　　　当　归 15g　　娑罗子 15g

煎服法：一剂药煎两遍，合在一起。分 2 次服。

方义：本方用薏苡仁、白术，除湿健脾；麻黄、细辛，通络散寒；桃仁、当归、娑罗子，养血活血，通经止痛；红人参，扶正祛邪。各药综合一起，有和胃健脾，除湿散寒，通经活络，养血活血，消结止痛，扶正祛邪之功效。

十四、疼痛严重

癌瘤，证见疼痛严重，用一般止痛药效果不显时，不论性质，不分部位，除一般治癌药物继续服用外，都可以加服金钱丸，外敷金柏散以止痛。

（1）金钱丸

制乳香 15g　　制没药 15g　　红　花 15g　　郁　金 15g　　麻　黄 60g
制马钱子 120g

制服法：共研为细粉，用米饭糊，或用面粉打糊为丸，如绿豆大。每次服 6～12 丸，1 日 3 次。开水送下，痛止停药。

方义：本方用制马钱子、制乳香、制没药，止痛消肿，提精神，通血脉，郁金、红花、麻黄，解郁通络，活血化瘀。6 味药配合在一起，对各种癌瘤剧烈疼痛有效。

（2）金柏散

洋金花 20g　　生南星 15g　　北细辛 20g　　川　芎 20g　　冰　片 15g
木鳖子 20g　　黄　柏 20g

制用法：上药，除冰片另研外，各药共为细粉，加入冰片研匀，按疼痛部位大小，适量用白酒调敷患处。或用香油调敷，或用膏药贴敷患处均可。每日敷药 1 次。痛止停药。

方义：方中用洋金花、川芎、木鳖子、生南星，行气活血，消肿止痛，燥湿散寒，消坚散结；冰片、细辛，散瘀开窍，祛风止痛；黄柏，行气清热。诸药互相配伍，有镇痛散瘀，行气活血，消肿止痛，消坚破积，燥湿散结，清热开窍之功效。

十五、疼痛剧烈，用药无效

癌瘤，疼痛进一步严重，其他止痛药无效时，也可用芨酥丸（方见前），或九三止痛粉内服，并敷金柏散（方见前）。

（1）九三止痛粉

九香虫 20g　　田三七 20g　　娑罗子 20g　　郁　金 20g
红　花 20g　　全　蝎 20g　　蜈　蚣 10 条　　制乳香 20g
制马钱子 30g　　制没药 20g

制服法：各研为细粉，合在一起，研匀。每次服 3～5g，痛止停药。或每次服 3g，1 日 3 次。温开水送下。

　　方义：方内九香虫、田三七、娑罗子、郁金，疏肝解郁，理气止痛；全蝎、蜈蚣、制乳香、制没药，消炎定痛，软坚散结；红花、制马钱子，提神通经，活血化瘀。诸药综合一起，有疏肝解郁，理气止痛，活血化瘀，消炎消肿，软坚散结之功效。

　　如果疼痛极为剧烈，用药无效时，可在上方中加入芳香走窜的麝香3g，能引药直达病所，增强止痛之力。

　　凡癌瘤，证见疼痛（更进一步）剧烈，服止痛药效果不显时，除内服止痛药外，并可用香蓼子酒外敷止痛。或用香蜈散外敷。或用乌甘散外敷。

　　（2）香蓼子酒

　　红蓼子60g　　阿　魏15g　　急性子15g　　大　黄15g　　甘　遂10g
　　麝　香1.5g　　巴豆10粒

　　制用法：上药各捣为末，合在一起，纳入猪尿脬内，再加白酒500g，外敷疼处，疼止停药。

　　方义：本方用红蓼子、阿魏，活血化瘀止痛；急性子、甘遂、大黄，软坚逐水；巴豆、麝香、白酒，散瘀镇痛，通经活络。诸药综合在一起，有通络止痛，活血软坚，逐瘀开窍之功效。

　　（3）香蜈散

　　蜈　蚣10g　　生半夏45g　　陈橘皮45g　　硼　砂30g
　　重　楼45g　　全　蝎30g　　乳　香30g　　没　药30g
　　紫花地丁45g　银　朱9g　　麝　香1.5g

　　制用法：各研为细粉，合在一起，研匀。每次按疼痛部位大小适量，用荞麦面打糊调药粉，外敷于疼痛部位对侧皮肤上。每隔12小时，换药1次，疼止停药。

　　方义：本方用蜈蚣、生半夏、重楼、没药、乳香，消炎定痛，解毒活血；紫花地丁、陈皮、硼砂、全蝎、银朱，软坚消肿；麝香，芳香走窜，引诸药直达病所。各药综合在一起能止痛活血，软坚消肿。

　　（4）乌甘散

　　煅炉甘石60g　　松　香40g　　煅乌梅子30g　　乌贼骨30g
　　黑木耳30g　　蟾　酥6g　　冰　片4g

　　制用法：各研为细粉，合在一起，研匀后，入蟾酥、冰片，研为极细粉，香油调敷。每日1次。

　　方义：本方煅炉甘石、煅乌梅子，解毒消肿，燥湿消炎，止血收敛，生肌长肉，蚀腐肉；松香、乌贼骨，杀菌解毒，止血止痛，增强皮肤免疫力；黑木耳，止血定痛，消肿消炎，增强不随意肌张力；蟾酥、冰片，理气止痛，攻坚消积，活血化瘀，通窍明目。诸药综合配伍，有杀菌解毒，理气止痛，祛腐生肌，消肿止血，消炎抑癌，增强皮肤之免疫等功效。

如果内服、外敷药均无效时，可用九三止痛粉内服，并且可用草茛粉外敷。或大雄散外敷。

（5）草茛粉

生草乌 20g　　茛菪子 30g　　生半夏 20g　　辽细辛 20g　　蟾　酥 1g

梅冰片 1g

制用法：各研为细粉，合在一起，研为极细粉。可用香油、食醋、葱汁、冷开水、黄酒或凡士林油，任意选一种调成膏敷脐部。或按包块大小适量敷患处。或将药粉填平脐窝为度。或用冷开水调贴脐部，每次用药粉1～1.5g。再在脐上盖棉球或纱布，并以胶布固定。

方义：癌瘤疼痛，主要是寒凝血脉，气血阻滞。本方用茛菪子、生草乌，祛风湿，镇疼痛，消肿解痉，散寒解凝，治恶疮；生半夏，消痈肿，除瘿瘤；辽细辛，祛皮风湿痒，通窍搜风，温经散结；蟾酥，消瘤攻毒，通窍止痛，消癥瘕积聚，发背疔肿及一切恶疮；冰片，通利气血，散瘀通脉，辛香走窜，引药直达病所。诸药综合配伍，有温经散寒，通调气血，散经通脉，镇痛解痉，消坚破积，祛风消肿，燥湿祛瘀，促使药物渗透到癌肿表面血管，改善癌组织中的微循环，破坏组织周围和癌瘤内纤维蛋白凝集，缓冲癌瘤对痛觉化学性刺激，或物理性压迫，使刺激信息减弱，疼痛缓解等作用，并且具有抗癌活性，对一切恶疮癌瘤，脑性痉挛，胸腹、关节疼痛，均有止痛作用。

（6）大雄散

锦大黄 100g　　蟾　酥 30g　　明雄黄 30g　　紫硇砂 10g

制乳香 50g　　制没药 50g　　冰　片 30g　　芒　硝 30g

制用法：各研为细粉，合一起研匀。用温开水调为糊状，敷患处，外用纱布敷料或油纸，以胶布固定。或用米醋调敷。每日换药 1 次。

方义：方中用锦大黄、芒硝、蟾酥、明雄黄、冰片，消炎止痛，解毒消肿；制乳香、制没药，行气活血，散瘀通络；紫硇砂，加强消坚化瘀，活血止痛。8 味药综合配伍，有通络止痛，活血化瘀，消炎解毒，消肿抗癌，缩小瘤体之效。

　　癌瘤病人，要认真地对待疾病，及时进行治疗，听从医嘱，按时服药，这是首先应当做到的。还要思想放开，什么事情都能过得去，不要对人斤斤计较。要勤奋，莫过劳，想自己得的病会痊愈的。同时，对病人也应有个好的生活环境，配合医生的有效治疗也是很重要的。病人的配偶用语言给予病人以"爱情"，这对加速病情的好转、痊愈，是会起很大作用的。由于爱情能影响机体的生化反应，产生有益于祛病延年的物质。爱情能使许多求生无望的"绝症"病人枯木逢春。国外学者发现，人们大脑有一部分细胞的细胞膜上，存在着吗啡受体，可产生一种同吗啡相似的天然麻醉剂，称"内生吗啡"。通过细胞、细胞膜上吗啡受体，能使人产生欣快感，从而减轻或消除疾病给人带来的痛楚。所以，爱情是天然的止痛剂。爱情，能兴奋人体免疫系统，使之经常处于抵御不利因素的最佳状态。伦敦大学曾对两组妇女做过一次调查：一组在婚姻、爱情方面，艰难坎坷；另一组，则是"春风得意"。结果，前一组机体的免疫力下降，经常患感冒和其他疾病；另一组，则较少出现疾病。免疫机能下降，是人类早衰的重要原因之一，也是发生疾病主要原因之一。爱情，能使人气氛乐融，情绪亢奋，体液免疫与细胞免疫系统得以激活，因而，能遏制疾病的发生发展。俄亥俄州立大学通过对 7000 名居民作了长达 9 年的研究发现，那些孤独的没有爱情的人，单因心脏病致死者，要比有配偶的人多 2～3 倍。当然，癌瘤与其他疾病也不例外。故此，爱情对人的长寿或患病，是非常重要的一环。

　　老夫老妻相处，不要把爱情藏在心底。有人认为夫妻之间，把爱情形之于表，就是"轻佻"，就是不庄重的意识。这种认识是错误的，是套在老年伴侣，尤其是有病人身上的锁链，也是对爱情这一"宝藏"的埋没，老年伴侣，尤其是有病的人，要尽可能挖掘爱情这一"宝藏"，尽量通过语言与行为把炽热的爱情奉献给对方，来配合治疗，使病人早日康复。

第七节 ▏ 呕吐

　　呕吐，也是癌瘤病人常有的症状。引起呕吐，多因胃失和降，胃功能紊乱，或胃气上逆等。在消化道的癌瘤，尤其是胃癌的早期病人，仅有易饱的感觉，或轻度恶心。随着癌瘤的增长，可发生恶心呕吐，在幽门窦部癌瘤，出现幽门不全或全梗阻时，食物积聚胃内，胃极度扩张而呕吐，食物停留较久，吐出物多为隔夜宿食，加上胃酸缺乏，吐出物多有腐败的臭气味。当癌瘤生于胃贲门，或由胃底扩展到贲门时，阻塞胃的入口，初起有进食不顺感觉。随着病情的不断发展，就会出现吞咽困难，食物反流，表现的症状与食管癌瘤的呕吐或噎嗝相似。癌瘤位于胃大弯上 2／3 时，偶有少量出血。溃破后，或侵袭大血管的时候则有大量出血。

鲜血经胃酸作用变成黑色。所以，病人呕吐的食物，为咖啡样液体。排泄的大便，为柏油样黑便。

在头颅内的癌瘤，呕吐前，先有恶心。放疗和化疗过程中，都可引起恶心为主的恶心呕吐、食欲减退等。

一、瘀毒反胃

癌瘤病，证见朝食暮吐，或暮食朝吐，吐物腐臭有时带血，羸瘦。大便黑，小便黄。

舌象：舌青紫。

脉象：脉沉弦。

证属：瘀毒反胃。

治则：治宜化瘀解毒，降逆止呕。

方药：可用加减参赭培气汤（《衷中参西录》方）。

人　参 10g　　丹　参 60g　　代赭石 30g　　桃　仁 10g　　䗪　虫 10g

丁　香 10g　　沉　香 6g　　清半夏 15g　　紫石英 15g　　瓦楞子 30g

山慈菇 30g　　生甘草 3g　　料姜石 60g

煎服法：一剂药煎两遍，合在一起。分 3 次服。1 日 1 剂。

二、胃寒

癌瘤，证见呕吐酸水、清水，口内多涎，恶寒喜热。

舌象：舌苔白。

脉象：脉沉紧。

证属：胃寒。

治则：治宜温胃散寒，降逆镇冲。

方药：可用半夏干姜汤加减。

清半夏 15g　　干　姜 12g　　吴茱萸 10g　　人　参 10g　　大　枣 6 枚

料姜石 60g

煎服法：一剂药煎两遍，合在一起。分 2 次服。

方义：本方用干姜、吴茱萸，温胃散寒，料姜石、清半夏，降逆镇冲；人参、大枣，健脾扶正。各药配合在一起，有温胃散寒，降逆镇冲、消涎止吐，扶正祛邪，健胃强脾之功效。

三、胃热

癌瘤，证见呕吐酸苦物，口有秽气，食后即吐，恶热喜寒。

舌象：舌苔黄腻。

脉象：脉数。

证属：胃热。

治则：治宜清胃止呕，除秽清热，软坚散结。

方药：可用石竹汤加减。

竹　茹 15g　　清半夏 15g　　陈　皮 10g　　枇杷叶 10g　　黄　芩 10g

柿　蒂 10g　　紫石英 30g　　料姜石 60g

煎服法：一剂药煎两遍，合在一起。分 2 次服。

方义：本方用竹茹、黄芩、枇杷叶，降逆除秽，清胃热；陈皮、清半夏、柿蒂、料姜石，和胃止呕；紫石英，重镇软坚。诸药配合在一起，有清胃止呕，降逆镇冲，和胃健脾，除秽清热，软坚散结之功效。

四、胃郁积滞

癌瘤，证见呕吐反酸，吐前自觉胸腔胀满，嗳气吞酸。

舌象：舌苔黄。

脉象：脉弦大。

证属：胃郁积滞。

治则：治宜理气和胃，健脾止呕，消积导滞。

方药：可用姜橘汤加减。

生　姜 15g　　陈橘皮 10g　　六神曲 10g　　炒麦芽 30g　　鸡内金 12g

莪　术 10g　　三　棱 10g　　川厚朴 10g　　大　黄 10g　　料姜石 60g

煎服法：一剂药煎两遍，合在一起。分 2 次服。

方义：本方用三棱、莪术、鸡内金，活血化瘀，消积解郁；生姜、陈橘皮、六神曲、麦芽，健脾止呕，和胃助消化；川厚朴、大黄、料姜石，导滞消胀，理气降逆。诸药配伍在一起，有健脾止呕，消积导滞，活血化瘀，理气和中，消胀解郁，降逆解秽，软坚散结，帮助消化之功效。

五、胃宿痰饮

癌瘤，证见呕吐痰浊，头眩晕，胸闷，心悸恶心。

舌象：舌苔白腻。

脉象：脉弦滑。

证属：胃宿痰饮。

治则：治宜辛开化浊，苦降行水，化饮镇呕，蠲痰除烦。

方药：可用芩连半夏汤加减。

清半夏 15g	黄 芩 10g	干 姜 10g	人 参 10g	黄 连 10g
代赭石 30g	旋覆花 10g	陈橘皮 10g	竹 茹 12g	生甘草 3g
柿 蒂 10g	料姜石 60g	云茯苓 15g		

煎服法：一剂药煎两遍，合在一起。分 2 次服。

方义：本方用清半夏、代赭石、旋覆花，降逆镇冲，化痰下气；黄芩、黄连、云茯苓，苦降行水，消闷除烦；干姜、陈橘皮、竹茹，辛开化油浊，镇呕静悸；人参、柿蒂、生甘草、料姜石，和胃止呕，扶正祛邪。诸药配伍，有降逆镇冲，消闷除烦，辛开化浊，苦降行水，下气化痰，镇呕静悸，和胃止呕，扶正祛邪之功效。

第八节 ┃ 胀满

癌瘤患者，出现胀满症状，多是因为胸腹积液充气引起的。胸腔积液，多为血性渗出液。因癌瘤梗阻，造成淋巴或静脉回流受阻时，多为漏出液。癌瘤造成肠道梗阻，或肠道感染，或腹腔癌瘤增长迅速，形成腹腔脏器过分充气等，都能引起胀满症状。在癌瘤晚期，积液与积气多为同时存在。

一、气胀

癌瘤，证见胸腹胀满，时胀时消。大、小便无异常。

舌象：舌苔白。

脉象：脉弦。

证属：气胀。

治则：治宜理气解郁，消胀健胃，软坚散结。

方药：可用枳朴汤加减。

川厚朴 10g　　枳　实 10g　　陈橘皮 10g　　全瓜蒌 30g　　当　归 15g

防　己 12g　　龙　葵 30g　　半枝莲 30g　　佛　手 15g

煎服法：一剂药煎两遍，合在一起。分 2 次服。

方义：本方用枳实、厚朴、佛手、陈橘皮，理气消胀；瓜蒌、防己、当归，活血消肿，利气解郁；龙葵、半枝莲，清热解毒，利水软坚。各味药配伍在一起，有理气解郁，消胀利水，活血化瘀，消炎消肿，软坚散结，清热解毒之功效。

二、水胀

癌瘤，证见胸腹胀满，有积液。大便溏，小便少。

舌象：舌质暗，舌苔厚。

脉象：脉沉。

证属：水胀。

治则：治宜消积逐水，补气温化。

方药：可用丑苓汤加减。

小茴香 12g　　莱菔子 30g　　防　己 12g　　生黄芪 30g　　猪　苓 60g

二丑（牵牛子）10g

煎服法：一剂药煎两遍，合在一起。分 2 次服。

方义：本方用二丑、莱菔子，消积逐水，软坚散结；小茴香，温化消胀；防己、猪苓、黄芪，补气利水。各药互相配伍，能软坚散结，活血化瘀，消积逐水，温化除胀，补气利水。

三、血胀

癌瘤，证见胸闷腹胀，腔内出血，面色晦暗，心悸气短。

舌象：舌绛。

脉象：脉沉数。

证属：血胀。

治则：治宜滋阴养血，凉血止血，清热解毒，软坚散结。

方药：可用茅及汤加减。

生地黄 30g　　龟　甲 15g　　马　勃 10g　　白人参 10g　　三　七 6g

白　及 12g　　龙　葵 30g　　白茅根 30g　　仙鹤草 60g

煎服法：一剂药煎两遍，合在一起。分 2 次服。

方义：本方用生地黄、龟甲，养血滋阴；三七、马勃、白及、白茅根、仙鹤草，止血活血，软坚破积；龙葵，清热解毒；人参，补气扶正。这几味药综合起来，有滋阴养血，凉血止血，活血化瘀，软坚破积，消胀消肿，解郁除烦，清热解毒，补气扶正之功效。

四、癥胀

癌瘤，证见胸闷气短，腔内包块，腹胀腹鸣，大、小便不畅。

舌象：舌紫暗。

脉象：脉沉弦。

证属：癥胀。

治则：治宜软坚破瘀，消癥活血。

方药：可用莪黄汤加减。

五灵脂 10g　　桃　仁 10g　　大　黄 10g　　蓬莪术 15g　　乳　香 10g

没　药 10g　　当　归 15g　　川厚朴 10g　　肉苁蓉 30g　　瓦楞子 30g

煎服法：一剂药煎两遍，合在一起。分 2 次服。

方义：本方用莪术、桃仁、五灵脂，软坚破积，化瘀活血；大黄、川厚朴、瓦楞子，消癥散结，消肿消胀；乳香、没药、当归、肉苁蓉，止痛润便。诸药综合配伍，有消胀消癥，软坚破积，活血化瘀，攻坚散结，消炎消肿，止痛润便，滋阴补气之功效。

第九节 ┃ 噎嗝

噎嗝，多因食管，或咽喉，或胃贲门癌瘤，导致食管狭窄，或合并感染，或因疼痛，致吞咽功能障碍，纵隔癌瘤压迫食管，使食管狭窄梗阻等所引起。因咽喉炎，或贲门痉挛，或食管炎症等，一些良性疾病引起的噎嗝症状，应加以区别。并注意观察。

一、血噎

癌瘤，证见噎嗝吐血，饮水则入，食谷难下，食入即吐，胸骨后痛。

舌象：舌紫暗。

脉象：脉弦。

证属：此为血噎。

治则：治宜活血止血，化痰启膈，宽中行气。

方药：可用术丹汤加减。

丹　参 60g　　郁　金 15g　　青　皮 10g　　代赭石 30g　　砂　仁 10g
莪　术 10g　　柿　蒂 10g　　料姜石 60g　　仙鹤草 60g

煎服法：一剂药煎两遍，合在一起。分 2 次服。

方义：本方用丹参、莪术，活血化瘀；青皮、郁金，疏肝解郁；代赭石、料姜石，镇冲降逆，消炎消胀；砂仁、柿蒂，和胃镇呕，行气宽中；仙鹤草，滋阴强心，收敛止血，祛痰生新，理气止痛，启膈化痰。各药综合起来，有活血止血，消肿消炎，化瘀散结，行气宽中，和胃镇呕，强心祛瘀，理气止痛，化痰启膈之功效。

二、痰噎

癌瘤，证见噎嗝反涎，胸腔痞闷，痰盛多涎。

舌象：舌苔白腻。

脉象：脉滑。

证属：痰噎。

治则：治宜降气宽胸，化痰启膈。

方药：可用赭铃汤加减。

旋覆花 10g　　代赭石 30g　　瓜　蒌 15g　　陈　皮 10g　　竹　茹 10g
瓦楞子 30g　　清半夏 15g　　马兜铃 10g　　料姜石 60g

煎服法：一剂药煎两遍，合在一起。分 2 次服。

方义：本方用旋覆花、代赭石、清半夏，行水下气，降逆镇冲，化痰化涎，通血脉；瓜蒌、马兜铃、竹茹，宽胸利气，祛痰散结，清热降气；陈皮、瓦楞子、料姜石，软坚消积，止血消炎。诸药综合配伍，有降逆化痰，启膈镇冲，宽胸利气，软坚散结，止血消炎，活血化瘀，消涎降气之功效。

三、食噎

癌瘤，噎嗝惧食，胸腹胀满，恶心呕吐。

舌象：舌苔白厚。

脉象：脉沉。

证属：食噎。

治则：治宜降逆镇冲，消食导滞。

方药：可用枳术汤加减。

枳　实10g　　六神曲10g　　川大黄10g　　蓬莪术10g　　砂　仁10g

代赭石30g　　旋覆花10g　　生　姜10g　　柿　蒂10g　　料姜石60g

煎服法：一剂药煎两遍，合在一起。分2次服。

方义：本方用旋覆花、代赭石，降逆镇冲；枳实、大黄，导滞通塞；神曲、砂仁，健脾和胃，助消化；莪术，活血化瘀；生姜、柿蒂、料姜石，消胀止吐，启膈进食。各药配伍在一起，有降逆镇冲，消胀止吐，畅噎启膈，导滞通塞，健胃强脾，助消化，进饮食之功效。

四、火噎

癌瘤，证见噎膈灼痛，吞咽困难，滴水不入。

舌象：舌干，舌苔黄。

脉象：脉数。

证属：火噎。

治则：治宜软坚润燥，解毒泻火。

方药：可用生地桃仁汤。

生地黄30g　　玄　参20g　　桃　仁12g　　天花粉20g

露蜂房10g　　竹　茹15g　　山慈菇30g　　山豆根10g

料姜石60g　　鬼　臼（即桃儿七）10g

煎服法：一剂药煎两遍，合在一起。分2次服。

方义：本方用生地黄、玄参、桃仁，滋阴润燥，软坚化瘀；鬼臼（桃儿七）、露蜂房、山豆根、山慈菇，清热解毒，泻火消炎；竹茹、天花粉、料姜石，祛痰散结，降气镇呕。诸药相互配合，能滋阴凉血，软坚润燥，活血化瘀，消肿消炎，泻火解毒，凉膈启膈，止痛清热。

第十节 ┃ 口腔溃疡

癌瘤患者，出现口腔溃疡症状，多见于口腔癌。口腔白斑、血液病口腔损害、放疗及化疗，都可出现口腔溃疡。

口腔溃疡，在口腔癌瘤最为多见。并且大多数为鳞状上皮细胞癌，常发生在齿龈前位，或舌，或腭，或颊，或口唇等部位。由于癌瘤组织富有毛细血管，容易出血，并易形成溃疡。

这种溃疡质硬，近缘隆起。呈堤圆状不整齐，基底凹凸不平，转移率高。有 2 / 3 的发生于颈部淋巴结转移。

血液病，尤其是急性白血病，有不少病人发生口腔溃烂，口腔出血，牙龈肿胀，口腔损害等。

口腔白斑，多发生在颊黏膜、唇黏膜，由于黏膜增生，过度角化，上皮透明减低，形成白色斑片。并且多由于维生素 A 缺乏，或牙齿尖锐与牙缘刺激；或饮烈性酒及辛辣刺激等食物而诱发。发现口腔白斑，尤其白斑基底变硬或皲裂，或溃疡，或出血时，要警惕癌变的可能。

放疗、化疗的口腔反应，是先表现口干舌燥，黏膜红肿，焮红菲薄，进一步形成溃疡，局部疼痛，不敢进食。

营养缺乏或霉菌感染等，均可引起口腔溃疡。

一、疮实

癌瘤，证见口腔溃烂，疮面鲜红，烂斑密布，发热疼痛，舌腮红肿。大便干硬，小便黄赤。

舌象：舌肿胀，鲜红，苔黄。

脉象：脉弦数。

证属：疮实。

治则：治宜凉膈清火，泻热软坚。

方药：可用凉膈散加减。

黄　芩 12g　　连　翘 30g　　生石膏 30g　　川大黄 10g　　山栀子 10g

生甘草 3g　　山豆根 10g　　金银花 30g

煎服法：一剂药煎两遍，合在一起。分 2 次服。

方义：本方用黄芩、连翘、金银花，清热解毒；生石膏、川大黄、山栀子、山豆根、生甘草，泻火消炎，凉血活血，止痛消肿，软坚通便。各药相互配伍，有凉膈泻火，消炎消肿，凉血止血，活血化瘀，清热解毒，止痛软坚之功效。

二、疮虚

癌瘤，证见口腔溃烂、淡红，夹有白斑、白膜，破溃疼痛。

舌象：舌边有齿痕，舌苔白。

脉象：脉沉。

证属：疮虚。

治则：治宜养血补虚，清热泻火，活血化瘀。

方药：可用丹芍汤加减。

全当归15g　　川　芎10g　　生地黄30g　　赤芍药15g　　黄　柏10g

知　母12g　　粉丹皮12g　　肉　桂3g　　丹　参30g　　生甘草3g

煎服法：一剂药煎两遍，合在一起。分2次服。

方义：本方用当归、川芎、肉桂、生地黄、赤芍药，养血补虚，滋阴止痛；黄柏、知母，清热泻火，滋肾润燥；丹皮、丹参、生甘草，活血消炎，化瘀生新，清心除烦。各味药相互配伍，有养血补虚，清热泻火，滋阴润燥，活血化瘀，消炎止痛，消肿生肌之功效。

三、口糜

癌瘤，证见溃形好似苔藓，色红刺痛，甚至蔓延满口，唇喉均肿。

舌象：舌肿胀，舌苔厚。

脉象：脉沉弦。

治则：治宜清热解毒，滋阴养血，消肿止痛。

方药：可用地升汤加减。

木　通10g　　生地黄30g　　竹　茹12g　　桔　梗10g　　黄　芩12g

陈橘皮10g　　升　麻3g　　玄　参20g　　天花粉30g　　生石膏30g

山豆根10g　　生甘草3g

煎服法：一剂药煎两遍，合在一起。分2次服。

方义：本方用生地黄、竹茹、黄芩、玄参，滋阴凉血，润燥养血；木通、陈橘皮、天花粉、生石膏、山豆根，清热解毒，消肿止痛；升麻、桔梗、生甘草，引药上行，诸药配合起来，有滋阴养血，清热解毒，消肿止痛，凉血润燥之功效。

四、口疳

癌瘤，证见溃烂色白，有小水疱，溃烂面多在面颊，或唇，或舌边缘，腹胀，消化不良。

舌象：舌苔白厚。

脉象：脉滑细数。

治则：治宜健脾清热，活血化瘀，养胃生津，解毒消炎。

方药：可用山莪汤加减。

| 土白术 12g | 野党参 15g | 云茯苓 15g | 黄　连 10g | 天花粉 30g |
| 粉丹皮 15g | 山豆根 10g | 莪　术 12g | 重　楼 10g | 生甘草 3g |

煎服法：一剂药煎两遍，合在一起。分 2 次服。

方义：本方用白术、党参、茯苓，健脾利水；莪术，活血化瘀，消积攻坚；黄连、山豆根、重楼，清热解毒，消肿止痛；天花粉、丹皮、生甘草，养胃生津，化瘀解郁。诸药综合配伍，有健脾利水，活血化瘀，清热解毒，养胃生津，消肿止痛，攻坚破积，解郁除烦，消炎生肌之功效。

第十一节 ▍ 昏迷

癌瘤的后期，常常出现昏迷。脑癌瘤，不论原发或继发，都能发生昏迷。当脑癌内血管破裂，脑室系统及其附近的癌瘤突然闭塞脑脊液的循环通路，颅内压逐渐增高，继发脑疝，亦可发生昏迷，在原发性肝癌晚期及其他部位癌瘤转移到肝脏，也可发生昏迷。昏迷是癌瘤病人垂危的象征。病人出现昏迷，要注意肝的进行性增大，并且有压痛，肝表面结节，且质地坚硬。还要注意伴有黄疸和腹水，也要注意合并糖尿病或肾炎尿毒症等。

一、血瘀神乱

癌瘤，证见癫痫阵作，突然昏倒，四肢抽搐，口吐涎沫，牙关紧闭。

舌象：舌白苔。

脉象：脉弦滑。

证属：血瘀神乱。

治则：治宜活血化瘀，安神镇静，清热解毒，息风解痉。

方药：可用蚕丹汤加减。

全　蝎 10g　僵　蚕 10g　胆南星 10g　远　志 3g　朱　砂 1g（冲）

胆　汁 10g　莪　术 12g　丹　参 60g　蜈　蚣 2 条

煎服法：一剂药煎两遍，合在一起。分 2 次服。

方义：本方用莪术、丹参，活血化瘀，攻坚消积；朱砂、远志、胆汁，安神定志，祛痰除烦；全蝎、僵蚕、蜈蚣、胆南星，息风镇静，解毒散结，祛风止痛，清热解痉。各味药综合配伍，有活血化瘀，攻坚消积，安神镇静，祛痰除烦，清热解毒，息风解痉，止痛散结之功效。

二、寒窍闭厥

癌瘤，证见发作时口噤、握拳，四肢逆冷。

舌象：舌苔厚。

脉象：脉沉。

治则：治宜化瘀开窍，回阳救逆。

方药：可用香参汤加减。

丹　参 60g　檀　香 10g　丁　香 6g　麝　香（冲）0.5g

附　子 12g　香　附 12g　川　芎 10g　干　姜 10g

黄　芪 60g　红人参 10g

煎服法：一剂药用开水煎两遍，合在一起。分 2 次服。

方义：本方用丹参、川芎，活血化瘀，攻坚破积；檀香、丁香、麝香，开窍回苏，辟秽化浊，散结通络，和胃健脾；附子、干姜，回阳救逆；黄芪、红人参，补气扶正，理气止痛。诸药综合配伍，有活血化瘀，开窍回苏，攻坚破积，散结通络，辟秽化浊，健脾和胃，回阳救逆，扶正祛邪之功效。

三、邪侵心包

癌瘤，证见狂妄谵语，循衣摸床，撮空捻线。

舌象：舌尖红绛。

脉象：脉细数。

证属：邪侵心包。

治则：治宜息风开窍，清热解毒，祛痰镇痉。

方药：可用银蚕青麻汤加减。

金银花 30g　　净连翘 30g　　白僵蚕 10g　　全蝎子 10g　　净蝉蜕 10g

大青叶 30g　　红人参 10g　　明天麻 10g　　天南星 6g

煎服法：一剂药煎两遍，合在一起。分 2 次服。

方义：本方用连翘、金银花、大青叶，清热解毒；僵蚕、全蝎、蝉蜕，息风镇静，散结解痉，软坚化瘀；天麻、天南星、红人参，开窍祛痰，补肺益脾，安神生津，宁心益智。各味药互相配伍，有开窍息风，清热解毒，祛痰镇静，活血化瘀，攻坚消积，宁心益智，消炎散结，安神除烦之功效。

四、瘀阻清窍

癌瘤，证见高热神昏，烦躁不安，时有谵语，两胁肿块。

舌象：舌红，有紫斑。

脉象：脉沉数。

证属：瘀阻清窍。

治则：治宜活血化瘀，开窍清热，润燥化湿。

方药：可用星莪汤加减。

犀　角[1] 10g　　天南星 10g　　玄　参 30g　　紫草根 10g　　板蓝根 30g

石菖蒲 3g　　连　翘 30g　　丹　参 60g　　山慈菇 30g　　苦　参 30g

三　棱 10g　　莪　术 10g

煎服法：一剂药煎两遍，合在一起。分 2 次服。

方义：本方用三棱、莪术、丹参，活血化瘀，攻坚破积；天南星、犀角、苦参、石菖蒲，开窍化湿，清热润燥；元参、紫草根、板蓝根、连翘、山慈菇，解毒消炎，消肿止痛。这些药相互配伍，有活血化瘀，清热开窍，润燥化湿，攻坚破积，消肿消炎，解毒散结，醒脑止痛之功效。

五、内闭外脱

癌瘤，证见突然仆倒，不省人事，口眼㖞斜，撒手遗尿，半身不遂，鼾睡。

舌象：舌苔厚腻。

脉象：脉沉伏。

1　为保留贾堃先生处方原貌计，予以保留。现临床须用代用品。

证属：内闭外脱。

治则：治宜补气固脱。开窍启闭，回阳救逆。

方药：可用附参汤加减。

附　子10g　　　天南星10g　　　木　香6g　　　人　参15g　　　黄　芪60g

丹　参60g　　　石菖蒲3g

煎服法：一剂药，加开水煎两遍，合在一起。分2次服。

方义：本方用附子、石菖蒲、天南星，开窍启闭，回阳救逆；用人参、黄芪、丹参、木香，补气固脱，理气补血。7味药综合配伍，有补气固脱，理气补血，开窍启闭，回阳救逆之功效。

第十二节 ┃ 癫痫样抽搐

癫痫样抽搐，是脑癌瘤的主要症状之一。不论原发或继发的脑癌瘤，或因脑癌瘤治疗不当（如开颅、放疗、药物）产生后遗症等，均可引起。癌瘤发生在大脑半球，而发生癫痫样抽搐；继而，出现肢体或颅神经瘫痪。但是，生长在皮质下的癌瘤，没有此类症状，星形细胞瘤等发生癫痫样抽搐最多。脑膜及血管系统的癌瘤，也可发生癫痫样抽搐、出血、头痛等。这类病人，大约有一半以上，有多年的癫痫发作史。发作的类型依血管畸形的部位而不同，但大多数是局限性发作。

颅内动脉瘤，多数是破裂出血之后，发生癫痫样抽搐，部分有全身性癫痫样抽搐，在脑三叉神经血管瘤，主要是一侧的脑部及面部的血管畸形，癫痫样抽搐较常出现。抽搐症状是一侧或全身发作。

一、痰闭清窍

癌瘤，证见突然发作，痰声辘辘，口吐涎沫，两眼上翻。

舌象：舌苔厚腻。

脉象：脉滑。

证属：痰闭清窍。

治则：治宜安神镇静，化痰开窍，息风解痉。

方药：可用参麻汤加减。

丹　参 60g	天　麻 12g	天南星 10g	清半夏 12g
茯　神 15g	石菖蒲 3g	远志肉 3g	全　蝎 10g
僵　蚕 10g	朱　砂 1g（冲服）		
琥　珀 1g（冲服）	竹　沥 10g	佩　兰 30g	

煎服法：一剂药煎两遍，合在一起。分 2 次服。

方义：本方用竹沥、清半夏、远志肉、石菖蒲、天南星，化痰开窍，燥湿降逆，消痞散结；丹参，活血化瘀，止痛消炎；天麻、茯神、全蝎、僵蚕、佩兰，清热解毒，息风解痉，理气止痛；琥珀、朱砂，安神镇静。诸药综合配伍，有祛痰开窍，安神镇静，息风解痉，活血化瘀，燥湿化涎，消痞散结，降逆止呕，清热解毒，理气止痛之功效。

二、火郁神昏

癫瘤，证见突然昏倒，牙关紧闭，四肢抽搐，头痛，心悸。

舌象：舌红。

脉象：脉数。

证属：火郁。

治则：治宜息风解痉，宁心定志，活血化瘀。

方药：可用水牛角汤加减。

水牛角 20g	朱　砂 1g（冲服）	蜂　房 10g	僵　蚕 10g
料姜石 60g	黄　连 10g	炒枣仁 30g	天南星 10g
石菖蒲 6g	川　芎 10g		

煎服法：一剂药煎两遍，合在一起。分 2 次服。

方义：本方用水牛角、朱砂、炒枣仁、川黄连，养心安神，解郁镇静；蜂房、僵蚕，息风解痉，止痛散结；料姜石、天南星、石菖蒲、川芎，利痰消炎，清心开窍。各味药综合配伍，有清心安神，息风解痉，活血化瘀，止痛散结，消炎祛痰，解郁除烦之功效。

三、肝肾两虚

癫瘤，证见昏倒抽搐，反复发作，长时不醒，腰腿酸痛，精神疲弱。

舌象：舌淡，少苔。

脉象：脉沉细。

证属：肝肾两虚。

治则：治宜补肝肾，强筋骨，活血化瘀，养血安神。

方药：可用丹仲汤加减。

山　药12g	山萸肉12g	粉丹皮10g	熟地黄24g	猪　苓30g
枸杞子20g	野菊花30g	太子参30g	丹　参60g	杜　仲15g
苦　参30g	玉　竹30g	桑寄生12g	女贞子30g	白芍药15g
山慈菇30g

煎服法：一剂药煎两遍，合在一起。分2次服。

方义：本方用山药、女贞子、山萸肉、熟地黄，补肾滋阴；枸杞子、桑寄生、玉竹、杜仲，补肝肾，强筋骨，除湿润肺，养胃生津；丹皮、猪苓、丹参，活血化瘀，清热凉血，养血安神，渗湿利水；野菊花、山慈菇、苦参，清热解毒，消痈散结，燥湿祛风；白芍药、太子参，柔肝止痛，补气养胃，滋养强壮。诸药综合配伍，能补肝肾，强筋骨，清热解毒，活血化瘀，渗湿利水，养血安神，柔肝止痛，祛风除湿，强壮滋养。

第十三节 ┃ 精神失常

癌瘤致脑部病变而发生精神失常，也是多见的症状之一。在弥漫性脑部病变，早期症状似神经衰弱综合征的发生，或似癔病样表现，多出现强迫，或焦虑，或疑病等症状。随着病情的发展，可出现严重的健忘，性格改变，智能衰退，甚至痴呆等。局限性脑部病变，以额、颞叶、间脑等部位病变较为多见，容易误诊神经官能症、精神分裂症、共济失调、精神运动性癫痫等。应加注意。

一般常见的症状是情绪障碍，多为感情淡漠，或激动，情绪不稳，或情绪高涨，或嗜睡，或记忆力障碍，主要是记忆力减退、理解判断力障碍等，定向力、知觉障碍（幻觉、幻听）及计算力障碍等，因此，在临证过程中，对症状复杂多变或症状逐渐加剧的病人，尤其是中年人，或出现两侧不对称的体征时，要注意颅脑癌瘤。

一、气郁神痴

癌瘤，证见神志呆痴，默默少言，痛苦呻吟，嗜睡喜静。

舌象：舌暗，苔白。

脉象：脉沉细弦。

证属：气郁神痴。

治则：治宜健脾调气，疏肝解郁，强壮滋养。

方药：可用逍遥汤加减。

土白术 20g	云茯苓 15g	白芍药 15g	全当归 15g
柴　胡 10g	郁　金 15g	白矾 1g（冲服）	丹　参 60g
生甘草 3g	太子参 30g		

煎服法：一剂药煎两遍，合在一起。分 2 次服。

方义：本方用郁金、柴胡，疏肝解郁；白芍药、当归，柔肝止痛；云茯苓、白术、生甘草，和胃健脾；太子参、白矾、丹参，活血化瘀，养血安神，清热解毒，补气养胃。诸药综合配伍，有疏肝解郁，和胃健脾，养血安神，补气养胃，活血化瘀，清热解毒，柔肝止痛之功效。

二、火盛神乱

癌瘤，证见狂躁妄动，急躁易怒，骂詈叫号，面色红赤，目光炯炯。

舌象：舌红，苔黄。

脉象：脉弦滑数。

证属：火盛神乱。

治则：治宜安神镇静，泻肝降火，开窍祛痰。

方药：可用铁茯汤加减。

生铁落 30g	朱　砂 1g（冲服）	玄　参 20g	丹　参 60g
胆南星 10g	茯　神 20g	石菖蒲 3g	远志肉 3g
大　黄 10g	龙胆草 10g	鳖　甲 15g	生地黄 30g
白芍药 15g			

煎服法：一剂药煎两遍，合在一起。分 2 次服。

方义：本方用龙胆草、生铁落，泻肝降火；玄参、生地黄、鳖甲，滋阴软坚；朱砂、胆南星、茯神、石菖蒲、远志肉，息风镇静，祛痰开窍，安神定志；丹参、大黄、白芍药，疏肝解郁，通肠利便，活血化瘀，软坚散结。各药综合配伍，有泻肝降火，息风镇静，开窍祛痰，安神定志，疏肝解郁，滋阴软坚，活血化瘀，通肠利便，消坚散结，凉血除烦之功效。

第十四节 ┃ 瘫痪与截瘫

瘫痪为癌瘤压迫或侵袭脊髓而产生感觉及运动传导障碍所引起。截瘫或四肢瘫痪而无颅神经损害时，病灶可能位于脊髓，由于脊髓内双侧椎体束受累所致。如果同时在病变部位以下，有深浅感觉障碍及大小便潴留或失禁，提示脊髓的损害为横贯性。如果病人诉说一侧下肢无力为主，而对侧下肢麻木较显著，检查发现一侧下肢瘫痪为明显，如对侧下肢痛觉与温觉减退，为脊髓半面损害。如果这种损害发展缓慢，并先有神经性疼痛，可能是椎管内原发性癌瘤。一般硬膜内脊髓内的癌，多是胶质瘤、室管膜瘤，硬膜内脊髓外的癌瘤，多是良性的神经纤维瘤和脊膜瘤。硬膜外的癌瘤，多为转移性癌瘤。临证中，遇有神经根性疼痛的，缓慢出现脊髓受压的，应考虑椎管内原发性癌瘤。

椎管转移癌，多为中年以上的人，疼痛是持续剧烈的神经根性疼痛，发展较快，短时间内，出现脊髓横贯性损害。病程进展迅速，发生恶病质。

多发性骨髓瘤症状多种多样。成人有多发性骨骼病变、腰背痛及早期截瘫，排尿困难，下肢无力，性欲减退，病理骨折，尿内蛋白阳性，进行性贫血，血沉增快，球蛋白显著增高等。

一、血瘀络阻

癌瘤，证见疼痛瘫痪，在病区以下筋骨窜疼，或如蚁走，或有麻木。

舌象：舌绛紫、瘀斑。

脉象：脉紧弦。

证属：血瘀络阻。

治则：治宜活血化瘀，软坚散结解痉，消炎止痛。

方药：可用乌星汤加减。

川　乌 6g（先煎）	草　乌 6g（先煎）	乳　香 10g	没　药 10g
胆南星 10g	地　龙 12g	丹　参 60g	川　芎 10g
桑寄生 12g	乌　蛇 12g	川牛膝 12g	

煎服法：一剂药煎两遍。合在一起。分 2 次服。

方义：本方用丹参、川芎，活血化瘀，推陈致新；地龙、乌蛇，通络软坚，消肿解痉；川乌、草乌、胆南星，祛风化痰，燥湿疏络，除风散结；乳香、没药、桑寄生、川牛膝，消炎止痛。综合配伍，有活血化瘀，软坚散结，祛风通络，消肿止痛，燥湿化痰，消炎疏络，镇痛解痉之功效。

二、脾肾双损

癌瘤，证见大、小便失禁，或小便癃闭后失禁。

舌象：舌白苔。

脉象：脉沉细。

证属：脾肾双损。

治则：治宜健脾止泻，补肾利水，活血化瘀，涩肠止泻。

方药：可用莲榴汤加减。

党　参 30g	白　术 20g	莲子肉 30g	薏苡仁 30g	炒山药 30g
猪　苓 30g	石榴皮 30g	云茯苓 30g	焦杜仲 30g	枸杞子 20g
半枝莲 30g	半边莲 30g			

煎服法：一剂药煎两遍，合在一起。分 2 次服。

方义：本方中用莲子肉、炒山药、薏苡仁，健脾涩肠，敛肺生津；石榴皮，止泻收敛，杀菌去积；党参、白术，补脾益气，燥湿固表，补气理中；猪苓、茯苓、半枝莲、半边莲，利水消肿，活血化瘀，消肿止痛，清热解毒，软坚消炎，渗湿和中，安神宁心；杜仲、枸杞子，强腰补肾，补肝，强筋骨，助阳健运。各药互相配伍，有健脾止泻，补肾利水，消肿消炎，清热解毒，活血化瘀，安神宁心，软坚散结，补中益气之功效。

三、肾虚风痹

癌瘤，证见疼痛难动，两腿无力，麻木窜疼。大便困难，小便失禁。

舌象：舌暗，苔白。

脉象：脉沉细弦。

证属：肾虚风痹。

治则：治宜补肾养肝，壮阳滋阴，强筋通络，填髓止痛。

方药：可用地斛汤。

熟地黄 24g	山萸肉 12g	石　斛 15g	肉苁蓉 30g	五味子 10g
石菖蒲 3g	女贞子 30g	桑寄生 15g	巴戟天 15g	附　子 10g
肉　桂 6g	丹　参 60g	仙鹤草 50g		

煎服法：一剂药，用开水煎两遍，合在一起。分 2 次服。

方义：本方用熟地黄、山萸肉、女贞子，滋阴补血，补肾养肝，填精敛汗；肉苁蓉、巴戟天、桑寄生，壮阳养血，壮腰益肝，滋肾除湿，填髓祛风，石斛、五味子、石菖蒲，健胃化湿，涩精止泻，生津敛汗，开窍疏风；附子、肉桂，散寒回阳，祛风止痛，化瘀消胀；丹参、仙鹤草，活血化瘀，强心补肾，消满散结，祛瘀生新，清心除烦，消肿消炎，理气止痛。各药综合在一起，有补肾养肝，壮阳滋阴，填髓祛风，除湿化湿，益肝强筋，活血化瘀，开窍疏风，通络止痛，散寒回阳之功效。

第十五节 ▎贫血

癌瘤出现贫血是常见的症状。引起贫血的原因有：癌瘤过度消耗营养物质，癌瘤致使造血因素缺乏（如癌瘤造成铁、叶酸、维生素 B_{12} 等缺乏）。化疗时，用甲氨蝶呤影响造血因素等，都有贫血发生。

造血器官癌瘤，或癌瘤侵入造血器官，如白血病、骨髓瘤、骨髓转移瘤等，多能发生贫血。

癌瘤致使脾功能亢进，如造血系统癌瘤，致使脾脏增大，多发生贫血。

癌瘤引起失血，癌瘤的急性或慢性出血。如胃癌、结肠癌、直肠癌、宫颈癌、肝癌、白血病等出血，均多发生贫血。

放疗、化疗抑制骨髓造血功能，常有发生贫血。

一、阴亏血虚

癌瘤，证见经常发热，疲倦无力，易有感染。

舌象：舌干。

脉象：脉细。

证属：阴亏血虚。

治则：治宜滋阴养血，凉血退热，活血化瘀，活络止痛。

方药：可用黄贞汤加减。

生地黄 30g　黄 精 30g　女贞子 30g　当 归 15g　何首乌 15g
鳖 甲 15g　鸡血藤 50g　菟丝子 10g　红大枣 10 枚

煎服法：一剂药煎两遍，合在一起。分 2 次服。

方义：此方以生地黄、黄精、女贞子，滋阴养血，凉血润燥，补肾养肝；当归、鸡血藤，活血化瘀，舒筋活络，补血止痛；何首乌、鳖甲、菟丝子、大枣，益肝滋肾，益阴除热，软坚消痞，健骨潜阳，宁心明目，健脾益气。这几味药综合，有滋阴养血，补肾养肝，活血化瘀，补血止痛，舒筋活络，软坚消痞，凉血退热，健脾益气，宁心明目，增强抵抗力之功效。

二、阳虚血亏

癌瘤，证见经常心悸，面色㿠白，胸闷气短。

舌象：舌胖苍白。

脉象：脉沉。

证属：阳虚血亏。

治则：治宜壮阳补肾，活血化瘀，强心除烦，补血益肝，补气养胃。

方药：可用丹鹤汤加减。

当　归 15g　　熟地黄 25g　　仙灵脾 15g　　川　芎 10g　　太子参 30g

鸡血藤 50g　　仙鹤草 50g　　丹　参 60g

煎服法：一剂药煎两遍，合在一起。分 2 次服。

方义：本方用当归、熟地黄、川芎，补血益精，滋肾养肝，活血止痛；仙灵脾，补肾壮阳，除湿祛风；太子参，补气养胃，滋养强壮；鸡血藤、仙鹤草、丹参，强心止血，祛瘀生新，理气消满，消坚散结，清心除烦，消炎消肿。诸药综合，有壮阳补肾，滋养强壮，补血益精，滋肾养肝，活血化瘀，补气养胃，强心止血，祛瘀生新，理气消满，清心除烦，止痛消炎之功效。

三、脾虚

癌瘤，证见经常出血，皮下青紫。

舌象：舌上有紫斑片。

脉象：脉弱。

证属：脾虚。

治则：治宜健脾止血。

方药：可用归脾汤加减。

黄　芪 30g　　党　参 20g　　白　术 20g　　云茯苓 15g　　当　归 15g

炒枣仁 25g　　地　榆 20g　　仙鹤草 60g　　茜　草 15g　　三　七 6g

生甘草 3g　　大　枣 6 枚

煎服法：一剂药煎两遍，合在一起。分 2 次服。

四、失血过多

癌瘤，证见血虚心悸，气短疲倦，头昏失眠，面㿠不华，纳呆恶心，失血各症同时出现。

舌象：舌暗。

脉象：脉芤。

治则：治宜补气升阳，补肾滋阴，养血填髓，活血化瘀。

方药：可用鹿地汤加减。

鹿角胶 30g　　仙鹤草 60g　　鸡血藤 30g　　升　麻 6g　　仙灵脾 12g

女贞子 50g　　生地黄 30g　　黄　芪 60g　　党　参 30g　　生甘草 3g

大　枣 10 枚

煎服法：一剂药煎两遍，合在一起。分 2 次服。

方义：本方中用鹿角胶、生地黄、女贞子，滋肾补血，凉血养血，滋阴填髓；仙鹤草、鸡血藤，活血止血，补血强心，软坚祛瘀，推陈致新；升麻、仙灵脾，补肾助阳，祛风除湿；黄芪、党参、生甘草、大枣，补气益血，健脾利水，缓急托里，消肿升阳。各药综合配伍，有养血补血，滋阴填髓，补气升阳，健脾利水，滋肾强心，软坚祛瘀，推陈致新之功效。

五、血热妄行

癌瘤，证见咯血衄血，发热口渴，胸疼，心口疼。

舌象：舌红，苔黄。

脉象：脉数。

证属：血热。

治则：治宜清热滋阴，凉血止血，强心补肾。

方药：可用水蓟汤加减。

水牛角 15g　　生地黄 30g　　丹　皮 12g　　小　蓟 30g　　地　榆 20g

白茅根 30g　　白　及 12g　　仙鹤草 60g　　干荷叶 15g

煎服法：一剂药煎两遍，合在一起。分 2 次服。

方义：本方中用水牛角、生地黄、牡丹皮，清热凉血，活血化瘀；小蓟、地榆，止血收敛；白茅根、白及、仙鹤草、干荷叶，消肿敛血，滋阴强心，活血散瘀，推陈致新。诸药合在一起，有凉血止血，清热滋阴，强心补肾，祛瘀生新之功效。

六、血瘀络阻

癌瘤，证见吐血、下血紫暗或瘀斑，胸腹刺疼，疼有定处。

舌象：舌紫。

脉象：脉涩。

证属：血瘀。

治则：治宜活血化瘀，通络止痛，止血消肿。

方药：可用丹蓟汤加减。

丹　参60g　　儿　茶10g　　三　七6g　　川　芎10g　　小　蓟20g

仙鹤草60g　　地　榆20g　　茜　草15g　　血　竭10g

煎服法：一剂药煎两遍，合在一起。分2次服。

方义：本方中用丹参、三七，化瘀散结，活血止血，止痛软坚，祛瘀生新；儿茶、血竭，清热收湿，生津化痰，止痛消肿；川芎、小蓟、仙鹤草，活血化瘀，滋阴强心，通络消炎；地榆、茜草，泻火凉血，止血收敛。这些药综合配伍，有活血化瘀，止痛散结，祛瘀生新，止血消肿，通络软坚，凉血收敛之功效。

七、毒火伤络

癌瘤，证见咯血，尿血紫红，高热，口燥咽干，心烦渴饮。

舌象；舌绛，苔黄厚。

脉象：脉实大。

证属：毒火伤络。

治则：治宜清热解毒，凉血降火，强心止血。

方药：可用紫棕汤加减。

黄　连10g　　小　蓟30g　　紫　草20g　　仙鹤草60g　　棕　炭20g

生地黄30g　　水牛角20g

煎服法：一剂药煎两遍，合在一起。分2次服。

方义：本方用黄连、水牛角，清热解毒，凉血泻火；小蓟，紫草、生地黄，清血滋阴，敛血润燥；仙鹤草、棕炭，强心止血，软坚活血，泄热益络，祛瘀生新。各药配合，有清热解毒，凉血泻火，滋阴润燥，强心止血，软坚化瘀，益络敛血，推陈致新之功效。

八、脾不统血

癌瘤，证见大量出血，便血或血崩，腹疼气短，肢冷喜暖。

舌象：舌淡，苔白。

脉象：脉沉细。

证属：脾不统血。

治则：治宜补中益气，健脾摄血，补气通络。

方药：可用芪榆汤加减。

黄　芪60g　　党　参30g　　薏苡仁30g　　　白　及12g　　仙鹤草50g

荷　叶15g　　地　榆20g　　椿根白皮15g　　料姜石60g　　生甘草3g

大　枣6枚　　阿　胶（烊化）30g

煎服法：一剂药煎两遍，合在一起。分2次服。

方义：本方中用黄芪、党参、生甘草、大枣，补气健脾；阿胶、白及、仙鹤草，滋阴强心，活血止血，祛瘀生新；荷叶、地榆、椿根白皮、料姜石，养血敛血，软坚化瘀，消肿止痛；薏苡仁，益脾渗湿，排脓利水。诸药综合一起，有补中益气，健脾摄血，止血止痛，渗湿利水，消肿祛瘀，滋阴强心，补气通络，活血补血之功效。

九、肾虚髓伤

癌瘤，证见出血色淡，腰疼腿软，疲倦无力。

舌象：舌光，少苔。

脉象：脉沉。

证属：肾虚髓伤。

治则：治宜滋阴补肾，养血填髓，凉血止血。

方药：可用地脂汤加减。

生地黄30g　　补骨脂30g　　女贞子50g　　鹿角胶30g　　小　蓟30g

肉苁蓉30g　　当　归15g　　大　枣6枚

煎服法：一剂药煎两遍，合在一起。分2次服。

方义：本方用补骨脂、女贞子、肉苁蓉，补肾填髓，滋阴补血；生地黄、鹿角胶、小蓟，滋肾养血，止血凉血；当归、大枣，健脾补血，活血止痛。各药互相配合，有滋阴补肾，养血填髓，凉血止血，活血止痛，壮腰补血之功效。

十、贫血严重

癌瘤，出现严重的贫血，不分部位、证候及引起贫血的因素，除根据证候用药外，并可加服蛋矾散：

鸡蛋壳（焙黄）60g　　料姜石 60g　　皂　矾 50g　　红人参 30g
山慈菇 50g

制服法：共研为细粉。每次服 1～3g，1 日 3 次。开水送服。

方义：本方中用红人参、皂矾，补气补血，燥湿固脱；山慈菇，清热解毒，化痰生津；料姜石、鸡蛋壳，和胃健脾，降逆镇冲，推动物质代谢，促进组织生命物质的补充。5 味药综合起来，有补气血，生津固脱，清热解毒，消炎消肿，和胃健脾，燥湿祛痰，软坚散结，降逆镇冲，促进人体内氧和二氧化碳交换，促进物质代谢及组织生命物质补充，并有抗癌防癌、抗衰老之功效。

第十六节 ▌ 消瘦

消瘦是癌瘤病人多见的重要症状之一。在晚期癌瘤，或消化系统癌瘤，多出现消瘦。癌瘤不断进展，致使机体分解代谢增加，消化与吸收功能障碍。合并继发感染，消耗营养物质过多。咽、喉、食管等癌瘤，引起吞咽困难，甚至梗阻，而摄食过少，形成消瘦。所有的癌瘤晚期，因消耗营养过多，都可出现消瘦。在癌瘤手术，或化疗，或其他各种攻伐的方法治疗之后，有些病人难于恢复原状，甚至体重继续下降，会出现消瘦。

一、瘀阻脾胃

癌瘤，证见身体消瘦，饮食难下，心口疼痛，噎膈，腹胀满闷，梗阻便干。

舌象：舌暗紫。

脉象：脉弦数。

证属：瘀阻。

治则：治宜宽肠快膈，逐瘀通幽，攻积导滞，理气止痛。

方药：可用桃蔻汤加减。

莱菔子 30g 　　陈　皮 10g 　　水红花子 10g 　　清半夏 12g 　　旋覆花 10g

代赭石 10g 　　桃　仁 10g 　　大　黄 10g 　　枳　实 10g 　　山　楂 30g

煎服法：一剂药煎两遍，合在一起。分 2 次服。

方义：本方内以莱菔子、陈橘皮、枳实，消食祛痰，降气除胀，宽肠快膈，利气止痛；水红花子、山楂，散血止痛，消积健胃，活血化瘀；清半夏、旋覆花、代赭石，降逆镇冲，止呕进食；桃仁、大黄，攻积导滞，凉血散瘀，通幽泻火，破瘀软坚。各味药配合在一起，有宽肠快膈，散瘀通幽，消食除胀，利气止痛，攻积导滞，逐瘀攻坚，祛痰止呕，镇冲降逆之功效。

二、脾肾两虚

癌瘤，证见体倦无力，心口寒冷，腰酸腿软，贫血羸瘦。

舌象：舌淡，少苔。

脉象：脉沉细。

证属：脾肾两虚。

治则：治宜健脾开胃，补肾养肝，益气升阳。

方药：可用杜术汤加减。

黄　芪 60g 　　枸杞子 30g 　　苍　术 15g 　　当　归 15g 　　熟地黄 20g

肉　桂 6g 　　附　子 10g 　　杜　仲 30g 　　大枣 6 枚

煎服法：一剂药用开水煎两遍，合在一起。分 2 次服。

方义：本方用黄芪、苍术、大枣，补气升阳，健脾强胃，燥湿利水，固表止汗；枸杞子、杜仲、熟地黄，补肾益肝，滋阴养血，强筋壮腰；肉桂、附子，散寒回阳，祛风止痛；当归，活血化瘀。诸药综合配伍，有健脾开胃，益气升阳，补肾养肝，滋阴壮腰，养血强筋，燥湿利水，止痛活血，回阳散寒之功效。

三、胃呆脾滞

癌瘤，证见食后难消，不思饮食，胃胀泛吐，大便不畅。

舌象：舌苔厚腻。

脉象：脉沉弦。

证属：胃呆脾滞。

治则：治宜开胃健脾，消食导滞，降逆止呕，消胀利便。

方药：可用金楂汤加减。

云茯苓 15g　　陈橘皮 10g　　清半夏 10g　　建神曲 10g　　东山楂 30g

炒麦芽 30g　　鸡内金 15g　　藿　香 10g　　砂　仁 10g　　槟　榔 15g

煎服法：一剂药煎两遍，合在一起。分 2 次服。

方义：本方用东山楂、鸡内金、建神曲、麦芽，消食破积，开胃进食；清半夏、陈橘皮、白茯苓，降逆止呕，消痞散结，健脾和中，燥湿化痰，利水宁心；藿香、砂仁、槟榔，健胃止呕，消积行水，消胀软坚。10 味药配伍，有开胃健脾，消积杀虫，散瘀化痰，降逆止呕，消胀利水，软坚化瘀，宁心安神，燥湿和中，消痞散结之功效。

第十七节 ▏耳鸣、耳聋及耳痛

有的癌瘤病人，会出现耳鸣、耳聋及耳痛的症状。在脑及听神经的癌瘤，有时在听觉中枢部位的癌瘤，可遇到耳鸣、耳聋及耳痛，但比较少见。听神经癌瘤，常在面神经麻痹的同时，伴有听力丧失、眩晕、眼球震颤、恶心、视盘水肿和颅神经被压迫。

在中耳，由于癌瘤压迫，或侵犯耳部神经，或合并出血、流脓，或恶臭分泌物等，均可引起耳鸣、耳聋及耳痛。原发性癌瘤病人，常有中耳炎病史。转移的癌瘤，由外耳道、鼻咽部、颅底部位转移而来，常出现耳鸣、耳聋及耳痛症状。一般开始时，单侧听力减弱、耳鸣或重听，进一步出现耳内隐痛，继之持续性疼痛，并常反射到头或乳突部位，晚期疼痛剧烈。

在鼻咽部位，由于鼻咽腔侧壁的癌瘤，在早期可引起听觉方面的症状。这些症状的出现，多是癌瘤阻塞，或压迫耳咽管的咽部开口，故出现该侧阻塞性耳鸣、耳聋及耳痛，还有重听。有的病人，还可引起耳内流脓或疼痛。同时，耳后颈淋巴结肿大等。

一、肾虚耳鸣

癌瘤，证见初起耳鸣，逐渐耳聋，进一步发展更加严重，甚至一点声音也听不见，头疼。

舌象：舌暗。

脉象：脉沉。

证属：肾虚。

治则：治宜补肾养肝，清热利湿，填髓滋阴，清音聪耳。

方药：可用地贞汤加减。

党　参15g　　熟地黄20g　　生地黄20g　　麦门冬15g　　天门冬15g

黄　柏10g　　云茯苓15g　　焦杜仲30g　　牛·膝12g　　女贞子30g

山萸肉15g　　桑寄生15g　　核桃仁30g

煎服法：一剂药煎两遍，合在一起。分2次服。

方义：本方中用生熟地黄、女贞子、山萸肉，滋阴补肾，养肝聪耳；麦门冬、天门冬、黄柏，养胃生津，清热利湿，清心润肺；党参、茯苓，补中益气，宁心安神，利水渗湿，和中健脾；焦杜仲、牛膝、桑寄生、核桃仁，强肾养筋，益肝壮阳，除湿祛风，填精补肾。众药综合，有补肾补血，养肝强筋，补中益气，健脾和中，壮阳滋阴，养胃生津，清热利湿，填精宁心，清音聪耳之功效。

二、肝火上炎

癌瘤，证见耳内堵塞，时时胀疼，耳鸣耳聋，鼻腔闭塞。

舌象：舌紫。

脉象：脉弦数。

证属：肝火上炎。

治则：治宜清热解毒，柔肝清肝，止痛消肿，活血化瘀。

方药：可用桃菊汤加减。

野菊花30g　　柴　胡10g　　荆　芥10g　　黄　芩12g　　重　楼10g

防　风10g　　丹　参30g　　苍耳子12g　　赤芍药15g　　牡丹皮10g

桃　仁10g

煎服法：一剂药煎两遍，合在一起。分2次服。

方义：本方中用野菊花、重楼，清热解毒，消肿止痛，息风解痉；桃仁、赤芍药、丹参、牡丹皮，活血化瘀，软坚散结；柴胡、黄芩，清肝消炎；防风、荆芥、苍耳子，祛风通塞。诸药互相配伍，有清热解毒，消肿止痛，活血化瘀，祛风通塞，消炎解痉，息风柔肝，渗湿利水之功效。

三、阴虚火旺

癌瘤，证见头痛耳鸣，耳疼耳聋，咽疼，鼻闭，颈部肿胀。

舌象：舌绛，苔黄。

脉象：脉沉弦。

证属：阴虚火旺（聋痛并重）。

治则：治宜滋阴补肾，清热解毒，泻火消炎，消肿止痛。

方药：可用地山汤加减。

知　母 12g	黄　柏 12g	生地黄 24g	山　药 12g	山萸肉 12g
丹　皮 9g	云茯苓 9g	猪　苓 30g	山豆根 10g	苍耳子 10g
重　楼 10g				

煎服法：一剂药煎两遍，合在一起。分 2 次服。

方义：本方用山药、山萸肉、生地黄，滋阴补肾，凉血养肝；知母、黄柏，清热利湿，补阳泻火；茯苓，渗湿利水，宁神健脾；丹皮、苍耳子，活血通塞；山豆根、重楼，清热解毒，消肿止痛。各药配伍在一起，有滋阴补肾，清热解毒，消肿止痛，凉血养肝，泻火消炎，活血化瘀，渗湿利水之功效。

第十八节 ┃ 上肢浮肿

　　癌瘤病人的上肢浮肿症状出现，多数是单侧发生的胸内癌瘤（如肺癌、淋巴癌瘤、纵隔癌瘤、晚期气管癌及食管癌等），直接或间接压迫上腔静脉，会发生上肢浮肿。同时，也可发生面部、颈部或胸部水肿，形成所谓"披肩状"水肿。并伴有颈静脉怒张，前胸表浅静脉扩张，血流方向向下；或兼有发绀、咳嗽、气促、声音嘶哑、胸水、腹水等症状。

　　在乳腺癌瘤根治手术之后，因瘢痕压迫，或损伤淋巴、血管过多及腋窝淋巴结转移，常能引起单侧上肢浮肿、胀疼。

　　在乳腺癌瘤、喉癌瘤，或甲状腺癌瘤淋巴结转移等，或放疗引起局部纤维增生，破坏颈、肩、肘附近淋巴管网，影响回流发生障碍，出现上肢浮肿，并出现皮肤晦暗黧黑、皮肤变厚、功能障碍等。

一、血瘀阻络

癌瘤，证见上肢浮肿，胸闷气短，呼吸困难，不能平卧，肩、背疼。

舌象：舌干紫。

脉象：脉弦。

证属：血瘀阻络。

治则：治宜散风除湿，通经疏络，活血化瘀，理气止痛。

方药：可用羌灵汤加减。

防　风 10g　　羌　活 10g　　桂　枝 12g　　葛　根 15g　　当　归 15g

川　芎 6g　　威灵仙 30g　　鸡血藤 60g　　红人参 10g　　土鳖虫 10g

佛　手 15g　　延胡索 15g　　生甘草 3g

煎服法：一剂药煎两遍，合在一起。分 2 次服。

方义：本方用羌活、防风、威灵仙，祛风止痛，散寒通痹，通络除湿；桂枝、葛根、生甘草，发表解肌，通阳化气；当归、川芎、鸡血藤、土鳖虫，活血化瘀，通经止痛，消积散结；红人参，补气养阴；佛手、延胡索，止痛理气。这些药综合配伍，有活血化瘀，理气止痛，通经疏络，散风除湿，解肌通阳，解痹散寒，消肿解郁，补气养阴，消积散结之功效。

二、湿困脾土

癌瘤，证见疲倦无力，上肢浮肿。大便稀溏。

舌象：舌苔白厚。

脉象：脉沉滑。

证属：湿困脾土。

治则：治宜补气升阳，健脾利湿，消积行水，温中散寒。

方药：可用芪术汤加减。

黄　芪 60g　　防　己 12g　　云茯苓 30g　　茅苍术 12g　　川厚朴 10g

槟　榔 15g　　炮　姜 10g　　薏苡仁 60g　　山慈菇 30g　　猪　苓 30g

煎服法：一剂药煎两遍，合在一起。分 2 次服。

方义：本方用黄芪、防己，补气托里，升阳利水，消肿止痛；苍术、薏苡仁，健脾燥湿；茯苓、猪苓，利尿渗湿，和中安神；川厚朴、槟榔，消积行水，消胀健胃；山慈菇，清热解毒，消肿散结；炮姜，温里祛寒，健胃消食。诸药合并，有补气升阳，健脾利湿，消积行水，活血化瘀，清热解毒，消肿散结，温中散寒，固土止泻之功效。

第十九节 ┃ 下肢浮肿

癌瘤病人下肢浮肿的症状，多是由于宫颈癌、卵巢癌的压迫或癌瘤组织侵入血管内，致使下腔静脉阻塞。也有盆腔癌瘤压迫，或术后瘢痕压迫，或淋巴结转移，或放疗纤维组织增生等，均可引起下肢浮肿。并常伴有腹胀，腹壁静脉曲张，腿及阴囊水肿，可发生肝、脾肿大等症状。

一、湿热瘀毒

癌瘤，证见下肢浮肿，皮肤紧张、发硬，腹胀腹疼。大便秘结，小便不利。

舌象：舌苔黄。

脉象：脉弦数。

证属：湿热瘀毒。

治则：治宜解毒泻火，利尿除湿，导滞通便。

方药：可用牵贼汤加减。

云茯苓皮 30g	小茴香 12g	大　黄 10g	大腹皮 30g
陈橘皮 10g	桑白皮 10g	半边莲 30g	木　贼 30g
茅　根 30g	二丑（牵牛子）10g		

煎服法：一剂药煎两遍，合在一起。分2次服。

方义：本方用二丑、大黄，攻积导滞，逐水消肿，泻火散瘀；小茴香、半边莲、大腹皮，利水消肿，止痛散结；茯苓皮、陈橘皮、桑白皮，利尿渗湿；木贼、茅根，行水软坚。综合诸药，有解毒泻火，导滞通便，逐水消胀，理气止痛，利尿除湿，化瘀软坚之功效。

二、阴水肾虚

癌瘤，证见下肢水肿，腿发冷，腰酸腿软，肉瞤筋惕。夜尿频数，尿量少。

舌象：舌暗，苔白。

脉象：脉沉细。

证属：阴水。

治则：治宜温肾补肾，助阳壮腰，利水通淋。

方药：可用附苓汤加减。

附　子 10g　　干　姜 10g　　白　术 12g　　白　芍 15g　　云茯苓 30g

桑寄生 12g　　当　归 15g　　车前子 30g　　仙灵脾 12g　　仙　茅 12g

猪　苓 60g

煎服法：一剂药用开水煎两遍，合在一起。分 2 次服。

方义：本方用附子、干姜，回阳温肾；茯苓、猪苓，渗湿利水，安神宁心；桑寄生、仙灵脾、仙茅，补肾养肝，除风祛湿，助阳壮腰；白术，燥湿补脾；白芍药、当归，柔肝养血，平抑肝阳，补血敛阳；车前子，利水通淋。这些药综合配伍，有温肾补肾，助阳壮腰，柔肝养血，利水通淋，燥湿消肿，健脾补血，宁心安神，补血敛阴，平抑肝阳，祛风止痛，回阳救逆之功效。

第二十节 ┃ 肿块

肿块为癌瘤主要症状之一，常因肿块的部位、大小与性质不同而表现不同。一般在生长初期，肿块很小，或是浸润性生长，不易发现。生长了一定阶段，因肿块压迫梗阻及并发症而被发现。发现后，一般多属中、晚期癌瘤。

颈部淋巴结肿块，多见于恶性淋巴瘤或其他癌瘤颈部淋巴结转移。淋巴瘤早期，常为颈部慢性的、无痛性的和无炎症的局限性的进行性肿大。肿大多为单侧性的增大，早期一般质地较软，有活动，无压痛。增大迅速时，质地坚硬，伴有压痛。有的肿块，可暂时自行缩小。晚期广泛肿大时，伴有肝、脾肿大、发热、消瘦症状，由于肿块压迫，还出现咳嗽、气促、腹痛、恶心、呕吐等症状。

急性淋巴细胞白血病，淋巴结肿大常比较明显。在慢性淋巴细胞白血病，淋巴结肿大多不甚明显。但分布广泛，无压痛，没有互相粘连，没有溃破倾向，常伴有肝、脾肿大。

癌瘤颈部淋巴结转移，初起多是单发，硬实，无压痛，上部皮肤正常，多个互相粘连，并与基底黏着，没有移动性的团块。鼻咽癌颈淋巴结转移，常是一侧性耳后硬结，多数在乳突下与下颌角之间和颈上部胸锁乳突肌后。深部的淋巴结转移，癌瘤则不断增大。

甲状腺乳突状腺癌，生长缓慢，也有淋巴结转移。

乳腺癌淋巴结转移，先转移至腋窝淋巴结，继而，是颈部及锁骨上淋巴结。

胃癌，或支气管、食管、纵隔、胰腺等脏器的晚期癌瘤，常是锁骨上淋巴结转移。

甲状腺肿块，常见于甲状腺瘤，多为圆形，或椭圆形，边缘清楚，表面光滑，质地柔软，不粘连，随吞咽运动上下移动。

甲状腺乳头状腺癌，生长缓慢，病期较长，颈部淋巴结转移较晚。远处转移较少，常有癌瘤浸润到周围组织。

滤泡性腺癌，多发生于中年，转移途径主要是经血液转移至骨、肺，有经淋巴结转移的。

未分化癌，为实质性硬块，除侵及甲状腺组织外，能侵入周围肌肉及结缔组织，也能侵及食管、气管、大血管，造成血行转移，恶性度极高，多见于老年人。

一、气滞血瘀

癌瘤，证见肿块形态不定，常有压痛。

舌象：舌紫瘀斑。

脉象：脉涩。

证属：气滞血瘀。

治则：治宜攻坚破积，行气化瘀，解瘀止痛。

方药：可用桃参汤加减。

丹　参 60g　　水　蛭 10g　　仙鹤草 60g　　桃　仁 15g　　郁　金 15g
没　药 10g　　乳　香 10g　　三　七 6g　　五灵脂 10g　　苦　参 30g

煎服法：一剂药煎两遍，合在一起。分 2 次服。

方义：本方用丹参、水蛭、桃仁、五灵脂，活血化瘀，行气止痛，软坚散结；仙鹤草、三七，祛瘀生新，养血止血；郁金、苦参，燥湿解郁，消肿消瘰；乳香、没药止痛。综合起来，有破积散结，行气化瘀，祛瘀生新，攻坚消积，止痛解郁，养血止血之功效。

二、痰核积聚

癌瘤，证见肿块光滑，体表结节，常为多发。

舌象：舌苔厚。

脉象：脉滑。

证属：痰核积聚。

治则：治宜活血化瘀，攻坚破积，消肿消结。

方药：用藻楞汤加减。

海　藻 12g　　海蛤壳 15g　　僵　蚕 10g　　土贝母 20g　　山慈菇 30g

黄药子 15g　　瓦楞子 30g　　瓜　蒌 30g　　苦　参 30g

煎服法：一剂药煎两遍，合在一起。分 2 次服。

方义：本方用海藻、黄药子、海蛤壳，消痰散结，解毒消肿，化瘿瘤，凉血止血；土贝母、山慈菇，清热解毒，软坚化瘀；僵蚕、苦参、瓦楞子，攻坚破积，燥湿消痞；瓜蒌，宽胸祛痰，清热润肠。诸药互相配伍，有活血化瘀，攻坚破积，消瘿瘤，燥湿化痰，消肿止痛，清热解毒，凉血止血，消积散结之功效。

三、蕴毒癥结

癌瘤，证见肿块坚硬，常在体腔。

舌象：舌绛。

脉象：脉弦。

证属：蕴毒癥结。

治则：治宜祛毒散结，攻坚破积，化瘀消癥。

方药：可用莪丹汤加减。

紫石英 15g　　龙　葵 30g　　莪　术 15g　　桃　仁 10g　　三　棱 10g

瓦楞子 30g　　丹　参 50g　　水红花子 20g

煎服法：一剂药煎两遍，合在一起。分 2 次服。

方义：本方用龙葵、紫石英、瓦楞子，清热解毒，攻坚破积；莪术、三棱、桃仁、丹参、水红花子，活血化瘀，消癥散结，祛瘀生新。8 味药配伍一起，有散结祛毒，攻坚破积，活血化瘀，清热消炎，消肿消癥之功效。

四、急结

癌瘤，证见肿块结节，疼痛，根盘散漫，颈项强痛，虚热。

舌象：舌苔黄。

脉象：脉数。

治则：治宜清热解毒，疏风解郁，活血化瘀，化痰散结。

方药：可用丹夏汤加减。

牛蒡子 15g　　连　翘 30g　　丹　皮 12g　　元　参 20g　　丹　参 50g

夏枯草 30g　　山豆根 10g　　板蓝根 30g　　瓜　蒌 30g　　海　藻 12g

煎服法：一剂药煎两遍，合在一起。分 2 次服。

方义：本方以牛蒡子、板蓝根、连翘，清热解毒；丹皮、丹参，活血化瘀，消肿止痛；元参、夏枯草、海藻，疏风祛瘀，化痰散结，清肝解郁；瓜蒌、山豆根，解毒消肿，解热宽胸，消炎止痛。各味药综合配伍，有清热解毒，活血化瘀，化痰散结，疏风解郁，攻坚消积，消炎消肿，补虚止痛之功效。

五、慢结

癌瘤，证见结节串发，坚硬不疼，不热。

舌象：舌紫。

脉象：脉弦。

治则：治宜疏肝解郁，化瘀散结，活血化瘀，消肿止痛。

方药：可用柴豆汤加减。

柴　胡 10g　　当　归 15g　　赤芍药 15g　　川　芎 10g　　瓜　蒌 30g

生地黄 20g　　天花粉 30g　　丹　参 60g　　山豆根 10g　　重　楼 10g

煎服法：一剂药煎两遍，合在一起。分 2 次服。

方义：本方用柴胡、当归、赤芍药，疏肝解郁，补血活血；川芎、生地黄、丹参，养血凉血，祛瘀生新；瓜蒌、天花粉，清热化痰，滋阴生津；山豆根、重楼，清热解毒，消肿止痛。10 味药综合配伍，有疏肝解郁，活血化瘀，补血凉血，化痰散结，消肿止痛，养血消炎之功效。

六、气血凝滞

癌瘤，证见结节先软后硬，潮热盗汗，疲倦，消瘦。

舌象：舌淡，苔白。

脉象：脉沉细。

证属：气血凝滞。

治则：治宜补气生津，利气养血，活血化瘀。

方药：可用参芪汤加减。

红人参 12g　　云茯苓 15g　　陈橘皮 10g　　香附子 10g　　熟地黄 30g

川　芎 10g　　当　归 15g　　白芍药 15g　　白　术 20g　　薏苡仁 30g

女贞子 30g　　黄　芪 60g

煎服法：一剂药煎两遍，合在一起。分 2 次服。

方义：本方用黄芪、人参，补气生津，升阳强壮；云茯苓、陈橘皮、香附子，理脾渗湿，利气养血；当归、川芎、白芍药、熟地黄，滋阴补血，活血止痛；白术、薏苡仁，燥湿健脾，利水益肺；女贞子，补肾养肝。诸药配伍，有补气生津，利气养血，升阳强壮，补肾养肝，燥湿散结，滋阴益肺，活血化瘀，解凝清热之功效。

七、痰湿瘀结

癌瘤，证见可活动之肿块，皮色不变，软硬相兼，粘连较少，颈部经常出现结节、疙瘩。

舌象：舌苔白腻。

脉象：脉滑。

证属：痰湿瘀结。

方药：可用海鹤汤加减。

海　藻 12g　　昆　布 12g　　海　带 12g　　苍　术 12g　　清半夏 15g

当　归 15g　　川　芎 10g　　黄药子 20g　　丹　参 60g　　仙鹤草 60g

煎服法：一剂药煎两遍，合在一起。分 2 次服。

方义：本方用海藻、昆布、海带，消痰散结，溶解瘿瘤；苍术、半夏，燥湿祛痰；当归、川芎、丹参，活血化瘀，止痛养血；黄药子、仙鹤草，解毒消肿，凉血止血，滋阴消坚。各药配合一起，有化痰散结，软坚化瘀，解毒消肿，燥湿祛痰，凉血止血，活血消炎之功效。

八、气血留滞

癌瘤，证见肿块较硬，青筋盘曲，气闷气短，病人气虚，忿怒时作。

舌象：舌紫焦。

脉象：脉弦细。

证属：气血留滞。

治则：治宜活血化瘀，攻坚破结，理气止痛，补气益脾。

方药：可用茋参汤加减。

人　参 10g　　当　归 15g　　天花粉 30g　　三　棱 10g　　莪　术 15g

香附子 12g　　清半夏 15g　　胆南星 10g　　云茯苓 15g　　陈橘皮 10g

女贞子 30g

煎服法：一剂药煎两遍，合在一起。分 2 次服。

方义：本方用人参，补气生津，安神益脾；当归、三棱、莪术，活血化瘀，止痛软坚；天花粉、女贞子，止渴降火，补肾养肝；香附子、清半夏、胆南星，理气解郁，燥湿化痰，消痞散结，祛风镇痉；茯苓、陈橘皮，健脾和中，渗湿利水。诸药综合起来，有活血化瘀，攻坚破积，补气益脾，理气止痛，补肾养肝，祛风解郁，燥湿化痰，消痞散结之功效。

九、毒热郁肝

癌瘤，证见肿块形似蒸馍，不能活动，进展很快，并有头痛。

舌象：舌暗，有瘀斑。

脉象：脉弦数。

证属：毒热郁肝。

治则：治宜泻热清肝，行气解郁，清热解毒。

方药：可用荟金汤加减。

芦　荟 10g　　黄　连 10g　　青　皮 10g　　昆　布 12g　　海　藻 12g

当　归 15g　　川　芎 10g　　生地黄 30g　　赤芍药 15g　　丹　参 60g

郁　金 15g

煎服法：一剂药煎两遍，合在一起。分 2 次服。

方义：本方用芦荟、黄连，泻热凉肝，清热解毒，燥湿消炎；昆布、海藻，消痰结，散瘿瘤；青皮、郁金，行气解郁，破瘀止痛，疏肝理气；当归、川芎、生地黄、赤芍药、丹参，活血化瘀，养血补血。这些药综合在一起，有泻热凉肝，清热解毒，化痰散结，消瘿瘤，行气解郁，燥湿消炎，疏肝理气，破瘀软坚，养血补血之功效。

第二十一节 ▌硬块

硬块，也是癌瘤病人多发生在很多部位的症状。

在口腔的硬块，发病率较高，多数是鳞状上皮癌。部位多在齿龈、舌、腭、唇。口腔癌瘤，早期即可形成溃疡，故容易发现。溃烂特点是：表面色红，容易出血，边缘隆起，质地坚硬，周围不整齐，基底凹凸不平，发展快，常有颈部及颌下淋巴结转移。早期手术或放疗效果虽好，但多有复发的危险。

在口唇的硬块，多见于外突型唇癌，初起黏膜肥厚，继之广泛硬结，向外呈菜花状突出，表面溃烂。疣状型唇癌，蔓延较慢，多不转移。晚期唇癌，常向深肤层浸润，颌下、颈部、耳前淋巴结多有转移。

在乳腺的硬块，为乳腺癌的首发症状。初起很小，多局限在一处，逐渐增大。一般是单个，不痛，质硬而韧。有的坚硬如石，边缘不整齐，表面不光滑，稍有结节感。也有一部分质软，如橡皮样，或囊性感的粘连。髓样癌、乳头状囊腺癌等，恶性度较高，单线癌、硬癌、髓样癌，好发生在乳腺的中间带部分。湿疹样癌，好发生在乳晕、乳头部位。包块早期与中期均能活动，到晚期侵犯到乳房组织、胸大肌则活动受限。晚期乳腺表面呈橘皮样变、水肿、粘连，甚至有卫星结节（癌结）。在发现乳头抬高、固定、回缩，按之较硬的包块，要注意乳头下方附近癌变。

乳腺肉瘤，体积较大，一般无痛，覆盖皮肤较薄，光亮，发红，静脉曲张。乳头不内陷，发展较快，晚期菜花样破溃，容易侵犯胸大肌而固定。常由血液转移至肺、肝、脑、骨等部位。

炎性乳癌，起病急，发展快，多数发生在妊娠或哺乳期。硬块弥漫肿大，乳腺大部或全部受累，没有明显界限。患处皮肤水肿，好像橘子皮样，硬块炎性肿大，皮肤突然变色、发红，多是急性浸润，恶性度很高，预后极差。

男性乳癌，硬块位于乳头与乳晕附近。早期可粘连固定，很快侵及胸肌、骨骼，并向远处转移。

右胁下的硬块，在原发性肝癌发病率较高。肝脏常进行性肿大，多为隆起的硬块，表面不平，质地坚硬。部分病人，伴有脾肿大，到晚期可出现黄疸、腹水或出血等。黄疸进行性加重，腹水常为血性，可查到癌细胞。严重的肝癌，可以破裂、出血、剧烈疼痛、肝昏迷及全身衰竭等。在继发性肝癌，多由胃、肠、胰腺、子宫、卵巢、前列腺、膀胱、乳房、肺及腹膜后组织的癌瘤转移而来。肝内肿块常为多数，触诊常是大小不等的多个结节或硬块。

在中、上腹部的硬块。常见的多为胃癌，硬块坚实、境界不清，外形不规则，可以推动，在推时稍有疼痛。到晚期，与周围组织粘连，形成大团块，常同时出现左锁骨上淋巴结及盆腔直肠窝转移。病人羸瘦、贫血、衰弱，常伴有梗阻。中、上腹部的硬块，在恶性淋巴瘤、胰腺瘤，也可以见到。胰腺癌与壶腹周围癌，在上腹部，或左或右，都可能见到硬块，外形不规则，结节状，质地较硬，多为固定。少数随呼吸稍有移动，轻度压痛，常伴有恶心与黄疸等症状。

在右下腹部的硬块。盲肠癌多数在右下腹部，可触及质地坚实，边缘不规则的肿块。同时，伴有右侧腹部或上腹部不适感，并有食欲不振、腹泻、黏液便或硬块便等症状，也有便血与继发性贫血的出现。并应重视阑尾类癌，肿物增大时，可能触及硬块，比较能够活动。恶性卵巢癌的肿块多是实质性结节状，表面凹凸不平，肿块较固定，移动性极小，生长较快，早期可出现压迫症状，多有血性腹水，并可找到癌细胞。

在左腹部的硬块。乙状结肠癌上端，或癌向邻近组织浸润发展，在左下腹部可触及结节状、移动性较小的硬块，并伴有腹泻、便血及大便变形等症状。

在腰部的硬块。肾癌，可触及包块，并有血尿及疼痛症状。肾癌占肾全部肿瘤的大部分，能摸到的是少数；肾盂癌，摸到肿块的更是少数，常见的症状是血尿；肾母细胞瘤，是婴儿常见的恶性肿瘤之一。肿块，是常见的最重要的体征。在肾区，可摸到光滑、较硬、进行性增大的肿块，坚硬向外，形状不规则。增长较快，多为恶性。

在下腹部的硬块。在膀胱、子宫及盆腔癌瘤，可在中、下腹部触及包块。

在腹部不定位的硬块，常为继发性。多数由胃癌、胰腺癌、肝癌、乳腺癌等经血行转移而来。在腹部，可以摸到大小不等、形状不规则、质地坚实的硬块。有弥散性播散，常产生大量腹水，肿块很难摸到，多为胃、肝、胰、结肠、直肠、卵巢癌瘤晚期，常有贫血和进行性消瘦等症状。

一、实火

癌瘤，证见口腔硬块，局部红肿、疼痛，表面溃烂。

舌象：舌紫红，苔黄厚。

脉象：脉弦数。

证属：实火。

治则：治宜清心降火。

方药：可用芩菊汤加减。

黄　芩 12g　　大　黄 10g　　野菊花 30g　　桔　梗 10g　　连　翘 30g

生甘草 3g

煎服法：一剂药煎两遍，合在一起。分 2 次服。

方义：本方以黄芩、大黄，清热泻火，解毒导滞；野菊花、连翘，清热解毒，消肿散结；桔梗、生甘草，消痰利咽，润肺止痛。各药相合，有泻火清心，清热解毒，消肿散结，宣肺利咽，消炎止痛，导滞降火之功效。

二、结节白斑

癌瘤，证见口腔硬块，局部色淡发白或白斑，结节表面凹凸不平。

舌象：舌紫暗。

脉象：脉沉弦。

治则：治宜活血化瘀，软坚散结。

方药：可用丹菇汤加减。

丹　参 60g　　当　归 15g　　川　芎 10g　　赤芍药 15g　　红　花 10g

莪　术 15g　　三　棱 10g　　僵　蚕 10g　　山慈菇 30g　　瓦楞子 30g

煎服法：一剂药煎两遍，合在一起。分 2 次服。

方义：本方用丹参、红花、三棱、莪术，活血化瘀，软坚散结；当归、川芎、赤芍药，补血养血；僵蚕、山慈菇、瓦楞子，清热解毒，消痈消肿，攻坚破积。诸药配伍，有活血化瘀，软坚散结，清热解毒，祛瘀生新，养血补血，消痈消肿，消炎止痛之功效。

三、肾虚瘀毒

癌瘤，证见硬块肿处牙齿松动、脱落。

舌象：舌淡，苔白。

脉象：脉沉细。

证属：肾虚瘀毒。

治则：治宜滋阴益肾，活血化瘀，养血壮骨，清热解毒。

方药：可用棱地汤加减。

生地黄 30g　　天花粉 30g　　粉丹皮 10g　　三　棱 10g　　莪　术 10g

仙鹤草 50g　　补骨脂 30g　　肉苁蓉 30g　　女贞子 30g　　重　楼 10g

生甘草 3g

煎服法：一剂药煎两遍，合在一起。分 2 次服。

方义：本方以生地黄、补骨脂、肉苁蓉，补肾滋阴，壮骨养血；粉丹皮、三棱、莪术，活血化瘀，破积攻坚；仙鹤草，滋阴强心，软坚散结；天花粉、女贞子、生甘草、重楼，清热解毒，养阴生津，消肿止痛。各药互相配合，有滋阴补肾，强腰壮骨，补血凉血，活血化瘀，强心养血，软坚散结，清热解毒，养阴生津，消坚破积之效。

四、痰郁凝结

癌瘤，证见乳腺硬块光滑，不红不肿。

舌象：舌苔白腻。

脉象：脉沉滑。

证属：痰郁凝结。

治则：治宜化痰散结，疏肝解郁，软坚消积。

方药：可用瓜楼汤加减。

| 瓜　蒌 30g | 当　归 15g | 白芍药 15g | 海　藻 12g | 茅苍术 12g |
| 夏枯草 30g | 柴　胡 10g | 郁　金 15g | 瓦楞子 30g | 大　枣 6 枚 |

煎服法：一剂药煎两遍，合在一起。分 2 次服。

方义：本方用瓜蒌、柴胡，疏肝解郁，化痰散结；当归、白芍药，止疼活血，平抑肝阳，补血敛阴；海藻，消痰结，散瘿瘤；苍术、瓦楞子，燥湿健脾，攻坚破积；夏枯草、郁金，清肝解郁，祛瘀散结，清心凉血；大枣，健脾和中。10 味药综合配伍，有疏肝解郁，化痰散结，燥湿健脾，活血化瘀，攻坚破积，凉血止血，敛阴清心之功效。

五、肝郁热结

癌瘤，证见乳腺硬块，红肿，疼痛，乳头溢液或破溃。

舌象：舌红，苔黄。

脉象：脉弦数。

治则：治宜清肝解郁，凉血养血，活血化瘀，消肿止痛。

方药：可用柴菇汤加减。

| 当　归 15g | 白芍药 15g | 云茯苓 15g | 柴　胡 10g | 三　棱 10g |
| 莪　术 10g | 仙鹤草 30g | 生地黄 30g | 郁　金 15g | 连　翘 30g |

土贝母 20g　　山慈菇 30g　　生甘草 3g

煎服法：一剂药煎两遍，合在一起。分 2 次服。

方义：本方以柴胡、郁金，疏肝清肝；当归、白芍、生地黄，凉血养血，止血活血；三棱、莪术、仙鹤草，攻坚破积，化瘀散结，滋阴强心；茯苓，渗湿利水；连翘、土贝母、山慈菇、生甘草，清热解毒，消肿止痛。诸药综合，有清肝解郁，凉血养血，活血化瘀，攻坚破积，清热解毒，消肿止痛，渗湿利水，强心滋阴之功效。

六、脾肾肝郁，郁毒凝结

癌瘤，证见硬块坚硬，皮核相连，高低不平，腋下结核。

舌象：舌暗紫。

脉象：脉沉细。

证属：脾虚肝郁，郁毒凝结。

治则：治宜健脾利湿，舒郁清肝，活血化瘀，清热解毒。

方药：可用香楼汤加减。

香　附 12g　　重　楼 10g　　人　参 10g　　云茯苓 15g　　白　术 20g

瓜　蒌 30g　　当　归 15g　　薏苡仁 30g　　土贝母 20g　　柴　胡 10g

山慈菇 30g　　生甘草 3g

煎服法：一剂药煎两遍，合在一起。分 2 次服。

方义：本方用人参、白术、茯苓、生甘草，健脾利湿，补气养阴；香附、柴胡，疏肝解郁，理气止痛；重楼、山慈菇、土贝母，清热解毒，消痈散结，解痉消肿；瓜蒌，化痰宽胸；当归、薏苡仁，补血活血，燥湿益脾。上药综合配伍，有健脾利湿，疏肝解郁，清热解毒，消肿散结，活血化瘀，理气止痛，补血养阴，祛瘀化痰，消炎软坚之功效。

七、肝郁瘀积

癌瘤，证见长期肝病，时重时轻，右胁下出现包块，突然增大，发硬，隐痛或疼痛，全身无力，消瘦。

舌象：舌边青紫。

脉象：脉弦细。

证属：肝郁瘀积。

治则：治宜舒肝解郁，活血化瘀，攻坚消积，清热解毒。

方药：可用蓼金汤加减。

郁 金 15g　　当 归 15g　　丹 参 60g　　龙 葵 30g　　紫石英 20g

瓦楞子 30g　　山慈菇 30g　　生甘草 3g　　红蓼子（水红花子）20g

煎服法：一剂药煎两遍，合在一起。分 2 次服。

方义：本方用郁金，舒肝解郁；当归、丹参，活血化瘀，补血养血；龙葵、山慈菇，清热解毒，祛瘀散结；紫石英、瓦楞子，攻坚破积；红蓼子、生甘草，消积散血，消肿止痛。诸药综合配伍，有舒肝解郁，活血化瘀，补血养血，攻坚消积，消肿消炎，理气止痛，清热解毒之功效。

八、气滞血瘀，胆道阻塞

癌瘤，证见右胁硬块、刺痛、压痛，厌食发热，全身皮肤黄染，面目黄甚。大便干秘，小便黄赤。

舌象：舌瘀斑。

脉象：脉弦数。

证属：气滞血瘀。

治则：治宜活血化瘀，行气解郁，利胆退黄，清热解毒。

方药：可用茵桃汤加减。

丹 参 60g　　香附子 12g　　郁 金 15g　　牡丹皮 12g　　茵 陈 100g

山豆根 10g　　娑罗子 15g　　重 楼 10g　　金钱草 30g　　山慈菇 30g

桃 仁 10g　　生甘草 3g

煎服法：一剂药煎两遍，合在一起。分 2 次服。

方义：本方用丹参、牡丹皮、桃仁，活血化瘀，养血安神，清热凉血；香附子、娑罗子，理气止痛；郁金、茵陈、金钱草，行气解郁，利胆退黄，清热利湿，疏肝清心；山豆根、重楼、山慈菇，清热解毒，消肿止痛；生甘草，消炎解毒。各药综合配伍，有活血化瘀，清热解毒，行气解郁，利胆退黄，疏肝清心，养血安神，消肿消炎，理气止痛之功效。

九、肾虚水癥

癌瘤，证见右胁硬块增大，胸闷气短，腹胀腹疼，腹大如鼓，羸瘦疲倦。大便不利，小便黄少。

舌象：舌暗，苔白。

脉象：脉沉弦。

证属：肾虚水癥。

治则：治宜补肾养肝，利水消肿，疏肝理气，消食消胀，化瘀消癥。

方药：可用苓莪汤加减。

莪　术 15g　　青　皮 10g　　半枝莲 30g　　香附子 12g　　枸杞子 20g

半边莲 30g　　生地黄 15g　　莱菔子 30g　　猪　苓 60g　　云茯苓 30g

车前子 30g　　肉　桂 3g

煎服法：一剂药煎两遍，合在一起。分 2 次服。

方义：本方以枸杞子、生地黄，补肾生血，养肝润肺；半枝莲、车前子、半边莲、猪苓、茯苓，利水渗湿，消肿消炎；莱菔子，消食消胀，祛痰降气；莪术、香附子、青皮，活血化瘀，疏肝理气，消滞散结；肉桂，温中止痛。以上诸药综合起来，有补肾养肝，利水消肿，化痰降气，活血化瘀，疏肝理气，温中止痛，消滞散结，消食消癥之功效。

十、瘀结

癌瘤，证见中上腹硬块坚实，逐渐增大，压痛固定，时寒时热。

舌象：舌紫。

脉象：脉弦有力。

证属：瘀结。

治则：治宜破积消坚，活血化瘀，解毒消痞，补气扶正。

方药：可用丹棱汤加减。

丹　参 60g　　党　参 15g　　桃　仁 10g　　红　花 10g　　莪　术 15g

三　棱 10g　　䗪　虫 10g　　黄　芪 60g　　仙鹤草 60g　　瓦楞子 30g

生甘草 3g

煎服法：一剂药煎两遍，合在一起，分 2 次服。

方义：本方用桃仁、红花、莪术、三棱、䗪虫，破瘀软坚；丹参、仙鹤草，滋阴强心，活血祛瘀；党参、黄芪、生甘草，补气扶正；瓦楞子，消坚消积。诸药综合，有攻坚消积，活血化瘀，滋阴强心，破瘀散结，解毒消痞，推陈致新，补气扶正之功效。

十一、气聚

癌瘤，证见硬块痞满，移动不定，时大时小，时胀时痛。

舌象：舌绛。

脉象：脉弦数。

证属：气聚。

治则：治宜消痞散结，温中散寒，理气消胀，活血化瘀。

方药：可用佛苍汤加减。

当　归15g　　苍　术12g　　川　朴10g　　云茯苓20g　　干　姜10g

肉　桂6g　　佛　手15g　　丹　参60g　　生甘草3g

煎服法：一剂药煎两遍，合在一起。分2次服。

方义：本方以苍术、川朴，燥湿消痞；佛手，理气止痛；茯苓，健脾渗湿；当归、丹参，补血活血，化瘀生新；干姜、肉桂，温中散寒；生甘草，补脾解毒。各药配合在一起，有消痞散结，燥湿健脾，温中散寒，理气消痞，活血化瘀，散气止痛，利水解毒之功效。

十二、脾虚邪积

癌瘤，证见硬块痞满，疼痛，形瘦面黄，饮食难进。小便黄少。

舌象：舌暗，有瘀斑。

脉象：脉沉弦数。

证属：脾虚邪积。

治则：治宜健脾利水，软坚消积，攻补兼施。

方药：可用苓楞汤加减。

人　参10g　　白　术20g　　云茯苓30g　　薏苡仁60g　　东山楂30g

瓦楞子30g　　当　归15g　　猪　苓60g　　车前子30g　　黄　芪60g

料姜石60g　　生甘草3g

煎服法：一剂药煎两遍，合在一起。分2次服。

方义：本方用人参、白术、茯苓、生甘草，健脾利水，补虚扶正；薏苡仁、东山楂、瓦楞子，软坚消积；当归，活血养血；猪苓、车前子，利水消胀；黄芪、料姜石，补气止血，消肿祛瘀。诸药综合一起，有健脾利水，软坚消积、补气益血，消肿止痛，活血化瘀，开胃进食，扶正祛邪之功效。

十三、瘀毒

癌瘤，证见右下腹硬块，疼痛或不适，食纳不佳。大便秘结，或稀溏，或带血。

舌象：舌红，苔黄。

脉象：脉弦数。

证属：瘀毒。

治则：治宜攻坚破积，活血化瘀，清热解毒，消肿散结。

方药：可用桃棱汤加减。

三　棱 10g　　莪　术 10g　　青　皮 10g　　香附子 12g　　粉丹皮 12g

桃　仁 10g　　红　花 10g　　仙鹤草 60g　　山慈菇 30g　　生甘草 3g

料姜石 60g

煎服法：一剂药煎两遍，合在一起。分 2 次服。

方义：本方用三棱、莪术、桃仁、红花，攻坚破瘀，活血消积；香附子、青皮、粉丹皮，清热散结，疏肝理气；仙鹤草、山慈菇、生甘草、料姜石，清热解毒，消痈散结，滋阴强心。诸药综合，有活血化瘀，攻坚破积，清热解毒，消肿止痛之功效。

十四、寒凝

癌瘤，证见右下腹硬块，肿胀疼痛。

舌象：舌紫，苔白。

脉象：脉沉细。

证属：寒凝。

治则：治宜温肾散寒，消肿止痛，祛寒解凝，养血化滞，活血化瘀。

方药：可用莪附汤加减。

当　归 20g　　川　芎 10g　　赤芍药 15g　　莪　术 15g　　薏苡仁 30g

附　子 12g　　丹　参 60g　　肉　桂 6g　　焦杜仲 30g　　生甘草 3g

煎服法：一剂药，用开水煎两遍，合在一起。分 2 次服。

方义：本方用附子、肉桂，温中散寒；当归、川芎、赤芍药，补血养血；莪术、丹参，活血化瘀；薏苡仁、焦杜仲、生甘草，健脾补肾，消肿止痛。10 味药综合配伍，有温中散寒，补肾壮腰，消肿止痛，祛寒解凝，活血化瘀，养血化滞之功效。

十五、气滞

癌瘤，证见左下腹硬块、胀痛。大便带血。

舌象：舌紫，苔白。

脉象：脉沉弦。

证属：气滞。

治则：治宜活血化瘀，散寒温经，理气消胀。

方药：可用香楝汤加减。

当　归15g　　川　芎10g　　莪　术12g　　元　胡12g　　青　皮10g

木　香3g　　川楝子20g　　小茴香15g　　仙鹤草60g　　香附子12g

生甘草3g

煎服法：一剂药煎两遍，合在一起。分2次服。

方义：本方以当归、川芎，补血活血；小茴香、香附子，散寒温经，理气消胀；莪术、仙鹤草，活血化瘀；延胡索、川楝子、生甘草、青皮，疏肝止痛。各药综合配伍，有活血化瘀，补血止血，温经散寒，理气消胀，疏肝养血，消积散结之功效。

十六、毒凝瘀滞

癌瘤，证见左下腹硬块。大便脓血。

舌象：舌苔白厚。

脉象：脉迟而有紧象。

证属：毒凝瘀滞。

治则：治宜解毒凉血，祛瘀化滞，燥湿排脓。

方药：可用齿榆汤加减。

地　榆20g　　白头翁10g　　马齿苋30g　　焦山楂30g　　川厚朴10g

当　归15g　　吴茱萸10g　　干　姜12g　　石榴皮20g

煎服法：一剂药煎两遍，合在一起。分2次服。

方义：本方用地榆、白头翁、马齿苋，解毒凉血，清热止血；焦山楂、石榴皮、川厚朴，燥湿止泻，化滞祛瘀，消胀排脓；当归，活血补血；吴茱萸、干姜，温中散寒。诸药综合配伍，有祛瘀化滞，解毒凉血，燥湿排脓，补血止血，温中散寒之功效。

十七、脾虚湿毒

癌瘤，证见左下腹硬块，腹胀腹痛，少腹下坠。大便多，或梗阻。

舌象：舌暗紫。

脉象：脉沉细。

证属：脾虚湿毒。

治则：治宜健脾补虚，利湿调便，解毒清热，消痞化滞。

方药：可用诃苈汤加减。

诃子肉 12g　　全当归 15g　　土白术 20g　　人　参 10g　　焦山楂 30g

石榴皮 20g　　薏苡仁 30g　　山慈菇 30g　　生甘草 3g

煎服法：一剂药煎两遍，合在一起。分 2 次服。

方义：本方用焦山楂、诃子肉、土白术，健脾利湿；山慈菇、生甘草，清热解毒；薏苡仁、石榴皮，燥湿利脾；人参、当归，补气生津，补血养血。综合诸药，有健脾补虚，燥湿理气，清热解毒，止痛化滞，补气养血，消痞调便之功效。

十八、气滞瘀结

癌瘤，证见腰部硬块，推之可移，侧腹胀满，窜痛。

舌象：舌苔黄。

脉象：脉数。

证属：气滞瘀结。

治则：治宜舒肝解郁，理气止痛，化瘀散结。

方药：可用金楞汤加减。

陈　皮 10g　　川厚朴 10g　　紫石英 20g　　台乌药 12g　　茅苍术 12g

川郁金 15g　　红　花 10g　　桃　仁 10g　　龙　葵 30g　　瓦楞子 30g

生甘草 3g

煎服法：一剂药煎两遍，合在一起。分 2 次服。

方义：本方以郁金、川厚朴、陈橘皮，舒肝解郁，理气消胀；桃仁、红花，活血化瘀；台乌药、茅苍术，燥湿散结，温中祛寒；龙葵，清热解毒；紫石英、瓦楞子，软坚破积；生甘草，消炎止痛。各药综合配伍，有舒肝理脾，消胀解郁，活血化瘀，燥湿温中，软坚破积，理气止痛，清热解毒，祛寒散结之功效。

十九、血瘀凝结

证见腰部硬块坚硬，推之不移，压痛，痛掣少腹。

舌象：舌焦紫，苔厚。

脉象：脉弦。

证属：血瘀凝结。

治则：治宜活血化瘀，行气解凝，温中散寒。

方药：可用丹廑汤加减。

三　棱 10g　　莪　术 15g　　肉　桂 6g　　丹　参 60g　　廑　虫 10g

延胡索 15g　　仙鹤草 60g　　生甘草 3g

煎服法：一剂药煎两遍，合在一起。分 2 次服。

方义：本方以三棱、莪术、廑虫，活血化瘀，攻坚破积；肉桂，温中散寒；丹参、仙鹤草，祛瘀解凝；延胡索、生甘草，行气散瘀，消肿止痛。诸药综合一起，有活血化瘀，温中散寒，行气解凝，祛瘀散结，攻坚破积，消肿止痛之功效。

二十、肝肾瘀毒

癌瘤，证见胁腹硬块固定，胁痛，发低热，恶心呕吐，腹水，浮肿。小便少。

舌象：舌暗，苔少。

脉象：脉沉细。

证属：肝肾瘀毒。

治则：治宜调理肝肾，疏肝解热，活血化瘀，利水消肿，消胀止呕。

方药：可用地苓汤加减。

熟地黄 24g　　山萸肉 12g　　当　归 15g　　云茯苓 60g　　郁　金 15g

丹　参 60g　　陈　皮 10g　　车前子 30g　　猪　苓 60g

煎服法：一剂药煎两遍，合在一起。分 2 次服。

方义：本方用熟地黄、山萸肉，滋补肝肾，补血填精；当归、丹参、郁金，活血化瘀，解郁止痛；茯苓、猪苓、车前子，利水消肿；陈皮，理气燥湿，化痰导滞。各药综合，有滋补肝肾，理气止痛，疏肝清热，消胀止呕，活血化瘀，利水消肿，软坚消积之功效。

二十一、肝气瘀结

癌瘤，证见下腹硬块，少腹不适，腰酸腿软，多梦失眠。

舌象：舌焦瘀斑。

脉象：脉弦。

证属：肝气瘀结。

治则：治宜清肝化滞，活血化瘀，补血养血。

方药：可用牡金汤加减。

全当归 15g　　赤芍药 15g　　川郁金 15g　　丹　参 60g　　三　棱 10g

莪　术 10g　　生牡蛎 30g　　桃　仁 15g　　仙鹤草 60g

煎服法：一剂药煎两遍，合在一起。分 2 次服。

方义：本方以川郁金、当归、赤芍药，补血清肝；丹参、牡蛎、仙鹤草，滋阴强心，软坚祛瘀；三棱、莪术、桃仁，破积消坚。诸药综合，有活血化瘀，清肝化滞，补血养血，破积消坚，祛瘀宁神，散结止痛之功效。

二十二、热毒蕴结

癌瘤，证见下腹硬块，坠胀刺痛。尿频，或尿急，或尿血。

舌象：舌红，苔白。

脉象：脉沉细。

证属：热毒蕴结。

治则：治宜清热解毒，燥湿散结，利水通淋。

方药：可用丹葵汤加减。

瞿　麦 12g　　萹　蓄 12g　　滑　石 20g　　车前子 30g

丹　参 60g　　龙　葵 30g　　白茅根 30g　　生牡蛎 30g

薏苡仁 30g　　白花蛇舌草 30g

煎服法：一剂药煎两遍，合在一起。分 2 次服。

方义：本方用瞿麦、车前子、萹蓄、滑石，利水通淋；丹参，活血化瘀；龙葵、白花蛇舌草，清热解毒；薏苡仁、牡蛎，燥湿理脾，软坚散结；白茅根，利尿止血。各药互相配合，有利水通淋，清热解毒，燥湿散结，补血止血，活血化瘀，理气止痛，软坚消积之功效。

二十三、毒热瘀结

癌瘤，证见下腹硬块，腰酸腿痛，贫血消瘦，下坠或有臭带，阴道出血。

舌象：舌焦紫暗。

脉象：脉沉数。

证属：毒热瘀结。

治则：治宜清热解毒，利水通淋，软坚化瘀，燥湿散结。

方药：可用桃苓汤加减。

紫石英 15g　　全当归 15g　　红　花 10g　　马鞭草 30g　　莪　术 12g

丹　参 60g　　桃　仁 10g　　泽　兰 20g　　土茯苓 30g　　女贞子 30g

猪　苓 60g

煎服法：一剂药煎两遍，合在一起。分 2 次服。

方义：本方用紫石英、当归、红花、桃仁，攻坚破积，养血润燥，活血止痛；马鞭草、泽兰、土茯苓，清热解毒，利湿行水；莪术、丹参，活血化瘀，推陈致新；女贞子、猪苓，滋阴通淋。综合诸药，有清热解毒，祛瘀散结，利水通淋，攻坚消积，活血止痛，壮腰润便，补血止血之功效。

第二十二节 ▏皮肤晦暗黧黑

皮肤晦暗黧黑，是全身，或局部的皮肤，或是黏膜的色素加深，或色素量增加的一类症状。黑痣，迅速增大，颜色加深或脱毛，就会有癌变可能。在黑棘皮病的皮肤晦暗黧黑，多位于皮肤皱襞部位，多数呈乳头状增殖，应注意并发内脏癌瘤。

在垂体前叶肿瘤或嗜碱性细胞增生所引起的库欣综合征，可引起皮肤晦暗黧黑。在垂体与肾上腺以外的癌瘤；如支气管、胸腺、胰腺癌等，因分泌大量类促肾上腺皮质激素，或类黑色素细胞刺激激素物质，致使出现库欣综合征和皮肤晦暗黧黑。

晦暗黧黑斑、黑色小斑，为局限性的黏膜或皮肤晦暗黧黑，常是胃肠多发性息肉，并多发生在口唇或腔黏膜。在指（趾）、掌面发现皮肤晦暗黧黑的小斑，并常伴有急性腹痛、肠梗阻，或血便等症状，为胃肠息肉病。此为先天性疾病，与遗传有关，多发生在幼年。

在胃肠道息肉，多发生在小肠，尤其空肠。或同时发生于胃，或结肠，或直肠。腺癌性息肉，引起肠梗阻、肠套叠，或出血等症状的，有癌变发生的可能。

在多发性神经纤维瘤，皮肤为黄棕色斑片，或晦暗黧黑。在皮肤或内脏器官，神经纤维瘤的部位、形状、大小不定，常损害骨骼。在中枢、颅神经损害，常是听力或视觉障碍，内脏损害，包括胃肠出血、肠梗阻、肺囊肿等。

在黑棘皮病，皮肤为黑色，晦暗黧黑，角化与乳头状增殖，多发生在腋窝、颈部、乳房、腹股沟、会阴、肘窝、腘窝及其他皱襞部位，可并发内脏癌瘤。

黑色素瘤（恶性瘤），多发生于中年以上。多由皮肤黑痣（交界痣）发展而来。黑痣迅速增大，颜色变深如煤炭，周围红肿，疼痛发痒，表面结痂、出血、形成中心凹陷，边缘隆起，溃疡；或毛发脱落，黑痣中或周围有结节，并迅速转移。如转移至肝脏，则成黑血症、黑素尿，或全身呈现黑褐色，皮肤晦暗。

理疗、化疗，常引起全身或局部皮肤黧黑。

一、肝肾阴虚

癌瘤，证见皮肤晦暗黧黑，多在前额、眼窝周围及两颞部。

舌象：舌质淡，舌苔少。

脉象：脉沉细。

证属：肝肾阴虚。

治则：治宜滋补肝肾，活血化瘀，渗湿利水。

方药：可用柴贞汤加减。

| 全当归 15g | 赤芍药 15g | 柴　胡 12g | 白　术 20g | 云茯苓 15g |
| 粉丹皮 10g | 生地黄 30g | 桑寄生 12g | 女贞子 30g | 旱莲草 30g |
| 生黄芪 60g |

煎服法：一剂药煎两遍，合在一起。分 2 次服。

方义：本方以旱莲草、桑寄生、生地黄，滋补肝肾，养阴润燥；当归、赤芍药，养血补血，活血化瘀；柴胡、丹皮，疏肝清肝；白术、茯苓，健脾渗湿，利水宁心；女贞子、生黄芪，补气强腰，补肝肾。诸药配伍，有滋补肝肾，活血化瘀，养阴润燥，补血宁心，渗湿利水，益肾壮腰之功效。

二、气滞血瘀

癌瘤，证见面色黧黑，手心、脚心发热，四肢末梢发黑，指（趾）甲床紫条样青黑。

舌象：舌紫晦。

脉象：脉涩。

证属：此为气滞血瘀。

治则：治宜理气解瘀，通络化滞，温经回阳，活血化瘀。

方药：可用附丹汤加减。

桂　枝 12g　　附　子 12g　　干　姜 12g　　党　参 30g　　白　术 20g

威灵仙 20g　　全当归 15g　　泽　兰 20g　　丹　参 60g　　香附子 15g

煎服法：一剂药，用开水煎两遍，合在一起。分 2 次服。

方义：本方用桂枝、附子、干姜，温经回阳；党参，补中益气，当归、丹参，活血化瘀，养血补血；香附子、泽兰、威灵仙，破血行水，理气解郁，止痛，祛风湿；白术，健脾燥湿。综合诸药，有温经回阳，活血化瘀，补血养血，理气止痛，补中益气，破瘀行水，通络化滞，燥湿健脾，祛风解郁之功效。

三、瘀毒沉着

癌瘤，证见皮肤色痣，突然红紫肿痛，破溃时出血，或有局部汗毛脱落。

舌象：舌质紫，舌苔黄。

脉象：脉弦细。

证属：瘀毒沉着。

治则：治宜清热解毒，化瘀活血，通络散结，补气健脾。

方药；可用菊英苡仁汤加减。

野菊花 30g　　蒲公英 30g　　紫花地丁 30g　　粉丹皮 12g　　丹　参 60g

土白术 20g　　重　楼 10g　　野党参 30g　　薏苡仁 30g　　桃　仁 10g

红　花 10g　　生黄芪 60g

煎服法：一剂药煎两遍，合在一起。分 2 次服。

方义：本方以野菊花、蒲公英、紫花地丁、重楼，清热解毒，消肿止痛，散结消痈；丹参、丹皮、桃仁、红花，活血化瘀，通络祛瘀，养血凉血；白术、党参、生黄芪、薏苡仁，健脾燥湿，补气扶正。诸药互相配伍，有清热解毒，化瘀活血，消肿止痛，通络散结，凉血止血，补气健脾，补血养血，软坚消痈之功效。

第二十三节 ┃ 黄疸

黄疸，是眼球黄染及全身皮肤黏膜胆红质沉着的一种表现，无论原发性或继发性肝癌，均可引起肝内肝外阻塞性黄疸。继发性肝癌，多位于肝门或肝门附近，常继发于腹腔内其他脏器的癌瘤（多是胃癌）之后，并由其转移而来。经钡剂检查，可发现原发性胃癌，在靠近肝门有原发性肝癌，也可出现阻塞性黄疸。

胰腺癌，多数发生于胰头部。表现为进行性阻塞性黄疸。胰体与胰尾部的癌瘤，一般无黄疸发生，主要表现是上腹部疼痛。壶腹周围癌、胆管癌、胰管癌、壶腹癌，常可出现进行性消瘦，深度黄疸，肝肿大与胆囊肿大等症状。

胆总管或肝胆管癌，多为腺癌。表现为无痛性肝外阻塞性黄疸，出现如白陶土色的大便，胆红素尿，肝肿大等。

原发性胆囊癌虽少，但多出现黄疸，并逐渐加深。

一、热重于湿

癌瘤，证见眼球鲜黄，恶寒发热，口苦咽干。大便秘结，小便赤黄。

舌象：舌苔黄。

脉象：脉弦数。

证属：**热重于湿**。

治则：治宜泻肝利胆，清热解毒，退黄利湿，活血化瘀。

方药：可用茵莲汤加减。

茵　陈 60g　　丹　参 60g　　山　栀 10g　　黄　芩 10g　　柴　胡 10g
白茅根 30g　　半枝莲 30g　　川郁金 15g　　白花蛇舌草 30g

煎服法：一剂药煎两遍，合在一起。分 2 次服。

方义：本方用黄芩、山栀、柴胡，泻肝清热；茵陈、丹参，利胆退黄，活血化瘀；白茅根、半枝莲、白花蛇舌草，利水通淋，消痈利湿；郁金，行气解郁。诸药综合，有泻肝消肿，解毒清热，利胆退黄，行气解郁，活血化瘀，利水通淋，通利湿热，消痈祛瘀，泻热润便之功效。

二、湿重于热

癌瘤，证见眼球深黄，胸脘痞闷，四肢疲倦，恶心厌油。

舌象：舌苔黄腻。

脉象：脉弦滑。

证属：湿重于热。

治则：治宜利湿消痞，利胆退黄，健脾渗湿，清热解毒。

方药：可用苍茵汤加减。

茵　陈 60g	云茯苓 30g	猪　苓 60g	苍　术 12g
车前子 30g	生薏苡仁 30g	山　药 20g	龙　葵 30g
金钱草 30g	滑　石 20g	生甘草 3g	

煎服法：一剂药煎两遍，合在一起。分 2 次服。

方义：本方用茵陈、苍术，燥湿利胆，消痞退黄；茯苓、猪苓、车前子，渗湿利水；龙葵、金钱草，清热解毒，利尿消肿；薏苡仁、山药，健脾利湿；滑石、生甘草，除湿通淋，消炎消肿。综合各药，有燥湿消痞，利胆退黄，健脾渗湿，清热解毒，利尿消肿，解郁消炎等作用。

三、气滞血瘀

癌瘤，证见眼球暗黄，胁下痞块、刺痛、胀痛。

舌象：舌紫暗。

脉象：脉沉弦。

证属：气滞血瘀。

治则：治宜舒肝解郁，理气止痛，活血化瘀，清热解毒，消积散结。

方药：可用柴灵汤加减。

丹　参 60g	全当归 15g	川　芎 10g	五灵脂 10g	红　花 10g
枳　壳 12g	佛手 15g	龙　葵 30g	柴　胡 12g	生蒲黄 10g

煎服法：一剂药煎两遍，合在一起。分 2 次服。

方义：本方以柴胡、佛手，疏肝解郁，理气止痛；丹参、当归、川芎，养血化滞，祛瘀生新；五灵脂、红花，活血化瘀，软坚消积；枳壳，破气消积；龙葵、生蒲黄，清热解毒，利尿散结，消肿止痛。诸药互相配合，有疏肝解郁，养血化滞，活血化瘀，清热解毒，理气止痛，破瘀消积，软坚消胀，祛瘀散结之功效。

四、急黄暴衰

癌瘤，证见发病急骤，高热发黄，神昏谵语，烦躁不安，咯血发斑。

舌象：舌苔黄。

脉象：脉沉伏。

治则：治宜清热解毒，化瘀散结，凉血定惊，消肿止疼，利胆退黄。

方药：可用棱茵汤加减。

茵　陈 60g	粉丹皮 12g	黑玄参 15g	重　楼 10g	乳　香 10g
没　药 10g	水牛角 30g	金钱草 30g	半枝莲 30g	莪　术 10g
三　棱 10g				

煎服法：一剂药煎两遍，合在一起。分 2 次服。

方义：本方用茵陈、金钱草，清热解毒，利湿消肿，利尿退黄；丹皮，活血行瘀；黑玄参、水牛角，凉血定惊，滋阴清肝；重楼、半枝莲，清热解毒，消肿散结，利水消炎；乳香、没药，行气活血，止痛消痈；三棱、莪术，破瘀散结。综合诸药配伍，有清热解毒，凉血定惊，清肝息风，破瘀散结，行气活血，消肿止痛，利尿退黄，利胆消炎，滋阴止血之功效。

五、毒邪蕴结

癌瘤，证见持续疼痛，包块坚硬，结痛。

舌象：舌青紫光暗。

脉象：脉弦实。

证属：毒邪蕴结。

治则：治宜清热解毒，消肿散结，活血化瘀，除湿通络。

方药：可用菊苓汤加减。

野菊花 30g	蒲公英 20g	莪　术 10g	三　棱 10g	重　楼 10g
土茯苓 30g	猪　苓 60g	瓦楞子 30g		

煎服法：一剂药煎两遍，合在一起。分 2 次服。

方义：本方以野菊花、蒲公英、重楼，清热解毒，消痈散结；三棱、莪术，活血化瘀；土茯苓、猪苓，利水通淋，除湿通络；瓦楞子，软坚消积。8 味药合在一起，有清热解毒，活血化瘀，除湿通络，软坚消积，消肿散结，渗湿利水，止痛消炎之功效。

六、气滞瘀阻

癌瘤，证见时急时缓，胀痛，四肢沉重，气短。

舌象：舌暗。

脉象：脉弦。

证属：气滞瘀阻。

治则：治宜行气祛瘀，清热解毒，解郁导滞。

方药：可用柴香汤加减。

柴　胡 12g　　川郁金 15g　　川　芎 10g　　全当归 20g

白芍药 15g　　佛　手 15g　　小茴香 12g　　白花蛇舌草 30g

煎服法：一剂药煎两遍，合在一起。分 2 次服。

方义：本方用柴胡、郁金，疏肝解郁，行气祛瘀；全当归、川芎、白芍药，补血养血，活血化瘀；白花蛇舌草，清热解毒；佛手、小茴香，理气止痛。诸药互相配伍，有行气祛瘀，清热解毒，养血补血，活血化瘀，疏肝理气，解郁导滞，消胀止痛之功效。

七、血凝瘀阻

癌瘤，证见疼有定处，刺痛、触压时疼痛剧烈。

舌象：舌紫。

脉象：脉涩。

证属：血凝瘀阻。

治则：治宜活血化瘀，消积通经，行气导滞。

方药：可用棱桃汤加减。

桃　仁 10g　　红　花 10g　　川　芎 10g　　当　归 20g　　五灵脂 10g

延胡索 15g　　莪　术 10g　　三　棱 10g　　仙鹤草 60g

煎服法：一剂药开水煎两遍，合在一起。分 2 次服。

方义：本方以桃仁、红花，活血化瘀；当归、川芎、仙鹤草，补血养血，滋阴强心；五灵脂，祛瘀止痛，行气导滞；延胡索，散瘀止痛；三棱、莪术，消积通经，破瘀止痛。综合诸药，有活血化瘀，消积通经，行气导滞，散瘀止痛，滋阴强心，破积解瘀之功效。

八、风寒邪客

癌瘤，证见痛无定处，窜痛，得温痛减。

舌象：舌苔白。

脉象：脉紧。

证属：风寒邪客。

治则：治宜疏风散寒，温经回阳，活血化瘀，行气散结。

方药：可用羌防汤加减。

羌　活 10g　　姜　黄 15g　　当　归 15g　　防　风 10g　　防　己 12g

丹　参 60g　　干　姜 12g　　附　子 12g

煎服法：一剂药开水煎两遍，合在一起。分 2 次服。

方义：本方用羌活、防风，疏风散寒；姜黄，行气止痛；当归、丹参，活血化瘀，补血养血；防己，行水祛风；干姜、附子，温经回阳。综合诸药，有疏风散寒，温经回阳，行气散结，活血化瘀，祛风止痛之功效。

九、脾虚寒凝

癌瘤，证见绵绵疼痛，隐痛，遇寒疼剧，或骤然疼痛。

舌象：舌苔白腻厚。

脉象：脉迟。

证属：脾虚寒凝。

治则：治宜温中散寒，健脾和胃，理气逐寒。

方药：可用参艾汤加减。

人　参 10g　　白　术 20g　　干　姜（炒）12g　　炒艾叶 20g

瓦楞子 30g　　附　子 10g　　炒小茴香 12g　　　　生甘草 3g

煎服法：一剂药用开水煎两遍，合在一起。分 2 次服。

方义：本方以干姜、附子，温中散寒；人参、白术、生甘草，健脾益气；炒艾叶、炒小茴香，理气逐寒，温经止血，和胃止痛；瓦楞子，软坚祛积。诸药互相配伍，有温中散寒，健脾和胃，理气逐寒，温经止痛，软坚消积，补气解凝之功效。

第二十四节 | 口咽干燥

口咽干燥，为晚期癌瘤多见症状。在鼻咽、口腔、喉癌放疗或化疗，引起全身毒性反应，常发生口咽干燥。有的直接损伤口腔内黏膜和腺体（颌下腺、腮腺），影响分泌，发生口咽干燥。其他部位的很多癌瘤晚期，均可发生口咽干燥，多由于阴液极度亏耗所致。

一、火盛

癌瘤，证见咽燥咽痛，发热口干，头痛。

舌象：舌苔黄。

脉象：脉数。

证属：火盛。

治则：治宜苦寒泻热，活血化瘀，降火利咽，清热解毒。

方药：可用黄参汤加减。

黄 芩 12g　黄 柏 12g　黄 连 10g　山 栀 10g　玄 参 30g
桔 梗 10g　丹 参 60g　花 粉 20g　山豆根 10g

煎服法：一剂药煎两遍，合在一起。分 2 次服。

方义：本方用黄芩、黄柏、黄连、山栀，解毒泻热；玄参、桔梗，滋阴清火，生津润喉；丹参，活血化瘀；花粉、山豆根，清热解毒，消肿止痛，降火止渴。诸药综合，有苦寒泻热，活血化瘀，清热解毒，滋阴生津，止渴润燥，消肿止痛，利咽降火之功效。

二、津液亏耗

癌瘤，证见口干咽燥，午后潮热，五心烦热，夜间较甚。

舌象：舌质干，舌苔少。

脉象：脉细数。

证属：津液亏耗。

治则：治宜甘酸化阴，生津止渴，清热除烦，解毒泻热。

方药：可用梅竹汤加减。

麦 冬 20g　生地黄 30g　天花粉 15g　玉 竹 30g　石 斛 12g
阿 胶 20g　黄 连 10g　乌 梅 10g

煎服法：一剂药煎两遍，合在一起。分 2 次服。

方义：本方以麦冬、生地黄、乌梅，降火凉血，生津止渴，清热除烦，化阴润燥；天花粉、玉竹、石斛，养阴益津；黄连、阿胶，泻火燥湿，补血止血，解毒滋阴。各药综合配伍，有甘酸化阴，降火凉血，清热除烦，生津止渴，养阴止血，解毒泻热，活血补血之功效。

三、胃肠热结

癌瘤，证见咽干口渴，腹痛腹胀，痞满坚硬，大便燥结。

舌象：舌苔黄燥。

脉象：脉弦或洪。

证属：胃肠热结。

治则：治宜急下存阴，釜底抽薪。

方药：可用大承气汤加减（《伤寒论》方）。

大　黄 12g　芒　硝 10g　厚　朴 10g　枳　实 10g　天花粉 20g
玄　参 30g　山豆根 10g

煎服法：一剂药煎两遍，合在一起。分 2 次服。

四、消渴

癌瘤，证见口干渴，频渴频饮，饮少尿多，饮水即消。

舌象：舌质红，舌苔少。

脉象：脉沉数。

治则：治宜生津止渴，化阴降火，清热解毒。

方药：可用生地麦冬汤加减。

天花粉 30g　生地黄 30g　麦　冬 20g　葛　根 30g　五味子 10g
全当归 15g　全瓜蒌 30g　山豆根 10g

煎服法：一剂药煎两遍，合在一起。分 2 次服。

方义：本方用天花粉、生地黄、麦门冬，生津止渴，养阴润燥，降火凉血；葛根、五味子，解肌退热，敛汗敛肺，益肾生津；全瓜蒌、全当归、山豆根，清热解毒，润肺化燥，清热消肿，活血化瘀。综合诸药，有养阴润燥，止渴生津，清热解毒，凉血补血，化阴降火，活血化瘀之功效。

五、假渴

癌瘤，证见口干咽燥，渴不思饮，恶心泛吐。

舌象：舌苔厚腻。

脉象：脉滑。

治则：治宜芳香温化，健脾利湿，下气止呕。

方药：可用苡香汤加减。

白　术 20g　　薏苡仁 30g　　陈橘皮 10g　　冬瓜仁 20g　　厚　朴 10g

桃　仁 10g　　藿　香 12g　　干　姜 10g　　香附子 12g

煎服法：一剂药煎两遍，合在一起。分 2 次服。

方义：本方以藿香、川厚朴，燥湿化痰，温中下气，止呕止吐；白术、薏苡仁，健脾利湿；陈橘皮、干姜、香附子，理气消痰，温中散寒，回阳通脉，解郁止痛；桃仁、冬瓜仁，破血化瘀，化痰利水。诸药综合一起，有芳香温化，健脾利湿，理气解郁，下气止呕，燥湿化痰，温中散寒，活血化瘀之功效。

第二十五节 ▏脱发

脱发，在癌瘤的晚期也常见到，无论全身或局部的病变，都能引起脱发。一般垂体，或其附近的癌瘤压迫垂体，或由手术，或放疗，或化疗，或其他疗法，直接或间接引起内分泌功能障碍，多可发生脱发。

癌瘤本身，或继发贫血、营养不良及合并重感染等，都可引起脱发。治疗药物，如砷、汞、番木鳖、斑蝥等，长期服用，或长期服用化学药物如环磷酰胺、甲氨蝶呤、马利兰、氮芥、长春新碱、5- 氟尿嘧啶、争光霉素、柔红霉素等，引起毛发脱落或脱发，停药后可逐渐恢复。大剂量放疗损伤皮肤，使角化萎缩，毛囊破坏，毛发脱落，皮肤粗糙，着色变厚，多数不能再生。

一、心血不足

癌瘤，证见突然脱发，或圆形脱发（斑秃），心神不安，失眠多梦，健忘惊悸。

舌象：舌淡。

脉象：脉细数。

证属：心血不足。

治则：治宜凉血补血，养心安神，生血润发，镇静安眠。

方药：可用地柏汤加减。

全当归 15g　　生地黄 30g　　生龙骨 30g　　生牡蛎 30g　　何首乌 15g

丹　参 60g　　柏子仁 30g　　炒枣仁 30g　　桑椹子 30g　　合欢花 10g

煎服法：一剂药煎两遍，合在一起。分 2 次服。

方义：本方用当归、生地黄、何首乌、桑椹子，凉血补血，滋肝补肾，敛精壮骨，活血化瘀；生龙骨、生牡蛎，软坚化痰，滋阴敛汗；丹参、柏子仁、炒枣仁、合欢花，养血安神，祛痰生新。10 味药合在一起，能凉血补血，生血润发，养心安神，镇静安眠，滋阴补肝，敛精壮骨，软坚化痰，活血化瘀，乌须黑发。

二、脾虚血亏

癌瘤，证见脱发色淡，起于久病或失血之后。或放疗，或化疗之后，毛发渐脱。

舌象：舌质暗，舌苔白。

脉象：脉沉细。

证属：脾虚血亏。

治则：治宜补气健脾，养血滋阴，益气生发。

方药：可用参地汤加减。

人　参 10g　　白　术 20g　　黄　芪 30g　　全当归 12g　　炒枣仁 30g

生地黄 30g　　桑椹子 30g　　生甘草 3g　　红大枣 10 枚

煎服法：一剂药煎两遍，合在一起。分 2 次服。

方义：本方以人参、白术、黄芪，健脾补气，固脱生津；全当归、生地黄、桑椹子，养血凉血，滋补肝肾，敛精壮骨，活血化瘀；炒枣仁、生甘草、红大枣，养心安神，消炎解毒，益气健脾。诸药配伍，有补气健脾，养血滋阴，敛精壮骨，固脱生津，安神镇静，补肝强肾，益气生发之功效。

三、肝热髓伤

癌瘤，证见毛悴色污，发稀，五心烦热，贫血消瘦。

舌象：舌质绛，舌苔黄。

脉象：脉沉弦数。

证属：肝热髓伤。

治则：治宜补肾填髓，养血凉血，活血化瘀，滋阴生发。

方药：可用冬地汤加减。

生地黄 30g	熟地黄 30g	麦门冬 20g	人　参 10g	云茯苓 15g
宣木瓜 12g	川　芎 10g	菟丝子 10g	女贞子 30g	补骨脂 30g
玉　竹 30g	天门冬 20g			

煎服法：一剂药煎两遍，合在一起。分 2 次服。

方义：本方用生地黄、熟地黄、麦门冬、天门冬，滋阴补肾，养血凉血；人参，补气固脱；云茯苓，渗湿利水；宣木瓜、川芎、菟丝子、女贞子，平肝和胃，填精髓，补肝肾，活血化瘀；补骨脂、玉竹，补肾壮阳，暖脾养阴，生津润燥。综合各药，有补肾填髓，养血凉血，渗湿利水，活血化瘀，补气健脾，滋阴生发之功效。

第二十六节 ▎大便带血

大便带血，为直肠类癌瘤的主要症状。初期，常因便血、大便不正常和直肠部位疼痛而来就诊。一般开始少量血液附着在粪便表面，继之，便血量逐渐增多，轻度腹泻、疼痛，里急后重。到晚期，体重减轻，出现贫血、消瘦，粪便混有脓液或黏液，并有特殊腥臭。

盆腔器官癌瘤的晚期，侵入直肠壁，或放疗引起放射性炎症等，均可发生便血。

一、湿热脏毒

癌瘤，证见大便带血，血色紫暗，下腹坠痛，里急后重，肛门刺痛。或大便秘结，小便黄赤。

舌象：舌苔黄，厚腻。

脉象：脉沉弦。

证属：湿热脏毒。

治则：治宜清热解毒，利湿，补血凉血，燥湿健脾，行气化滞。

方药：可用苍苋汤加减。

苍　术 12g　　知　母 12g　　黄　柏 10g　　当　归 15g　　枳　壳 12g
槐　角 30g　　地　榆 30g　　天花粉 30g　　马齿苋 30g　　苦　参 30g

煎服法，一剂药煎两遍，合在一起。分 2 次服。

方义：本方以苦参、苍术、马齿苋，燥湿健脾，清热凉血，祛风散邪，解毒消肿；知母、当归、黄柏，滋阴降火，泻热除烦，养血活血；枳壳，消食破气；槐角、地榆、天花粉，疏风清热，润肠止血，止渴生津，凉血活血。综合诸药，有燥湿健脾，清热解毒，消肿散瘀，泻热除湿，滋阴降火，润肠止血，补血凉血，活血化瘀，行气化滞，消炎止痛之功效。

二、阴虚毒瘀

癌瘤，证见发低热，贫血消瘦。大便带血，血色鲜红，腐臭，或肛门内外溃烂。

舌象：舌红。

脉象：脉细数。

证属：阴虚毒瘀。

治则：治宜清热解毒，滋阴养血，消积软坚，行气化滞，活血化瘀。

方药：可用鹤藤汤加减。

生地黄 30g　　粉丹皮 12g　　仙鹤草 60g　　椿根白皮 12g
地　榆 30g　　山　楂 30g　　金银花 30g　　猪　苓 30g
苦　参 30g　　红　藤 80g　　女贞子 30g　　旱莲草 30g

煎服法：一剂药煎两遍，合在一起。分 2 次服。

方义：本方以金银花、苦参，清热解毒，燥湿凉血；生地黄、粉丹皮、女贞子，滋阴养血，补肾强腰，补血止血，活血化瘀；仙鹤草、椿根白皮、地榆，燥湿清热，涩肠止血，滋阴强心；山楂，消积行瘀；猪苓、旱莲草，补肾益阴，渗湿利水；红藤，止痛祛瘀。诸药综合配伍，有清热解毒，滋阴养血，燥湿凉血，活血化瘀，消积攻坚，行气化滞，止痛祛瘀，渗湿利水之功效。

第二十七节 | 小便带血

小便带血或血尿是肾癌的主要症状之一。由于肾癌瘤侵蚀肾盏或肾盂，表面破溃出血，随小便排出。因出血量较多，可见到全血尿。一般全血小便，在出现几次，或几天后，可自行停止。经几天，或几个月，或更长时间后再出现。多无疼痛或其他症状，尿血反复发作，自行停止。在尿血的同时，有的腰部和上腹部肿块疼痛。有的疼痛部位多在背部肾区，或上腹部，并且常是钝痛。有的同时伴有发热、食欲不振、消瘦、贫血症状。

一、毒热下注

癌瘤，证见腰腹疼痛，时有寒热。间歇性无痛尿血，或小便后带血，尿道疼痛，小便频数，小便坠胀，或小便不畅。

舌象：舌质暗，舌苔白腻。

脉象：脉沉弦。

证属：毒热下注。

治则：治宜解毒清热，活血化瘀，燥湿健脾，利水通淋，补肾止血。

方药：可用参莲汤加减。

苦 参 30g	半枝莲 30g	半边莲 30g	苍 术 12g	荷 叶 20g
山豆根 10g	龙 葵 30g	当 归 15g	丹 参 60g	金钱草 30g
猪 苓 60g	仙鹤草 60g	滑 石 20g	生甘草 3g	

煎服法：一剂药煎两遍，合在一起。分 2 次服。

方义：本方用苦参、滑石、生甘草，泄热利湿；半枝莲、猪苓、半边莲、山豆根、龙葵，清热解毒，利水通淋；苍术，燥湿健脾；荷叶、仙鹤草、当归，补血养血，活血化瘀，强心止血；金钱草、丹参，软坚祛瘀，消积利胆。诸药互相配合，有活血化瘀，解毒清热，利水通淋，燥湿健脾，软坚消积，壮腰补肾，止血止痛之功效。

二、脾肾两虚，气不摄血

癌瘤，证见小便带血，或尿血无痛，腰酸腿软，小腹下坠，面色㿠白，头晕耳鸣，下肢发冷。大便溏稀。

舌象：舌质淡，舌苔白腻。

脉象：脉沉细。

证属：脾肾两虚，气不摄血。

治则：治宜补肾健脾，活血化瘀，利湿止泻，燥湿利水，养血止血。

方药：可用葵术汤加减。

生地黄 30g　　　丹　参 30g　　全当归 15g　　龙　葵 30g　　女贞子 30g

生薏苡仁 30g　　旱莲草 30g　　白　术 20g　　白茅根 30g　　半枝莲 30g

煎服法：一剂药煎两遍，合在一起。分 2 次服。

方义：本方以生地黄、女贞子、旱莲草，补肾滋阴，补血养血，凉血止血；丹参、全当归，活血化瘀；龙葵、半枝莲，清热解毒；生薏苡仁、白术、白茅根，健脾燥湿，利水止泻。各药综合一起，有补肾健脾，燥湿利水，活血化瘀，补血养血，益气摄血，壮腰益肾，利湿止泻之功效。

第三章 | 常见多发癌的辨证论治

第一节 | 鼻咽癌

　　鼻咽癌，在中医学里称"上石疽"或"失荣"证，或"顽颡"证。鼻咽，在鼻腔的后方，是上呼吸道的一部分，是连接腔与口咽的一个空腔。前壁为后鼻孔，两侧壁有鼻咽管隆突与咽隐窝，顶为颅底，后壁相当于1、2颈椎，由软腭构成，这一部位称鼻咽部。空腔，称鼻咽腔。在这一部位发生的癌瘤，称鼻咽癌。鼻咽癌是常见的癌瘤之一。

　　中医学按不同阶段的征象，有不同的记载。所谓"有流臭黄水者，甚则脑亦作痛，俗名脑砂"。多数人认为肺开窍于鼻，肺气通于鼻，肺气不和则上焦热盛，迫血离经，出现鼻衄。若气血凝滞，胆必受累，肝胆热者，可移于脑，而成鼻渊，又称"脑漏""脑崩"等。鼻咽癌的发病年龄为30～70岁，40～50岁的发病人群较多。鼻咽癌，各地均能见到，以华南地区发病为多，特别在广东为最多发生的肿瘤疾病之一。故广东称鼻咽癌的高发区，男多于女。

一、病因病机

　　主要是由于精神和情绪的变化，情志不舒，使内脏虚损，抵抗力减弱，不能适应外界气候、环境的变迁；病毒的侵入；或吸烟、饮酒，煤油灯气味；或因鼻咽疾病（包括鼻咽部位残余腺感染，黏膜糜烂，黏膜溃疡，鼻咽增生结节）等所引起。

二、症状

鼻咽癌初起，一般没有自觉症状，往往被人疏忽。当癌瘤浸润发展，瘤体表现出黏膜溃破或感染时，就会出现少量的鼻血或与鼻涕混在一起，自鼻咽回吸咯出，有时也可以从鼻孔流出。如果发现早起由口内吸出的鼻咽分泌物内，带有血丝或血块，就要注意鼻塞的性质。多数鼻咽癌病人，鼻塞初起是单侧，以后随着癌瘤的增大而加重，可继续发展成两侧鼻塞。

癌瘤发生在耳咽管附近，或是堵塞耳咽管致使中耳腔气压平衡失调，发生耳鸣或听力减退，甚至耳聋。有的还能引起化脓性中耳炎。

头痛是鼻咽癌的主要症状之一，常为一侧固定性的，或是持续性的头痛。当癌瘤侵犯颅骨或压迫颅神经时，就会发生这种偏侧固定的和持续的头痛或全头痛。病情发展，鼻腔被完全堵塞时，鼻咽内能流出有腐败气味的分泌物。鼻咽癌病人，多数早晨起床后，由鼻擤出，或由鼻咽回吸，经口咯出，带有血丝或小血块及血性分泌物。病情进一步发展，常有颈部淋巴结转移。鼻咽癌的颈部淋巴结转移，多为单侧进行性的增大，初起能活动，继之固定，一般没有疼痛。淋巴结肿大，有时能融合成团块。如果有继发感染时，会发生红肿和压痛。

鼻咽癌继续发展，也有发生面神经麻痹的，有的病人发生一侧嗅觉减退或鼻阻塞。有的病人，发生视物模糊，视野缩小，甚至发生偏盲或全盲。有的病人，眼球除了能向外侧转动外，多是眼球固定，上睑下垂，并且复视。有的病人，发生三叉神经痛，眼和下颌疼痛，面部麻木或知觉减退，咀嚼困难，或牙关紧闭，下颌㖞斜，颞肌萎缩，甚至角膜反射消失。有的病人，发生眼球震颤。有的病人，发生舌咽神经痛，吞咽困难，反胃，咽喉感觉减退。有的病人，发生声音嘶哑，咳嗽。有的病人，发生心动过速，呼吸急促，涎多或涎少。有的病人，发生耸肩无力。有的病人，发生舌㖞斜，语言困难，甚至出现舌偏瘫。有的病人，发生瞳孔缩小，眼球内陷或眼裂缩小。同侧无汗。

鼻咽癌，颈淋巴早期转移会发生颈部肿块。肿块多在乳突下胸锁乳突肌的深部。这种肿块多是不痛性的进行性的长大。起初可以活动，以后因为浸润淋巴结周围组织而粘连固定。如果继发感染时，可发生红肿或压痛，并且可以向下发展到锁骨。

三、辨病要点

患者鼻涕带血或有鼻衄血、鼻塞的症状，尤其是中年男性病人，如果突然发生原因不明的耳鸣、耳聋，或鼻涕带血，或颈部淋巴结肿大，耳垂下方肿块质硬，无痛；或是在早起由口内吸出的鼻咽分泌物内带有血丝或血块，并且鼻塞不通；或发生无原因的单侧鼻塞或听力减退，并发生头痛等。

四、舌象

舌红，或红紫，或红绛，或紫蓝，或青且黯，舌苔白或腻。

五、脉象

脉弦细或弦数，或细数浮而无力等。

六、辨证论治

鼻咽癌（包括鼻咽部位的各种癌瘤）宜服平消片，结合清热解毒，消炎止痛，软坚化瘀，息风镇静，通透消肿等法辨证用药。

初起鼻塞，或有少量鼻血或鼻涕，或早起咳出分泌物内带有血丝或血块时，宜服平消片（方见前，以下同）。

如果病情进展，发生鼻塞、鼻涕、鼻血，并发生耳鸣、耳聋，或听力减退时，宜服豆果丸与平消片。

豆果丸：

山豆根 90g　　鱼脑石 60g　　射　干 120g　　茜　草 90g　　青　果 60g
蛇　蜕 60g　　蜂　房 60g　　辛　夷 90g　　苍耳子 60g　　料姜石 120g

制服法：共研为细粉，水泛为丸，如绿豆大小。每次服 6～9g，1 日 3 次，黄芪煎水送服，或开水送服。

方义：本方用山豆根、射干、蛇蜕、青果清热解毒，利咽消肿；鱼脑石、茜草、料姜石、蜂房、辛夷、苍耳子除风消炎，止血止痛，活血化瘀，通透鼻咽。各药配伍，有利咽消肿，清热解毒，活血化瘀，止痛消炎，除风定痛，通透鼻咽之功效。

如果病情继续发展，发生一侧肿块固定的或持续的头痛时，可服苍辛银豆汤与平消片。

苍辛银豆汤：

金银花 30g　　连　翘 30g　　射　干 9g　　山慈菇 15g　　桑寄生 12g

夏枯草 30g　　山豆根 9g　　蜂　房 9g　　辛　夷 12g　　蝉　蜕 9g

全　蝎 9g　　苍耳子 12g

煎服法：一剂药煎两遍，合在一起，分 2 次服。

方义：本方用山豆根、射干、山慈菇、桑寄生、夏枯草、连翘、金银花利咽消肿，清热解毒；苍耳子、辛夷通透鼻咽；蜂房、蝉蜕、全蝎软坚化瘀，消炎攻积。诸药综合配伍，有攻坚破积，活血化瘀，清热解毒，消肿利咽，通透鼻咽，止痛化瘤之功效。

如果病情严重，症状复杂时，宜结合疾病不同情况，辨证用药。

证见头痛眩晕，胸胁胀痛，自觉烦热，鼻塞稍咳，鼻涕带血，口苦咽干，耳内闷胀，大便秘结，小便黄或正常。舌黯紫有瘀斑，舌苔白或黄苔。脉弦，或弦细，或细涩。此属肝郁犯肺，气血凝结。治宜疏肝解郁，祛痰止咳，消肿散结。可用柴辛汤，并服平消片。

柴辛汤：

柴　胡 12g　　郁　金 15g　　丹　参 30g　　白　芍 20g　　辛　夷 12g

苍耳子 12g　　仙鹤草 60g　　山豆根 10g　　瓦楞子 30g　　全　蝎 10g

蜂　房 10g　　当　归 15g　　生甘草 3g　　料姜石 60g

煎服法：一剂药煎两遍，合在一起，分 2 次服。

方义：本方以柴胡、郁金、白芍疏肝解郁，清热除烦，辛夷、苍耳子透脑止痛；丹参、仙鹤草、当归活血化瘀，消炎止血；山豆根、全蝎、蜂房、生甘草清热解毒，消肿安痛；瓦楞子、料姜石软坚散结，清眩敛血。14 味药配伍，有疏肝解郁，清热解毒，透脑清眩，活血化瘀，软坚散结，消肿止痛，通络止血，清肺消胀之功效。

证见鼻塞不通，鼻涕带血，头痛头重，恶心心悸，胸闷气短，咳嗽咳痰，胃纳不佳。大便溏；鼻咽部肿块色淡，肿块表面光滑，颈部淋巴结肿大。舌红绛，或有瘀斑，或尖边红，舌苔厚腻或白苔。脉弦滑或弦数。此属肺脾灼津，浊痰不化。治宜清肺消浊，健脾化痰。可用瓜辛汤，并服平消片。

瓜辛汤：

瓜　蒌 30g　　胆南星 10g　　土贝母 15g　　猪　苓 60g　　辛　夷 12g

重　楼 10g　　杏　仁 15g　　陈　皮 10g　　白茅根 30g　　料姜石 60g

煎服法：同柴辛汤。

方义：本方用瓜蒌、杏仁、土贝母消浊清肺，止咳宣肺；胆南星、陈皮化痰消炎；辛夷、猪苓、重楼清热解毒，通透消肿；茅根、料姜石健脾利水。上药配伍，有健脾理气，清肺解毒，化痰止咳，清热解毒，软坚散结，化浊消肿，透脑清咽，止血止痛，安神镇静之功效。

证见视物不清或复视，头晕头痛，或面瘫舌歪，或口眼㖞斜，鼻塞鼻衄，鼻流浊涕，口苦咽干，面部、颧部潮红，咳嗽痰稠，心烦不眠，肿块溃疡或菜花状。舌红绛。脉弦数或滑数。此属风热毒蕴，肺络堵塞。治宜解毒清热，息风通络，凉血止血。可用菊楼汤，并服平消片。

菊楼汤：

重　楼 10g	钩　藤 30g	土贝母 10g	山豆根 10g	桑　叶 10g
辛　夷 10g	野菊花 30g	生地黄 30g	僵　蚕 10g	仙鹤草 60g
丹　参 30g	夏枯草 30g	杏　仁 15g		

煎服法：同柴辛汤。

方义：本方用重楼、野菊花、土贝母、山豆根清热解毒，软坚散结，消肿消炎；生地黄、仙鹤草、丹参凉血止血，活血化瘀，强心养血；桑叶、夏枯草、杏仁、辛夷、僵蚕、钩藤息风通络，宣肺止咳，祛痰透脑止头痛。各药配伍，有清热解毒，软坚散结，活血化瘀，强心滋补，养血止血，息风通络，祛痰透脑，宣肺止咳，消肿通塞之功效。

证见面色晦黯，四肢无力，形消体弱，畏寒肢冷，腰酸骨痛。舌黯淡，舌苔白。脉沉细涩。此属血气双亏，正气衰败，或晚期广泛转移，或放疗、化疗之后。治宜温肾固本，双补气血。可用芪补汤，并服平消片。

芪补汤：

生黄芪 60g	仙　茅 15g	淫羊藿 15g	补骨脂 30g
骨碎补 15g	焦杜仲 20g	枸杞子 20g	女贞子 30g
料姜石 60g	红参 10g（党参 30g）		

煎服法：同柴辛汤。

方义：本方用黄芪、红参补气扶正；仙茅、淫羊藿、补骨脂、骨碎补、料姜石、焦杜仲、枸杞子、女贞子固本温肾，增强细胞活力，强腰止痛，增强免疫功能。诸药配伍，有补肾强腰，软坚散结，理气止痛，双补气血，扶正祛邪之功效。

如果病情进一步发展，头痛严重，鼻腔堵塞，鼻咽内流出有腐败气味的分泌物时，除服苍辛银豆汤加减与平消片外，还可用硼脑膏或辛石散塞鼻孔，或吹入鼻孔。

硼脑膏：

金银花 9g　　鱼脑石 6g　　黄　柏 6g　　硼　砂 6g　　冰　片 0.6g

制用法：共研为细粉，用香油或凡士林调成软膏。可用棉球蘸药膏塞鼻孔内，或将药粉吹入鼻孔内，1 日 3 次。

方义：本方用金银花清热解毒；黄柏消炎除湿；鱼脑石、硼砂消肿软化；冰片香窜，可引诸药直达病所。各药配伍在一起，有消炎消肿，除湿止痛，清热解毒之功效。

辛石散：

白　芷 3g　　鹅不食草 3g　　细　辛 3g　　辛　夷 6g　　鱼脑石 4 块

冰　片 4.5g

制用法：将上药分别研为细粉，合在一起，研匀，并研极细粉。吹入鼻孔内，1 日 2～3 次。

方义：本方用白芷、细辛开窍除风；鹅不食草、辛夷通透鼻咽；鱼脑石、冰片止痛消肿。诸药综合配伍，有芳香开窍，通透鼻咽，除风止痛，利湿消肿之功效。

如果病情发展，症状严重，头痛剧烈，耳鸣、耳聋较甚时，可服干慈丸与平消片。并服苍辛银豆汤加减（方见前）。

干慈丸：

干　漆（炒）30g　　千金子 9g　　郁　金 30g　　山慈菇 30g

辛　夷 30g　　　　五倍子 9g　　蜂　房 30g　　全　蝎 30g

苍耳子 30g　　　　料姜石 30g

制服法：共研为细粉，水泛为丸，如绿豆大小。每次服 3～6g，1 日 3 次，黄芪煎水送服，或开水送服。

方义：本方用干漆、千金子、山慈菇、郁金攻坚破积，活血化瘀，消肿止痛；苍耳子、辛夷通透鼻咽；五倍子、蜂房、全蝎、料姜石清热解毒，软化止血。诸药配伍，有活血化瘀，消肿止痛，攻坚破积，清热解毒，止血利咽之功效。

如果出现眩晕、耳鸣、耳聋时可用菊明汤加减与平消片。

菊明汤：

木　贼 12g　　牡　蛎 15g　　野菊花 30g　　夜明砂 9g　　黄　芪 30g

山豆根 9g　　瓦楞子 15g　　白芍 15g　　海浮石 30g　　蜂　房 9g

全　蝎 9g

煎服法：一剂药煎两遍，合在一起，分 2 次服。

方义：本方用木贼、牡蛎、野菊花、夜明砂柔肝息风；山豆根、瓦楞子、海浮石软坚消肿；白芍、蜂房、全蝎清热解毒，化瘀止痛；黄芪补气扶正。各药综合配伍，有柔肝息风，镇静止痛，软坚消肿，清热解毒，活血化瘀，补气扶正之功效。

如果鼻咽癌发展到极晚期，发生转移，出现症状过多时，可按相应的症状，在不同证候处方中加减用药。

七、病例举要

尹 × 龙，男，28 岁。渭南人。

初诊：1984 年 3 月 6 日。

主诉：1983 年 11 月左右，自觉鼻塞，鼻子疼痛，鼻孔流黄水，并发现右侧鼻腔有一不大的肿块，逐渐增大，鼻部疼痛增重，右耳听力减退，右侧面部感觉差，食欲、睡眠都好。

现病史：1984 年 3 月 3 日，到某医院检查，右鼻腔隆起，右鼻前庭有新生物，自上部起有坏死，质硬；右颌下淋巴结肿大，约 3cm×3cm，质硬，活动度差，右侧面部感觉迟钝。

活检病理：鼻前庭未分化癌，颌下淋巴结转移。并经渭南地区医院病理检查，为右鼻腔恶性肿瘤、恶性肉芽肿（病理号 75111）。

遂于 3 月 5 日到 9 日放射治疗（钴 -60），症状反而加重，早晨起床后，稠涕多。其他各症同前，停止放射治疗。

舌象：舌黯红，舌苔黄腻。

脉象：脉细弦数。

证属：肺脾灼津，虚热毒蕴。

治则：清热透脑，通塞止痛，扶正祛邪。

方药：

（1）平消片：每次服 8 片，1 日 3 次，开水送服。

（2）辛　夷 12g　　苍耳子 10g　　山豆根 10g　　蜂　房 10g

　　郁　金 15g　　全　蝎 10g　　茜　草 15g　　黄　芪 60g

　　生甘草 3g

水煎，每日早晚分服。

复诊：4月2日，服药后，各症减轻，近两日发热，鼻出血。

舌象：舌红、苔白。

脉象：脉细数。

方药：上方去郁金，加金银花30g、白茅根60g，水煎服。

三诊：4月15日，服药后，热已退，鼻仍出血。舌脉同上。

方药：3月6日处方内，去茜草，加土贝母15g、白茅根60g、仙鹤草60g，水煎服。

四诊：5月11日，各症无明显变化。舌脉同上。

方药：3月6日处方内，加茅苍术10g、蜈蚣1条，水煎服。

五诊：10月25日，症状稳定。

舌象：舌苔白。

脉象：脉缓。

方药：3月6日处方内，加瓦楞子30g、黄药子15g、重楼10g。水煎服。

六诊：1985年4月25日，症状消除、精神很好，已经能够正常劳动。

舌象：舌质微红，舌苔薄白。

脉象：脉缓。

方药：在以上处方内，加丹参30g、党参30g，水煎服。

七诊：1986年4月23日，照上方服6剂后，停服汤剂。继续服平消片，每次服8片，1日3次。

第二节 ┃ 脑癌

　　脑癌，又称颅内肿瘤或脑肿瘤，它包括脑实质或其邻近组织（血管、脉络丛、垂体、松果体等）原发的肿瘤，也有转移到颅内的转移癌或肉瘤，还包括结核、寄生虫性囊肿等炎症性肿物及能引起进行性颅内压增高、压迫组织的各种占位性病变。脑癌在病理上，有神经胶质癌（包括髓母细胞瘤、多形性胶质母细胞瘤、星形细胞瘤、少突神经胶质瘤、室管膜瘤）、脑膜瘤、听神经瘤、脑血管性肿瘤（包括脑血管畸形、脑血管母细胞癌）、颅咽管瘤、垂体腺瘤、胆脂瘤、松果体瘤、第三脑室胶质囊肿、颅内转移瘤等。

一、症状

脑癌症状出现，主要是根据肿瘤发生的部位、疾病的性质不同而表现不同。大多数有头痛，一般在初起是间歇性头痛，早晨容易发作，以后症状逐渐加重，头痛的次数逐渐增多。很多病人伴有呕吐，往往是突然发作。呕吐的性质，多是喷射样吐出，多数没有恶心，也与饮食无关。发作时间，大部分是在夜间，或是在早晨空腹时发作。这种呕吐，有时常与头痛并发，尤其是在病人头痛剧烈时发作。小儿的小脑肿瘤，在早期多发生呕吐。

脑癌瘤病人，也常发生视力减退和复视或偏盲，有一部分病人在症状严重时失明。这个症状，一般是一侧发生，也有两侧发生的。

脑癌瘤病人，常有全身性癫痫样抽搐或瘫痪，或是智力迟钝，并且有性格改变。有的病人，还有肢体感觉异常，或肢体感觉消失。有一些病人，有运动障碍，走路不稳。有的病人，常出现眩晕，并且有失稳感。有的病人，在弯腰时觉得有倾倒的感觉。有的病人，往往发生持续性的嗜睡。有的病人，发生昏迷。有的病人，发生精神错乱，往往对地点和时间的定向力消失。有的病人，智力减退，情绪淡漠，甚至大小便失禁，出现进行性的痴呆。有的病人，记忆力与注意力减退，并且容易激动。有的病人，发生全身抽搐，在抽搐前，常有好像想说什么话，但又说不出来或口吃，在抽搐时头与两眼转向对侧，肢体多有痉挛性或强直性的运动（转头）。有的病人，有一时性的静止不动，保持一定姿势或肢体被任意摆成一种姿势、不能活动的木僵状态。有的病人，往往发生握住别人的手不放的动作。有的病人，则发生一侧身体无力，尤其是面部及舌部无力。有的病人，伴有一侧肢体震颤。有的病人，嗅觉消失严重，病人有一侧视神经萎缩，或视盘水肿。有的病人，有时发生不愉快的幻觉，感觉到有油漆及烧焦的味道，也有鼻咽部感觉异常的。有的病人，在工作时突然感到脑子的活动停止，但不会跌倒，往往表现出像在梦中，或是一种茫然的样子。有的病人，发生奇特的记忆障碍，但回忆不起发作的情况。有的病人，常有不随意的舔舌、吮唇和尝味的动作。有的病人，味觉和嗅觉减弱。有的病人，出现有系统性的人物或动物形象的幻觉。有的病人，会出现光的闪烁。有的病人，对事物的命名叫不出来，或言语没有伦次。有的病人，发生面肌无力，身体震颤。有的病人，有时发生刺激感或触电样的感觉，或（少数）有疼痛感觉。有的病人，不能识别放在患侧手里的东西。有的病人，瞳孔不对称和眼球向上凝视无力。有的病人，出现嗜睡、多尿、血糖过高、糖尿、肥胖、性功能减退和不规则的发热。有的病人，有时发生四肢强直、角弓反张和意识丧失。有的病人，有时眼球震颤与共济失调。有的病人，有舞蹈样的动作。有的病人，有耳聋。有的病人，上眼睑上缩或下垂，瞳孔不等大，并且多数是瞳孔扩大。

二、辨病要点

根据症状，并结合舌质红或紫红或紫蓝或青黯，舌苔白或白腻或滑。脉弦数或紧或弦缓。结合用 X 射线拍片，或脑脊液检查，脑造影、或脑室造影、或脑血管造影检查，脑电波图及超声波检查。必要时，进行放射性同位素定性检查，或用 CT 或磁共振检查并病理检查，以确诊。

三、辨证论治

脑癌瘤（包括头脑部位的各种癌瘤），治宜平消片或金星散或补金丸等，并结合祛风息风、镇静清温、补养等药以透脑化瘤来辨证用药。症状初起，有间歇性的发作，早晨容易头痛时，宜服平消片或金星散或参石丸或芪仙丸（方见前）。

症状逐渐加重，并伴有无恶心及与饮食没有关系的呕吐的时候，可服仙脑丸与平消片，或芪仙丸，或补金丸。

仙脑丸：

鱼脑石 60g　　石决明 60g　　生牡蛎 60g　　蜂　房 60g　　蛇　蜕 60g
全　蝎 60g　　威灵仙 120g

制服法：共研为细粉，水泛为丸，如绿豆大小。每次服 3～6g，1 日 3 次，黄芪煎水送服。

方义：方内以鱼脑石、石决明、威灵仙、生牡蛎祛风止痛，柔肝息风，镇静透脑；蜂房、蛇蜕、全蝎消炎解毒，清温软坚，化瘀止痛。各药综合配伍，可软坚化瘀，息风镇静，祛风透脑，消炎解毒，止痛清温，补养扶正。

病情继续发展，头痛剧烈，并发呕吐及视力减退时，宜服蚕菊汤加减与平消片或补金丸。

蚕菊汤：

生石决明 20g　　僵　蚕 10g　　蝉　蜕 10g　　木　贼 12g　　生鳖甲 15g
蜂　房 10g　　钩藤钩 10g　　牡　蛎 15g　　丝瓜络 15g　　全　蝎 10g
晚蚕砂 10g　　甘菊花 30g　　地　龙 12g

煎服法：一剂药煎两遍，合在一起，分 2 次服。

方义：本方用生石决明、牡蛎、木贼、晚蚕砂柔肝息风，滋阴潜阳；僵蚕、蝉蜕、生鳖甲、钩藤钩、丝瓜络祛风止痛，清温解毒，活络透脑；蜂房、全蝎、甘菊花、地龙清脑止痛，软坚消积。综合各药，能祛风止痛，息风透脑，活血化瘀，软坚消炎，扶正祛邪。

病情继续发展，症状复杂时，根据不同证候辨证用药。

证见头晕，头痛，目眩，耳鸣，视力下降，烦躁易怒，恶心呕吐，咽干颧红，健忘失眠，四肢麻木，抽搐震颤，项强昏迷，眼目斜视或上吊，舌强失语，大便干燥，小便黄。舌红少苔。脉弦细数。此肝肾阴虚，肝风内动。治宜柔肝息风，滋阴补肾，明目潜阳。用蚕明汤加减煎服，并服平消片，或参石丸，或芪仙丸（方见前）。

蚕明汤：

生 地 24g	山 药 12g	山茱萸 12g	野菊花 30g	牡 蛎 30g
木 贼 10g	茯 苓 10g	丹 皮 10g	全 蝎 10g	僵 蚕 20g
蜂 房 10g	石决明 30g			

一剂药煎两遍，合在一起，分 3 次服。

方义：方中用木贼、牡蛎、野菊花、石决明柔肝息风，潜阳明目；山药、山茱萸、丹皮、生地、茯苓滋阴补肾；用全蝎、僵蚕、蜂房解毒息风，软坚散结。诸药配伍，有明目潜阳，滋阴补肾，柔肝息风，软坚散结，镇静止痛之效。

证见头晕，头痛，口干多饮，耳聋目眩，视力障碍，精神不振，腰膝酸软，形寒肢冷，气短懒言，四肢无力，肌肤痿软，阳痿多尿。舌质淡，舌苔白润。脉细弱无力，此脑虚髓少，脾肾阳虚。治宜填髓补脑，温补脾肾。宜用地床汤加减，并服平消片，或参石丸，或茶贞丸（方见前）。

地床汤：

补骨脂 30g	附 子 10g	桂 枝 10g	仙 茅 15g	淫羊藿 15g
蛇床子 10g	僵 蚕 15g	蜈 蚣 2 条	熟地黄 24g	山萸肉 12g
丹 皮 10g	山 药 12g			

煎服法：同前。

方义：方内用熟地黄、山萸肉、仙茅、补骨脂、淫羊藿填髓补脑，强肾滋液；附子、桂枝、山药、蛇床子温补脾肾；僵蚕、蜈蚣、丹皮息风解痉，活血化瘀。各药配伍，有填髓补脑，温补脾肾，活血化瘀，息风解痉，软坚散结之效。

证见头晕目眩，头痛耳鸣，视力障碍，恶心呕吐，肢体麻木，或半身不遂，谵语神昏，喉中痰鸣，咳嗽痰多，舌强不语，身重乏力，舌胖大，舌苔白腻，脉弦滑。此痰迷心窍，痰湿阻络，治宜涤痰开窍，祛痰通络。宜用金胆汤加减煎服，并服平消片，或参石丸或补金丸。

金胆汤：

| 清半夏 15g | 胆南星 10g | 白　术 10g | 郁　金 15g | 全　蝎 10g |
| 僵　蚕 15g | 蜈　蚣 2条 | 石菖蒲 6g | 威灵仙 30g | 瓜　蒌 20g |

煎服法：同前。

方义：方中清半夏、白术、胆南星健脾燥湿；石菖蒲、郁金、清半夏、胆南星开窍醒脑，涤痰息风；瓜蒌止咳祛痰，通络消滞；蜈蚣、全蝎、僵蚕清热解毒，软坚消滞。综合诸药，有健脾燥湿，止咳祛痰，通络消滞，开窍醒脑，息风镇静，清热解毒，软坚消积之功效。

证见头痛头胀，似锥刺样，面红耳赤，口苦咽干，喷射样呕吐。唇黯色紫，舌苔白或黄苔，脉弦数。此瘀毒内结，肝胆郁热。治宜清热解毒，泻火化瘀。可用地胆汤加减，并服平消片，或芪仙丸，或补金丸。

地胆汤：

龙胆草 10g	野菊花 30g	牡　蛎 30g	生　地 30g	木　通 10g
当　归 15g	赤　芍 15g	全　蝎 10g	清半夏 15g	蜂　房 10g
大　黄 6g				

煎服法：一剂药煎两遍，合在一起，分2次服。

方义：本方用龙胆草、野菊花、大黄泻肝清火，解毒润燥，利便导滞；当归、牡蛎、赤芍活血化瘀，软坚散结；生地黄、木通导火下行；清半夏燥湿止呕；全蝎、蜂房消坚祛积。各药配伍，有清热解毒，泻火化瘀，软坚散结，解郁润燥，除湿止呕，润便导滞之功效。

症状进一步发展，发生癫痫样抽搐或瘫痪，或性格改变的时候，可服蚕菊汤加减与菊黛丸，并服平消片，或补金丸，或芪仙丸。

菊黛丸：

| 木　贼 12g | 牡　蛎 15g | 甘菊花 30g | 石决明 18g | 夜明砂 9g |
| 蜂　房 9g | 全　蝎 9g | 蛇　蜕 9g | 山豆根 9g | 青　黛 18g |

制服法：共研为细末，水泛为丸，如绿豆大小。每次服3～6g，1日3次，黄芪煎水送服，或开水送服。

方义：方中用木贼、牡蛎、甘菊花、石决明、夜明砂柔肝息风，清脑明目，治眩晕；蜂房、全蝎、蛇蜕、青黛、山豆根清热解毒，消炎解郁，软坚化瘀，消瘤止痛。各药综合配伍，有祛风镇静，清脑除烦，消炎解毒，软坚化瘤，柔肝息风等效果。

病情继续严重时，病人发生肢体感觉异常，或感觉消失，或走路不稳，或眩晕，或觉得有倾倒，或嗜睡或昏迷，或精神错乱，或神情淡漠，或有进行性痴呆的时候，宜服磁龙丸与平消片，或用加减蚕菊汤与平消片，或补金丸，或芪仙丸。

磁龙丸：

蜂 房 30g	全 蝎 30g	蛇 蜕 30g	菊 花 90g	木 贼 30g
牡 蛎 60g	石决明 60g	僵 蚕 30g	地 龙 30g	瓦楞子 60g
磁 石 60g	朱 砂 30g	山豆根 60g	杭白芍 30g	白 矾 30g
郁 金 60g				

制服法：共研为细粉，水泛为丸，如绿豆大小。每次服 3 ~ 6g，1 日 8 次，黄芪煎水送服，或开水送服。

方义：方内用蜂房、蛇蜕、山豆根、全蝎消坚破积，清热解毒；木贼、郁金、牡蛎、地龙、菊花、石决明、僵蚕透脑息风，柔肝解郁，止痛通络；瓦楞子、杭白芍、磁石、朱砂、白矾镇静镇痉，消炎除烦，调理神经。诸药配伍，有祛风息风，镇静镇痉，透脑解郁，调理神经，消炎解毒，除烦安眠，活血化瘀，软坚破积，止痛通络之功效。

四、病例举要

例1：周×莉，女，20岁。西安市某医院护士。

初诊：1965年1月11日。

患者于1964年因头痛抽搐等到某医院手术，发现脑蜘蛛膜部星形细胞癌未切除（病理号68964）。术后头疼等症状如故。同年11月和1965年1月3日，抽搐两次，抽搐时嘴歪（向左），吐白沫，眼斜，手稍紧握，小便失禁，每次10余分钟，醒后如常，大便正常。以往曾患胸膜炎，头痛。家族无上述病史。

舌象：舌红，舌白苔。

脉象：脉弦数。

治疗：

（1）平消片（丸）120g，每次服 3g，1 日服 3 次。

（2）木　贼 15g　　牡　蛎 15g　　菊　花 30g　　石决明 15g

　　　夜明砂 10g　　蜂　房 10g　　瓦楞子 15g　　僵　蚕 10g

　　　地　龙 10g　　蛇　蜕 10g

煎服法：一剂药煎两遍，合在一起，分 2 次服。

复诊：1 月 16 日，服药后症状无变化，抽搐未发作。舌、脉同上。

（1）原方继续服 6 剂。

（2）平消片继续服用。

三诊：1 月 23 日，服药后，症状同前，原方继续服用。

四诊：2 月 3 日，头疼头晕减轻，其他无异常，原方继续服用。

五诊：3 月 4 日，症状逐渐减轻，精神好，原方继续服用。

六诊：4 月 10 日，症状同上，原方继续服用。

七诊：4 月 17 日，症状同上，原方继续服用。

八诊：4 月 20 日，症状逐渐消退，精神好转。

（1）木　贼 120g　　牡　蛎 300g　　夜明砂 100g　　菊　花 300g

共研为细粉，水泛为丸。每次服 6g，1 日 3 次。

（2）平消片，每次服 8 片，1 日 3 次。汤药暂停。

九诊：5 月 4 日，前天抽搐 1 次，症状较前轻，睡眠、饮食、大小便均正常。舌红，白苔。脉缓弦。

（1）平消片继续服用。

（2）木　贼 15g　　牡　蛎 15g　　菊　花 30g　　石决明 20g

　　　蜂　房 10g　　夜明砂 10g　　僵　蚕 10g　　蜈　蚣 1 条

　　　蛇　蜕 10g

煎服法同前。

十诊：5 月 29 日，症状已除。舌薄苔，脉缓。原方继续服用。

十一诊：6 月 17 日，各症状均已消失，精神好转，舌脉均正常，准备上班改服丸药。

（1）蜂　房 30g　　全　蝎 30g　　蛇　蜕 30g　　菊　花 90g

　　　木　贼 30g　　牡　蛎 60g　　石决明 60g　　僵　蚕 30g

　　　地　龙 30g　　瓦楞子 60g　　山豆根 60g　　杭白芍 30g

　　　磁　石 60g　　朱　砂 30g　　白　矾 30g　　郁　金 60g

共研为细粉，水泛为丸，如绿豆大小。每次服 6g，1 日 3 次，开水送服。

（2）平消片服 8 片，1 日 3 次。

十二诊：6 月 26 日，已上班工作，一切正常。继续服丸药，平消片继续服用。

10 月 10 日，又配上方丸药 1 料与平消片一起继续服至 12 月底停药。

1970 年结婚，1971 年生儿子，产后身体健康。

1977 年 10 月 9 日，随访身体健壮。

1991 年 6 月 1 日，患者单位一同志带小孩来诊，谈到周 × 莉健壮。

例 2：庞 × 梅，女，8 岁。陕西省乾县人。

初诊：1980 年 11 月 17 日。

患儿于 1980 年 10 月 24 日因头疼头晕半年，并伴有呕吐、抽搐，住某医院，经 CT 扫描示蝶鞍上有 3.2cm×2.6cm 大小肿物。11 月 4 日，全麻手术探查，肿瘤活检诊断为鞍区畸胎癌。于 11 月 8 日出院。患儿出院后，视力低下，其他无异常。

检查：舌质红，舌苔薄，舌底青紫。脉细数，关弦。

（1）木　贼 10g　　牡　蛎 20g　　菊　花 30g　　石决明 20g

　　山豆根 10g　　生黄芪 30g　　蜂　房 10g　　全　蝎 10g

　　蝉　蜕 10g

一剂药煎两遍，合在一起，分 3 次服。

（2）平消片每次服 4 片，1 日 3 次。

复诊：11 月 29 日，服药后，精神稍好，食纳增加，大便 2 日 1 次，其他无异常。

（1）原方加僵蚕 10g、夜明砂 6g、莪术 6g。煎服法：同前。

（2）平消片继续服用。

三诊：12 月 6 日，大便近日秘结，其他无异常。

（1）原方加玉竹 20g。煎服法：同前。

（2）平消片继续服用。

四诊：12 月 20 日，大便已正常，其他无异常。

（1）原方加僵蚕 10g。煎服法：同前。

（2）平消片继续服用。

五诊：12 月 25 日，症状无变化，上方继续服用。

六诊：12 月 30 日，症状同上，原方继服，平消片继续服用。

七诊：1981 年 1 月 31 日，最近发现左乳房有一包块，大便干，1～3 天 1 次，其他无异常。舌红，舌苔白。脉细数。

（1）原方加瓦楞子 30g、蜈蚣 1 条、僵蚕 10g。煎服法：同前。

（2）平消片继续服用。

八诊：2 月 10 日，近几日，全身皮肤瘙痒，夜间痒甚，大便小便均无异常。

（1）上方加浮萍 20g，煎服法同前。

（2）平消片继续服用。

九诊：2 月 28 日，小便少，下午半侧面部发热，其他无异常。

（1）上方继续服用。

（2）平消片继续服用。

十诊：3 月 14 日，近期下午腿部浮肿。

（1）上方加补骨脂 20g，猪苓 30g。煎服法：同前。

（2）平消片继续服用。

十一诊：3 月 23 日，下午腿仍稍肿，睡眠好，食纳可。

（1）上方继续服用。

（2）平消片继续服用。

十二诊：4 月 4 日，皮肤瘙痒，其他均好。

（1）上方继续服用。

（2）平消片继续服用。

十三诊：4 月 18 日，近来，病儿性情急躁，其他均正常。

（1）原方加桑椹 15g、补骨脂 20g。煎服法：同前。

（2）平消片继续服用。

十四诊：4 月 29 日，大便秘结，其他正常。舌红，舌薄苔，脉缓。

（1）原方加郁李仁 15g。煎服法：同前。

（2）平消片继续服用。

十五诊：5 月 13 日，发热，大便仍干。

（1）原方加柴胡 6g。煎服法：同前。

（2）平消片继续服用。

十六诊：5 月 25 日，3～4 天大便 1 次，稍干，其他好。

（1）用 4 月 29 日方继续服用。

（2）平消片继续服用。

十七诊：6月6日，症状消失，精神好转，食纳可。

（1）原方继续服用。

（2）平消片继续服用。

十八诊：6月16日，已无症状，精神很好，记忆力强。

（1）原方加补骨脂15g、桑椹15g。煎服法：同前。

（2）平消片继续服用。

十九诊：6月29日，精神好，无症状。

（1）原方继续服用。

（2）平消片继续服用。

二十诊：7月11日，精神好，记忆力强，无异常。

（1）原方继续服用。

（2）平消片继续服用。

二十一诊：7月22日，精神好，无异常感觉。

（1）原方继续服用。

（2）平消片继续服用。

1981年8月5日来院检查乳房包块已消失，一切正常。

例3：席×品，女，23岁，职工，蓝田县人。

患者发作癫痫，头痛，呕吐，经住院检查，右额叶占位病变手术部分切除，病理胶质瘤Ⅰ级，术后4个月，又发作抽搐，头痛，严重时呕吐，手麻，二便正常。舌苔白，质淡红。脉细弦。注：初诊日期记录遗失。

辨病：脑瘤。

辨证：风痰阻络。

治疗：

（1）补金丸（片）每次2片，1日3次。

（2）搜风化痰，利水降浊，可用下方：

木　贼 12g	牡　蛎 30g	蜂　房 10g	蜈　蚣 2条
石决明 30g	瓦楞子 30g	猪　苓 60g	僵　蚕 15g
胆南星 10g	石菖蒲 6g	地　龙 10g	料姜石 60g

煎服法：一剂药煎两遍，合在一起，分2次服。

经3个月治疗，症状缓解，仍每月小发作癫痫一次。

加服：

朱　砂 60g　　　磁　石 120g　　　白　矾 60g　　　郁　金 120g

半　夏 120g　　　代赭石 120g　　　蜈　蚣 20 条

共为细末，水泛为丸，绿豆大，早晚各服 3g。

1988 年 6 月已恢复工作。

例 4：童 × 民，男，30 岁。

初诊：1990 年 11 月 14 日。患者于 7 个月前开始双眼视力下降，左眼较严重，经颅脑 CT 检查为蝶鞍区占位病变、脑膜瘤。8 年前开始有抽搐，反复发作，当时考虑是癫痫，治疗无效，近日因视力下降而做 CT 检查，诊断为脑瘤，于 10 月 17 日行手术切除部分肿瘤，病理诊断为星形细胞瘤。近来，出现头痛，并伴有呕吐，大便及小便无异常。舌红绛，白薄苔。脉细濡。

方药：

（1）木　贼 12g　　牡　蛎 30g　　全　蝎 10g　　蜂　房 10g

　　　山豆根 10g　　野菊花 30g　　石决明 30g　　补骨脂 30g

　　　料姜石 60g

一剂药煎两遍，合在一起，分 2 次服，每日服 1 剂。

（2）平消片 10 瓶，每次服 8 片，1 日 3 次。

复诊：11 月 19 日，病情稳定，但伤口突出。

（1）上方继续服 12 剂，水煎服。

（2）平消片 8 片，1 日 3 次。

三诊：1991 年 1 月 7 日，最近因大便干燥，左侧头痛，面色褐黑，经医院检查为"星形细胞瘤"复发。

（1）上方加郁李仁 30g，12 剂，水煎服。

（2）平消片 10 瓶，每次 8 片，1 日 3 次。

四诊：2 月 11 日，呕吐已停止，仍有头痛，视力不好，左眼已失明，纳差，大便不爽，小便正常。

（1）上方继续服 12 剂，水煎服。

（2）平消片 10 瓶，每次 8 片，1 日 3 次。

五诊：4 月 14 日，病情稳定，抽搐有时仍有发作。

（1）上方继续服 12 剂，水煎服。

（2）平消片 10 瓶，每次 8 片，1 日 3 次。

六诊：5月11日，近来，下午有低热、心慌，面部皮肤烘烘发热。

（1）上方加虎杖15g，继续服12剂，水煎服。

（2）平消片每次服8片，1日3次。

七至十一诊：1992年4月8日～4月29日，近来，右眼稍可视物，左手与左下肢仍有麻木。舌红少苔，脉细弦。

（1）11月14日方加瓦楞子30g、虎杖15g，继续服12剂，水煎服。

（2）补金丸6瓶，每次2片，1日3次。

十二诊：5月20日，左腿仍有麻木感，左手遇冷时痛困，其他正常。

上方加鸡血藤30g，继续服12剂，水煎服。

十三诊：1993年5月1日来诊，一切正常。

补金丸6瓶，每次2片，1日3次。

第三节 ▎唇癌

唇癌，中医学称"茧唇"，为口腔癌瘤的一种。唇癌分下唇癌与上唇癌两种，下唇癌的发病较上唇癌较多。多数病人开始发生在唇红缘部位，初起不痛不痒，容易使人疏忽。男性较女性发病多。年龄按不同地区50～70岁为高发，唇癌常有淋巴结转移。

一、病因病机

思虑暴急，过食煎炒，脾胃积热，毒火内结，痰随火行，痰火凝注于唇发为"唇癌"。有人认为，由于长时间暴露于阳光下，受紫外线照射。口唇红缘黏膜容易发生裂口及上皮增生，反复出现致使癌变。或多次反复灼伤刺激。或由吸烟、饮酒，或经常口噙烟嘴，烟斗吸烟，受烟中致癌物质侵袭等。病理多为鳞状细胞癌或基底细胞癌。

二、症状

初起似豆，渐大如蚕茧，不痛不痒，唇部突起硬结逐渐长大，形成溃疡，表面有痂皮覆盖，剥去痂皮容易出血，表面高低不平，形如菜花。进一步发展，溃疡向深部及周围组织浸润，边缘隆起，质硬，坏死溃烂，出现恶臭之血性分泌物。或唇内出现硬小肿核，溃烂。口唇局部厚而且粗糙，干裂脱皮。有的如扁平白斑，或硬结节（小疙瘩），或有鳞屑覆盖的溃疡，剥除鳞屑后出血。有时颌下、颏下淋巴结肿大，多数是淋巴转移。

三、辨证论治

唇癌（包括口唇部位的各种癌瘤）均系胃火结毒留注于唇，治宜泻火解毒。清热消炎，清除胃肠热结，用平消片或金星散，或补金丸，或参楼散。并山竹汤加减煎服，同时可用酥硼散陈醋调敷患处。或用鲜茄子叶，焙干为细粉，香油调敷患处，1日2次。

（1）山竹汤

野菊花 30g　　生石膏 30g　　山豆根 10g　　淡竹叶 6g　　白僵蚕 10g

蜂　房 10g　　全　蝎 10g　　知　母 10g　　桔　梗 10g　　重　楼 10g

生甘草 3g

煎服法：一剂药煎两遍，合在一起，分2次服，每日1剂。

方义：此方以山豆根、生石膏、知母解毒消炎、泻热清肠胃；以野菊花、重楼、白僵蚕、蜂房、全蝎清热解毒，消积去瘀，软坚散结；桔梗、淡竹叶、生甘草消炎和中，引药上行。各药配伍，有清热解毒，泻火消炎，滋阴增液，和中健脾，祛热消肿，清胃火，软坚散结之功效。

（2）酥硼散

硼　砂 3g　　明白矾 3g　　紫硇砂 1g　　明雄黄 3g　　冰　片 1g

蟾　酥 1g

制用法：各为细末，合在一起，研极细粉。根据病情用陈醋或胆汁调敷患病部位。每日敷药 1～3 次。

方义：方中用明雄黄、明白矾解毒消炎；硼砂、紫硇砂软坚破积，化瘀消肿；蟾酥、冰片开窍祛邪，消积止痛。诸药相互配合，有清热解毒，活血化瘀，软坚散结，泻热消炎，开窍除秽，祛瘀止痛，抗癌消肿之功效。

四、病例举要

屈×俊，男，57岁，阎良新兴公社人。初诊：1985年3月20日。

下唇发现包块，压之坚硬，可活动，压时疼痛，食纳正常，二便调。于1984年10月12日手术切除，继之放疗，下唇溃烂。病理诊断为下唇疣状癌。近来，又发现局部包块 2cm×3cm 大，质硬，不能活动，有压痛。张口困难，其他尚未发现异常。

舌红，舌苔白。脉弦细。

方药：

（1）重　楼 10g　　山豆根 10g　　瓦楞子 30g　　露蜂房 10g

　　　野菊花 30g　　料姜石 60g

一剂药煎两遍，合在一起，分 2 次服，连服 12 剂。

（2）平消片 10 瓶，每次 8 片，每日 3 次，开水送服。

复诊：4 月 23 日，药后，包块缩小。进食时，口唇仍发硬，二便调。

（1）上方加蜈蚣 2 条、乌梢蛇 10g、土鳖虫 10g。煎服法：同上。

（2）平消片继续服用。

三至四诊：5 月 8 日至 29 日，左唇角肿块仍坚硬，张口困难，左颌下淋巴结肿大，咽喉下咽时作痛，左乳房有小包块，左胯疼痛，重时反射至包块痛。

（1）上方加土贝母 10g，继续服 6 剂。煎服法：同前。

（2）金星散（糖衣片）5 瓶，每次 2 片，1 日 3 次，开水送服。

五诊：7 月 3 日，肿块仍大，张口困难，二便调，其他好转。

（1）上方加龙胆草 10g，继续服 6 剂。煎服法：同前。

（2）金星散继服。

六诊：8 月 14 日，口角局部仍有肿块，唇表面溃疡，张口仍困难，有时痛。

（1）3 月 20 日方加土贝母 15g，继续服 6 剂。煎服法：同前。

（2）金星散 5 瓶，每次服 2 片，1 日 3 次。

七诊：11 月 13 日，药后，肿块缩小，疼痛减轻，张口稍好。纳可。但有时口干。

（1）上方继续服 6 剂。煎服法：同前。

（2）金星散（片）继续服。

八至九诊：1986 年 12 月 7 日～1987 年 2 月 13 日，自觉身体消瘦，食欲、食纳均好，周围淋巴结未触及，下唇包块及唇溃疡均已消除。

（1）上方继续服 6 剂。

（2）金星散（片）5 瓶，每次服 2 片，1 日 3 次。

十至十六诊：1989 年 1 月 14 日～1990 年 10 月 20 日，共来诊 7 次，取中药 60 剂，金星散（片）13 瓶。服药后一切正常。

1993 年 3 月 23 日，因其妻哮喘，陪同来诊，身体健壮。

第四节 | 舌癌

舌癌，中医学称为"舌疳"或"舌菌"。舌癌是口腔疾病的一种。发病率男性多于女性。年龄在 40～60 岁的人发病较多。

舌癌发生在舌前或舌侧缘的较多，在舌尖、舌背及舌腹面的较少。舌癌的包块有乳头状、溃疡型及浸润型。溃疡型较为多见。乳头状向外突起生长，浸润较轻。溃疡型、浸润型浸润广泛。舌癌发生淋巴结转移较早较多，甚至对侧的颌下淋巴结转移，舌后亦有转移等。

一、病因病机

六淫侵袭，长期吸烟，长期饮酒，七情刺激，阴虚火旺，邪毒化火。火性炎上，火毒瘀结，或因尖牙、义齿、牙龈或残牙刺激造成损伤，或舌黏膜白斑等所引起。病理多为鳞状细胞癌，或淋巴上皮癌，或淋巴肉瘤，或腺样囊性癌等。

二、症状

初起舌内发现无痛小硬结，逐渐生长突出舌面形成包块，中央溃疡，边缘隆起，高低不平，微痛，容易出血，形状如菌，经久不愈。溃疡发展发生坏死，感染时剧烈疼痛，产生恶臭。广泛浸润时充满整个口腔，影响说话、吞咽与饮食。舌根癌病人，多伴有语言障碍，反射性的耳痛，吞咽困难，出血等。舌癌，常有淋巴结肿大转移等。

三、辨病要点

根据舌上硬结，舌刺痛，糜烂，疼痛，类似平常的舌炎，而舌炎的症状是整个舌面。舌粗糙，硬结出现在舌边缘的一小部分，或出现硬块，即可怀疑是舌癌。进一步硬块崩溃，溃疡或硬块变大无痛感，或溃疡如火山中心陷下，四周如堤防一般隆起，不断出血，疼痛剧烈。或有舌神经麻痹，语言不顺及舌红或黯红或紫。舌苔白腻，或舌苔厚。脉弦数或弦滑等。并可取组织活检以确诊。

四、辨证论治

对舌癌的治疗（包括舌部位的各种癌瘤），初起可服平消片，或补金丸，或金星散（片），或蓼参丸。

病情进一步发展，可按不同证候辨证用药。

证见结节如豆，出现于舌边触之较硬，舌向患侧歪卷，或有糜烂、溃疡，久治不愈，疼痛难忍，流涎腥臭，尿少色黄，舌红或舌黯红，舌苔白或薄黄，脉弦数，此心脾郁火，火毒瘀结，治宜泻火清心，活血化瘀，清热解毒。用平消片或金星散（片）或补金丸或参楼散，并用山虎汤加减煎服。

山虎汤：

| 生地黄 30g | 山豆根 10g | 蒲公英 30g | 车前草 30g | 淡竹叶 6g |
| 重 楼 10g | 虎 杖 20g | 全 蝎 10g | 蜂 房 10g | 赤 芍 20g |

煎服法：一剂药煎两遍，合在一起，每日服1剂，分2次服。

方义：本方用生地黄、淡竹叶、车前草导火泻热，滋阴养血；山豆根、虎杖、重楼、蜂房、全蝎、蒲公英清热解毒，软坚消积；赤芍活血祛瘀。综合配伍，有活血化瘀，软坚散结，泻火解郁，清热解毒，消除心脾郁热、导泻心火外出，消炎消肿抗癌之功效。

证见硬结增大，糜烂溃疡，边缘不整，凸凹坚硬，破后口臭难闻，容易出血，吞咽咀嚼困难，舌短不灵，碍食难言。舌苔白或黄。脉弦滑或滑数。此热毒炽盛，毒邪化火，上炎于舌。治宜清热泻火，软坚散结，泻热解毒。用平消片，或参楼散，或金星散（片），并用龙英汤加减煎服。

龙英汤：

全 蝎 10g	蜂 房 10g	龙 葵 30g	苦 参 30g
山豆根 10g	夏枯草 30g	土贝母 10g	半枝莲 30g
蒲公英 30g	白花蛇舌草 30g		

煎服法：一剂药煎两遍，合在一起，分2次服。

方义：方中以夏枯草、蒲公英、白花蛇舌草泻热降火；以龙葵、蜂房、全蝎解毒消坚，土贝母、苦参、半枝莲、山豆根燥湿散结，清热解毒，活血化瘀，消坚破积。10味药综合配伍，有清热泻火，软坚散结，消肿消炎之功效。

证见舌短难舒难伸，肿块似如泛莲。或溃疡增大明显，口中出气秽恶难闻，局部触之出血，甚至有透舌穿腮，饮食困难，食纳不济，胃空不纳，日渐衰败，颔下、项下累累包块，肿硬疼痛。舌质淡，舌苔白腻，脉细数无力。此瘀毒内结，气血衰败。治宜补气养血，散结解毒，扶正祛邪。用平消片，或补金丸，或参楼散内服，并用芪楼汤加减煎服。

芪楼汤：

生黄芪60g	党　参30g	土白术15g	云茯苓15g	生地黄30g
仙鹤草60g	山豆根10g	瓦楞子30g	当　归20g	重　楼10g
蜂　房10g	全　蝎10g	生甘草3g		

煎服法：一剂药煎两遍，合在一起，分2次服。

方义：方内用生黄芪、党参、土白术、云茯苓、当归、生甘草补气养血，健脾和中；生地黄、重楼养阴清热，解毒消坚；瓦楞子软坚散结；仙鹤草强心止血；山豆根、蜂房、全蝎祛瘀软坚，消肿止疼。各药配伍，有补气养血，活血化瘀，清热解毒，消肿止痛，健脾和中，软坚散结，扶正祛邪之功效。

不分部位、不分性质的舌癌瘤，均外用豆硼散外敷。或用茄子叶或茄子根，焙干，为细粉，香油调敷患处，或撒患处。

豆硼散：

| 硼　砂3g | 青　黛3g | 冰　片1g | 明白矾3g | 明雄黄3g |
| 紫硇砂1g | 山豆根3g | | | |

制用法：各研为细粉，合在一起研极细粉。每次少许撒患处，或用香油调敷患处，每日1～3次。

方义：本方用明雄黄、明白矾解毒消炎；硼砂、紫硇砂软坚消结，化瘀消肿；山豆根、青黛清热泻火；冰片开窍止痛，祛邪除秽。7味药配伍，有清热泻火，解毒祛瘀，消肿止痛，软坚散结，活血化瘀，开窍除秽，消炎抗癌之功效。

第五节 ｜ 喉癌

喉癌，为喉部位之恶性肿瘤，发病年龄多为40～70岁，也有年龄很小的。男性发病较多，女性很少见到喉癌。喉癌，分为喉内癌与喉咽癌两大类。发生在会厌部以上的，属喉内癌；发生在环状软骨后梨状窝喉后壁的属喉咽癌。在病理上，喉癌与喉咽癌，大多数是鳞状细胞癌。癌细胞分化较差，恶性度极高。少数为腺癌。

喉以声门为界，划分为声门上、声门及声门下 3 个区域。喉癌发病多为一侧，偶有两侧发生的。多因忧思郁怒，经络壅塞，血亏气衰，气血运行失常，长期吸烟，或吸入尘埃、煤烟、工业废气等，使抵抗力减弱，病邪乘虚侵入人体所致。

一、症状

早期症状，主要是进行性的声音嘶哑。声带癌，开始多是发音容易疲倦，继之，发生声音嘶哑，严重的完全失音。其他区域的喉癌或喉咽癌，也可侵犯声带或喉部深层组织造成声带水肿，发生声音嘶哑，但症状出现较迟。

因癌瘤刺激，或癌瘤组织坏死，分泌物增加，引起刺激性的咳嗽，痰少，但多带有血丝。如果会厌受累破坏，在吞咽时，发生剧烈的呛咳。咽喉也常遇到吞咽困难。

因声门下气道较窄，有环状软骨包绕，容易发生气道阻塞，因癌瘤发展或侵犯声门下时，发生呼吸困难，多数是吸气性的呼吸困难。

吞咽疼痛是进行性的发生，一般向同侧耳部放射。有时伴有吞咽困难，也是喉癌与喉咽癌的早期症状之一。

喉部有异物感，在喉外癌有时伴有吞咽不适，也是早期的一种症状。

因癌瘤坏死的分泌物进入肺部，或吞咽时吸入食物，造成吸入性肺炎。严重的肺部感染有时能危及生命。

发生在声门上部的癌瘤，有时可发生咯血。

晚期喉癌与喉咽癌，多能发生淋巴结转移。颈部淋巴结转移较多。有时，可见颈前肿块，也常出现恶病质。

二、辨病要点

根据有慢性喉部疾病史，年龄在 40 岁以上，长期吸烟，发生声音嘶哑，咳嗽咯血，痰带血丝，呼吸困难，吞咽疼痛与吞咽困难，喉部有异物感与吞咽不适等症状，并结合触摸喉外形有无改变，喉头有无肿大，有无压痛和移位，进一步注意甲状软骨与脊椎之间的摩擦音是否消失，注意颈部有无淋巴结肿大。用喉颈镜检查与采取活体组织病理检查。也可用 X 线透视，并拍正位与侧位片检查等以确诊。

三、辨证论治

喉癌与喉咽癌（包括喉咽部位的各种癌瘤），宜服平消片，或金星散，或补金丸。并结合清热解毒，利咽消炎，活血化瘀，软坚润燥，止血止疼，镇咳祛痰等辨证用药。

症状初起，感觉发音疲倦，声音嘶哑，宜服银硼丸与平消片，或补金丸或参楼散。

银硼丸：

| 蜂　房 | 山豆根 | 蛇　蜕 | 金银花 | 硼　砂 |

土茯苓　　　全　蝎各等份

制服法：共研为细粉，水泛为丸，如绿豆大小。每次服 6～9g，1 日 3 次，黄芪煎水送服，或开水送服。

方义：本方用蜂房、全蝎、蛇蜕、金银花清热解毒，软坚化瘀；山豆根、硼砂、土茯苓消肿消炎，清利咽喉。各药综合配伍，能清热解毒，消炎消肿，软坚化瘀，清利咽喉，活血润燥。

病情发展，发生声音嘶哑，或完全失音或咳嗽，咳痰带血，或发生剧烈的呛咳时，可服豆铃汤加减与平消片，或金星散，或补金丸。

豆铃汤：

山豆根 9g	马兜铃 15g	牛蒡子 15g	桔　梗 9g	蜂　房 9g
蝉　蜕 9g	连　翘 30g	黄芩 9g	全　蝎 9g	石　斛 15g
麦门冬 15g	生甘草 3g

煎服法：一剂药煎两遍，合在一起，分 2 次服。

方义：本方以山豆根、桔梗、马兜铃、蝉蜕清利咽喉，消炎止疼，消肿止咳；牛蒡子、连翘、黄芩、麦门冬、石斛、生甘草清热解毒，滋阴润燥；蜂房、全蝎软坚化瘀，镇痉除风。各药相互配伍，有清热解毒，润喉利咽，消炎润燥，滋阴软坚，化瘀活血，消肿止咳，止血祛痰之功效。

病情进一步发展，发生呼吸困难，吞咽困难，或喉部有异物感时，可服金马丸与豆铃汤加减。

金马丸：

| 郁　金 120g | 制马钱子 60g | 火　硝 30g | 山豆根 60g |
| 白　矾 30g | 料姜石 60g |

制服法：共研为细粉，水泛为丸，如绿豆大小。每次服 1.5～3g，1 日 3

次，黄芪煎水送服，或开水送服。

方义：本方用制马钱子消痞块，通血脉；火硝、白矾、郁金消积攻坚，解毒消炎，活血化瘀，推陈致新；山豆根、料姜石清利咽喉，止痛消肿。诸药合在一起，有清热解毒，消坚攻积，活血化瘀，止痛消肿，清利咽喉，消炎蚀腐，推陈致新之功效。

病情发展严重，发生咯血，咳嗽，呼吸困难，声哑或完全失音，颈部淋巴结肿大，出现恶病质时，可服豆干汤加减与平消片或金星散，或补金丸。

豆干汤：

| 蜂　房 9g | 蛇　蜕 9g | 全　蝎 9g | 射　干 9g | 山豆根 9g |
| 桔　梗 9g | 石　斛 9g | 麦门冬 15g | 北沙参 30g | 元　参 18g |
| 生甘草 3g |

煎服法：一剂药煎两遍，合在一起，分 2 次服。

方义：方中蜂房、全蝎、蛇蜕清热解毒，软坚化瘀；射干、山豆根、桔梗消炎祛痰，清利咽喉；石斛、麦门冬、沙参、元参、生甘草，滋阴润喉，消肿止痛。诸药配伍，能清热解毒，活血化瘀，软坚祛痰，清利咽喉，消肿止痛，滋阴润燥。

发生淋巴结转移，出现淋巴结转移症状，可随症用药。

四、病例举要

患者马 × 林，男，49 岁，工人，就诊于 1961 年 6 月 13 日。

患者于 1960 年开始，声音嘶哑，经 ×× 医院、×× 大学第一附属医院诊断为喉癌。服药、打针无效，症状逐渐加重。近来，食纳减少，身体消瘦，声哑已不能出声，讲话困难。×× 大学第一附属医院意见手术切除，虽术后失音，但可保存生命，因患者不同意，未进行手术。

1961 年 6 月 13 日，开始内服平消片，每次服 8 片，1 日 3 次，并服豆干汤。

患者连续服药 3 个月，声音出，食量增加，精神好转。平消片继续服，汤药隔日一剂，或隔两日一剂。半年后，汤药时服时停，平消片继续服。至 1962 年底，恢复健康，停止服药，上班工作。

1978 年 8 月 24 日，马 × 林同志带病人看病，其身体很健壮。

按：根据以往统计，早期发现，早期进行切除，或放射治疗，生存时间较长，预后好。发现晚、切除或放射治疗的，术后容易复发，多预后不良。

但是，如果能进行合理的中西医结合治疗，用药恰当，也有治愈的。

第六节 | 甲状腺癌瘤

甲状腺癌瘤约占所有癌瘤的 1%，在地方性结节性甲状腺肿流行的地区，甲状腺癌尤其低分化癌发病多。在中医学里有瘿瘤、石瘿、血瘿、气瘿、颈间生瘤等名称。是常见的癌瘤病之一。甲状腺瘤，分滤泡型与乳头状两种，发生恶变的有 10% 左右；结节性甲状腺肿亦有发生恶变的。甲状腺癌分乳头状腺癌、滤泡状腺癌、未分化癌、髓样瘤及恶性淋巴瘤等。甲状腺腺瘤多见于青壮年妇女，合并囊肿时，称甲状腺囊腺瘤；合并功能亢进时称功能亢进性腺瘤；有乳头状改变时，称乳头状腺瘤。

乳头状瘤、滤泡癌，多见于妇女；未分化癌，多见于男性。在甲状腺恶性瘤中多为癌，亦有少数肉瘤。

一、病因病机

多由于内伤情志，忧思恚怒，肝郁不舒，气滞血瘀，痰湿凝聚而成。

二、症状

甲状腺内圆形或椭圆形包块，有包膜，表面光滑，可随吞咽上下移动。一般为单发性结节，生长缓慢；如出现囊性改变，瘤内出血或恶变，在短时间内快速增大。甲状腺癌，颈前区肿块迅速增大坚硬，凹凸不平，左右活动受限，并出现食管与气管压迫症状，吞咽与呼吸困难，声音嘶哑。一部分功能亢进，出现消瘦，急躁，心跳，出汗，疲倦无力，口干，纳差，颈下包块逐渐增大，质地变硬，晚期溃烂出血，疼痛剧烈。

三、辨病要点

甲状腺肿块小硬，单发结节突然增大，尤其小儿发现甲状腺结节多为瘤。一般的甲状腺结节经治疗后不见缩小的，或甲状腺肿块固定，坚硬如石，凹凸不平，不随吞咽上下，肿块迅速增大，外形不整，出现压迫症状，或伴有颈中、下胸锁乳突肌旁淋巴结肿大，应考虑癌瘤，并要排除结核。

四、辨证论治

一般发现甲状腺肿小硬单发结节，突然增大，即可用平消片，或金星散，或参石丸，或参术片内服。

在肿块迅速增大，凹凸不平，吞咽受限时，宜服平消片，或金星散，或早期手术切除，并用放疗、化疗，并结合软坚散结，清热解毒，活血化瘀，燥湿祛痰，理气止痛，用海元汤加减煎服。

海元汤：

海　藻 12g　　昆　布 12g　　土鳖虫 10g　　全　蝎 10g　　益母草 30g

瓦楞子 30g　　山豆根 10g　　料姜石 60g

煎服法：一剂药煎两遍，合在一起，分 2 次服，每日服 1 剂。

方义：海藻、昆布软坚散结；益母草行气活血，消肿解毒，清肝明目，通经止痛；土鳖虫、全蝎消坚破积；瓦楞子、山豆根、料姜石清热解毒，健脾和胃，降逆镇冲。各药综合配伍，可软坚散结，消肿消炎，理气止痛，通经络，活血化瘀，清热解毒，燥湿祛痰。

症状复杂，疗效不显时，按出现的不同证候辨证用药。

证见颈部单发瘿块，质地较硬，随吞咽上下移动，活动受限，胸闷咳嗽，多痰，有时发胀疼痛，吞咽时，局部憋闷。舌黯灰，舌苔薄白或腻苔。脉弦滑。此属痰湿凝聚。治宜理气消瘿，软坚散结，化痰解凝。用海莲汤加减，并服平消片，或金星散，或补金丸。

海莲汤：

海　藻 12g　　昆　布 12g　　牡　蛎 30g　　夏枯草 30g　　土贝母 10g

黄药子 10g　　半枝莲 30g　　清半夏 15g　　陈　皮 10g　　料姜石 60g

煎服法：一剂药煎两遍，合在一起，分 2 次服。

方义：本方用海藻、昆布、牡蛎、夏枯草、清半夏化痰散结，软坚消瘿；土贝母、黄药子、半枝莲清热解毒；陈皮、料姜石理气健胃，降逆镇冲。综合配伍，有软坚散结，清热解毒，化痰消炎，理气止痛，燥湿消肿，解凝消瘿之功效。

证见心悸气短，全身乏力，自汗盗汗，声音嘶哑，口干欲饮，头晕目眩，纳少，二便失调。舌黯淡，少苔。脉沉细无力。此属气血双亏，毒热未尽。治宜益气养血，败毒散结，化瘀软坚。用芪菊汤加减煎服，并服平消片，或金星散，或补金丸，或参术片。

芪菊汤：

生黄芪 60g　　北沙参 30g　　夏枯草 30g　　山豆根 10g　　重　楼 10g

黄药子 10g　　瓦楞子 30g　　淫羊藿 15g　　野菊花 30g　　昆　布 15g

生地黄 30g　　料姜石 60g

煎服法：同海莲汤。

方义：本方用生黄芪、北沙参益气养阴；黄药子、重楼、野菊花清热解毒；生地黄、山豆根补血凉血，消肿软坚；瓦楞子、淫羊藿、昆布软坚散结，温阳消瘿，且昆布含碘丰富，是制造甲状腺激素的原料之一，摄碘多，有足量的甲状腺激素，则毛发乌黑茂密，能增强甲状腺功能，加强抗癌活力；料姜石、夏枯草降逆镇冲，消炎化瘤。综合配伍，有补气养血，清热解毒，软坚散结，消肿消炎，降逆和胃，温阳消瘤，扶正祛邪的效果。

证见肿块坚硬，疼痛肿胀，推之不移，压痛，胸闷气憋，心烦易怒，头疼目眩，呼吸困难，吞咽障碍，舌黯紫，脉弦数，此肝郁气结，气滞痰凝。治宜疏肝理气，化痰散结。用星布汤加减煎服，并用平消片，或金星散，或补金丸，或参楼散。

星布汤：

夏枯草 30g　　天南星 10g　　海　藻 10g　　昆　布 10g　　柴　胡 12g

郁　金 15g　　瓦楞子 30g　　黄药子 10g　　制香附 15g　　全　蝎 10g

蜂　房 10g　　料姜石 60g

煎服法同海莲汤。

方义：本方以柴胡、郁金疏肝理气；夏枯草、黄药子清热解毒；天南星、料姜石化痰散结；海藻、昆布软坚消瘿；瓦楞子、全蝎、蜂房、制香附理气止痛，消肿消坚。综合各药，有疏肝理气，软坚散结，清热解毒，化痰消瘿，消肿止痛之功效。

证见肿块凹凸不平，发展快，灼热疼痛，头痛，肿块痛，呼吸困难，咽下不畅，有时恶心，声音嘶哑，咳嗽咳黄痰，大便干燥，小便黄。舌质绛，舌苔黄。脉滑数。此属肝火郁滞，毒热蕴结。治宜清肝解郁，化毒散结。用菊元汤加减煎服，并服参楼散，或平消片，或补金丸。

菊元汤：

重　楼 10g　　山豆根 10g　　鱼腥草 30g　　瓦楞子 30g

野菊花 30g　　白花蛇舌草 60g　　郁　金 15g　　柴　胡 15g

全　蝎 10g　　土鳖虫 10g　　料姜石 60g

煎服法同海莲汤。

方义：本方用重楼、山豆根清热解毒，消肿止痛；鱼腥草、全蝎、土鳖虫止咳祛痰，消坚化瘀；白花蛇舌草、野菊花利便泻火，解热除烦；郁金、柴胡清肝解郁；瓦楞子、料姜石软坚散结，降逆和胃。诸药综合配伍，有清肝解郁，软坚散结，消肿止痛，活血化瘀，清热解毒，利便泻火，和胃降逆之功效。

不分部位、性质、证候均可按摩：通过颈部自我按摩皮肤体表不同部位的经络，可起到信息传导作用，反馈调节颈前后区病灶肿块边缘，使颈部持续保持气血流通的良好状态，从而起到促进机体新陈代谢，消肿止血，消积导滞，达到自然消除肿块。

由本人自行操作，任意取立位，微闭双眼放松，然后用单手的手掌掌面或4个手指的指面，紧黏于颈部，尽量用力做横向及上下来回匀速按摩，两手交替进行。使按摩热量逐渐深透，整个颈部有明显温热感，松弛，适爽惬意。每次操作，均15分钟，每日清晨1次。

五、病例举要

例1：屈×平，男，56岁。蒲城县×厂干部。

初诊：1980年9月13日。1976年因左侧甲状腺癌，手术后转移至右侧甲状腺癌，声音嘶哑，其他尚未发现。舌瘀斑，舌白苔。脉细濡。

方药：

（1）昆　布12g　　海　藻12g　　牡　蛎30g　　郁　金15g

　　　瓦楞子30g　　山豆根10g　　蜈　蚣2条

6剂，水煎服。

一剂药煎两遍，合在一起，分2次服，先服6剂。

（2）平消片10瓶，每次4片，1日服3次。

复诊：12月15日，上药继续服至今，自觉甲状腺包块缩小，纳可，声音仍嘶哑。

（1）上方加重楼10g、黄药子15g，水煎服。

（2）平消片10瓶，每次8片，每日服3次。

三诊：1981年4月4日，病情同上。

（1）上方加僵蚕10g，水煎服。

（2）平消片10瓶，每次8片，每日服3次。

四诊：7月6日，病情同上。

（1）上方加土贝母 15g，水煎服。

（2）平消片，每次 8 片，每日服 3 次。

五诊：8月24日，药后，肿块缩小 2/3，且已变软。

（1）上方加全蝎 10g，继续服用。

（2）平消片，每次 8 片，每日服 3 次。

六诊：1982 年 3 月 7 日，症状已解，包块缩小。

（1）1980 年 9 月 13 日方，加全蝎 10g、料姜石 60g，继续服用。

（2）平消片，每次 8 片，每日服 3 次。

七诊：5月16日，一切正常。

上方加枳壳 12g，继续服用。平消片每次 8 片，每日服 3 次。

八诊：11 月 21 日，病情稳定，包块已消失。

上方继服，平消片继服。

九诊：1983 年 9 月 11 日，近日来腹泻，一切稳定。

（1）1980 年 9 月 13 日方，加薏苡仁 30g、焦山楂 30g、诃子肉 15g，继续服 6 剂，水煎服。

（2）平消片，每次 8 片，每日服 3 次。

十诊：1984 年 4 月 1 日，一切正常，唯近日咽喉肿痛。

（1）1980 年 9 月 13 日方，加牛膝 15g、元参 30g，水煎服。

（2）平消片，每次 8 片，每日服 3 次。

十一诊：1987 年 4 月 8 日，近来头昏，有时头痛，血压 150/110mmHg。

木　贼 12g	牡　蛎 30g	菊　花 30g	石决明 30g	海　藻 12g
山豆根 10g	补骨脂 30g	五味子 10g	诃　子 15g	瓦楞子 30g
生杜仲 15g				

继续服 6 剂，水煎服。

例 2：王××，男，52。干部。

初诊：1980 年 8 月 4 日。

患者于 1976 年 11 月发现右颈侧有淋巴结肿大，曾到北京 ×× 医院检查；1977 年 1 月，左侧甲状腺全切除术，证实为甲状腺癌。病理报告为滤泡性腺癌，并进行化疗。1980 年 2 月又发现甲状腺右侧下，有一结节状包块 1cm×1cm，质硬，推之活动度差，伴有咳嗽，声音嘶哑，血痰，经 X 光拍片，右肺占有 3cm×3cm 类圆形阴影，纵隔阴影稍有加宽，经再次化疗，白

细胞减至 3.0×10^9/L 而停药。1980 年 8 月 4 日来诊时，仍反复咯血痰，咳嗽，声音嘶哑，气短，饮食尚可，身困无力，面色青黄，二便正常。舌绛，舌苔白。脉细弱。

处方：平消片，每次服 8 片，日服 3 次。

复诊：1981 年 9 月 17 日，带来 X 光片示肺包块有 4cm×4cm，纵隔阴影加宽 1.5cm，右侧甲状腺可摸及 2cm×2cm 包块，质硬，推之活动度差。诊断为甲状腺癌术后复发，伴有纵隔转移。

（1）平消片，每次服 8 片，每日服 3 次。

（2）补气化瘀，败毒散结。

黄　芪60g	党　参30g	蜂　房10g	全　蝎10g	郁　金15g
海　藻15g	重　楼10g	山豆根10g	瓦楞子30g	仙鹤草60g
土贝母15g	鳖　甲30g			

一剂药煎两遍，合在一起，分 2 次服。日服 1 剂。

上方加减服至 1981 年 9 月带来 X 线片，右肺包块仍为 4cm×4cm，纵隔包块无变化，右侧甲状腺包块消失。治疗 1 年共服汤药 246 剂、平消片 5000 片，声音嘶哑好转，气短症状减轻。以后来诊，病情稳定，精神好转。

第七节 ┃ 白血病

白血病，又称血癌。属于中医学"血证""热痨""急痨""虚痨""痨瘵""癥瘕积聚"等范畴。为造血系统的恶性肿瘤，是常见的癌病之一。年龄在小儿和青年人为多。急性白血病中，粒细胞型和单核细胞型白血病，在 20～30 岁的病人较多；淋巴细胞型白血病，在 10 岁以内的小儿发病率较高；慢性细胞型白血病，在 30～39 岁的病人较多。男性多于女性。特征是骨髓生出大量的幼稚细胞，这些幼稚白细胞的数量多，但不起什么作用，并且由于幼稚白细胞产生过剩，反把制造红细胞和血小板的位置挤掉了，因此，引起贫血和出血。此病主要由于本质虚，精气内虚，癌毒感染，外邪侵入营阴，伤及骨髓而发病。

一、症状

一般症状是眩晕心悸，形瘦体倦，食少嗜卧，面色不华，贫血，出血，发热，骨蒸，肝脾肿大，淋巴结肿大，癥瘕积聚，齿龈、舌、口腔肿痛，溃疡，皮肤疱疹，紫斑，骨痛，尤其是胸骨痛较明显。在血液中和骨髓中出现大量不成熟的异常的白细胞（幼稚白细胞），并浸润到周围血液和组织中，白细胞计数可能初增高，或在正常范围，甚至低于正常，全身各组织及器官，都有异常增生的血癌细胞浸润，骨髓、肝、脾和淋巴结较甚；脑组织、眼底、肺、骨、肠系膜等常遇到，因此，临床中出现各种不同症状，如常有气促、视力模糊与一般神经症状，应提高注意。

急性白血病，一般起病急，症状变化多，常有突然寒战、发热，贫血与出血，面色苍白，肝脾肿大，在浸润至关节时，出现关节酸痛，肌肉疼痛，有的急性白血病在发病前两年有 15% 的小儿、5% 的成年人出现关节肿胀，发热，红斑，疼痛与体温上升等症状。关节疼痛的特点呈现弥漫性锥刺样痛，侵犯部位绝大多数是在双侧下肢，其次是上肢与脊椎。关节痛的症状有的随白血病缓解而减轻，有的在减轻以后再恶化。关节痛症状有时很明显，但进行 X 线检查无异常。因为成熟的白细胞减少，常有口腔和咽喉感染或发生肺炎等症状。亦有头疼头晕，食纳减少。

慢性白血病，早期多无症状。一般起病缓，开始多为容易疲倦乏力，贫血，脾脏肿大，淋巴结肿大，随着病情发展到晚期，才出现一系列症状，身体日益衰弱，容易发生外感发热、出血等。慢性粒细胞型白血病，多发生于青壮年，肝脾大明显。慢性淋巴型白血病多发生于老年人，淋巴结肿大明显。慢性单核型白血病，容易出现咽喉感染和皮肤浸润。绿色瘤多发生于儿童，常发生在眼眶骨膜下，引起突眼症，颌骨、胸骨、肋骨、骨盆等处，有向外隆起的结节，或出现扁平状肿块，凡是浸润的部位，均是绿色，所以，称绿色瘤。

二、辨证论治

对白血病（血癌）的治疗（包括各种类型的白血病），均可用平消片或补金丸或参楼散或参术丸，或重参丸，并蛋矾散内服。并可结合补肝肾，养气血，清热解毒，降火生津，滋阴凉血，健脾理气，活血化瘀，止血化痰，补气补血等辨证用药。

参术丸：

重　楼 30g　　莪　术 60g　　天南星 30g

土鳖虫 30g　　料姜石 100g　黄　芪 300g（熬膏干燥）

仙鹤草 300g（熬膏干燥）　　苦　参 300g（熬膏干燥）

制服法：共研为细粉，水泛为丸，为绿豆大小。每服 3~6g，1 日 3 次，开水送服。

方义：本方用重楼、苦参，清热解毒，健脾燥湿，利窍止痛，且苦参具有提高白细胞介素的作用。实验证明，淋巴因子白细胞介素在机体衰老变化中起重要调节作用。这一因子，随人的年龄增长而呈明显的下降趋势。这种因子，可参与机体的免疫调节。它的下降，是衰老的关键因素；它的异常，则引起造血功能和免疫功能的异常，用苦参则能使已下降的白细胞介素上升接近正常水平。用莪术、土鳖虫消坚破积，活血化瘀。土鳖虫又称䗪虫或地元，或土元，是消坚化瘀的要药。实验证明，有抑制白血病的白细胞作用，抑制肿瘤、胃癌的细胞呼吸作用。用天南星、料姜石降逆镇冲，镇静解痉，化瘀散结；用黄芪、仙鹤草补气托里，强心滋养。诸药综合配伍，有清热解毒，活血化瘀，理气止痛，健脾燥湿，祛痰解凝，软坚散结，补血益气，扶正祛邪，提高免疫功能，防癌抗癌之功效。

重参丸：

红　参 50g　　重　楼 20g　　莪　术 50g　　冰　片 10g

苦　参 100g（熬膏干燥）

制服法：上药各研为细粉，合在一起，研匀，装胶囊。每服 3~6 粒，1 日 3 次，开水送服。

方义：方中用苦参、重楼燥湿健脾，和胃厚肠，消肿止痛，清热解毒；莪术活血化瘀，软坚散结；冰片开窍启闭，醒脑强心；红参补气宁心，扶正祛邪。诸药综合配伍，有活血化瘀，软坚散结，和胃健脾，补气养血，消肿止痛，宁心理气，醒脑启闭，增强机体抗病能力，消除病邪有害的反应，扶正祛邪等功效。

症状初起宜补气解毒。用平消片或参楼散或青参丸与蛋矾散内服。

青参丸：

蜂　房 45g　　生黄芪 300g　　丹　参 300g　　全　蝎 45g

红　参 45g　　当　归 300g　　蛇　蜕 45g　　山豆根 90g

白　芍 120g　　生地黄 300g　　大青叶 120g

制服法：共研为细粉，水泛为丸，为绿豆大小。每服 3 ~ 9g，1 日 3 次，开水送服。

方义：本方用全蝎、蜂房、山豆根、蛇蜕，清热解毒，消积软坚，活血化瘀；生黄芪、生地黄、红参补气养阴；丹参、当归、白芍补血养血，止血凉血；大青叶清热解毒。诸药综合配伍，有补血养血，软坚化瘀，补气养阴，活血化瘀，凉血止血，清热解毒，消积散结之功效。

病情发展，证候复杂时，宜根据出现的证候辨证用药。

证见高热或低热，头晕头痛，眼目昏花，口干咽痛，自汗盗汗，腰酸腿软，五心烦热，疲倦无力，舌红或黯红，舌苔薄黄。脉细数，或沉数。此属肝肾阴亏，毒热内蕴。治宜清热解毒，滋补肝肾。用补金丸，或参楼散或参术丸，并用地菊汤加减。

地菊汤：

生地黄 30g　　银柴胡 20g　　女贞子 30g　　龟　甲 30g　　野菊花 30g
重　楼 10g　　鳖　甲 30g　　大青叶 30g　　半枝莲 30g　　粉丹皮 10g

煎服法：一剂药煎两遍，兑在一起，分 2 次服。每日 1 剂。

方义：本方用生地黄、龟甲、鳖甲、女贞子滋补肝肾，软坚散结；且龟甲、鳖甲，滋阴潜阳，增强免疫功能，对肉瘤 180、艾氏腹水癌、腹水型肝癌有抑制效果；抑制肝癌、胃癌、急性淋巴型白血病细胞。粉丹皮、银柴胡清热凉血，消炎除烦；用重楼、野菊花、大青叶、半枝莲清热解毒，消除蕴热。诸药综合配伍，有滋补肝肾，清热解毒，软坚散结，补血活血，生血消炎之功效。

证见衄血、吐血、咯血、便血、皮下出血、子宫出血，发低热，盗汗乏力，心气短，纳差失眠，五心烦热。舌绛尖红，舌白苔或薄黄苔。脉细数，或沉细数。此属阴虚血热，迫血妄行。治宜养阴清热，凉血止血。用参楼散，或补金丸，或重参丸，并地青汤加减。

地青汤：

生地黄 30g　　大青叶 30g　　旱莲草 30g　　女贞子 30g　　仙鹤草 60g
生地榆 30g　　生黄芪 60g　　茜草根 20g　　蜂　房 10g　　料姜石 60g

煎服法：一剂药煎两遍，兑在一起，分 2 次服。

方义：本方用生地黄、大青叶、女贞子、蜂房清热解毒；旱莲草、仙鹤草、生地榆、茜草根止血活血，滋补强心，软坚化瘀；生黄芪、料姜石补气止汗，降逆镇冲。且黄芪多糖有广泛的生物活性，抗癌活性。各药配伍，有养阴清热，凉血止血，化瘀解毒，滋补强心，滋阴敛汗，扶正祛邪之功效。

证见面色苍白不华，唇淡少血，头晕耳鸣，心悸气短，失眠多梦，皮干发枯，自汗盗汗，腰凉肢冷，甲无血色，皮下出血，衄血咯血，纳差，大便溏。舌淡，苔薄或白苔。脉虚大，或沉细无力。此属血虚气亏，心脾两虚。治宜补气养血，宁心健脾，用补金丸，或参楼散，或重参丸与杞参汤加减。

杞参汤：

红　参 10g　　生地黄 30g　　五味子 20g　　枸杞子 30g　　当　归 15g
白　芍 20g　　黄　芪 60g　　白　术 20g　　炒枣仁 30g　　料姜石 60g

煎服法：一剂药煎两遍，兑在一起，分 2 次服。

方义：本方用红参、生黄芪补气养血，扶正祛邪；枸杞子、五味子壮腰健肾，滋阴敛汗，坚筋骨，补精气，促使白细胞介素 -3 上升。实验证明，白细胞介素 -3，在机体衰老变化中起重要作用。这一因子，随人的年龄的增长而呈明显的下降趋势，这种因子可参与机体的免疫调节。它的下降，是人衰老的关键因素；它的异常，则可引起造血功能和免疫功能的异常。而枸杞子，则能使已下降的白细胞介素 -3 上升至接近正常水平。生地黄、当归、白芍养阴凉血，活血止血；用白术、炒枣仁、料姜石宁心健脾，软坚散结，降逆和胃。诸药配伍有补气养血，宁心健脾，活血化瘀，软坚散结，补肾强腰，止血敛汗，扶正祛邪，增强免疫之功效。

证见血枯脱发，或久病发枯而稀，或治疗后，尤其是化疗后脱发。舌淡，少苔。脉虚。此属肾阳亏，血液伤。治宜补肾养血，凉血生发。用平消片，或参楼散，或金星散，或重参丸与地莲汤加减。

地莲汤：

桑椹子 20g　　生地黄 20g　　旱莲草 30g　　何首乌 30g　　山慈菇 30g
料姜石 60g

煎服法：一剂药煎两遍，兑在一起，分 2 次服。

方义：本方以桑椹子、生地黄、何首乌滋补肾阴，凉血生发；山慈菇、旱莲草、料姜石清热解毒，健脾和胃，补肾润发。上药综合配伍，有补肾益血，凉血生发，养血润发，解毒消肿，健脾和胃，补虚乌发之功效。

证见视物不清，头脑发胀，眩晕，白细胞增多，幼稚细胞上升，阴虚火旺。或治疗伤肝，尤其化疗伤肝，毒盛血枯。舌红少苔。脉弦细，或尺脉滞。此属血枯毒盛，肝风上扰。治宜清热解毒，柔肝息风，养血明目。用平消片或金星散，或蝉仙散，或参楼散，并用慈明汤加减。

蝉仙散：

生黄芪 100g　　仙鹤草 100g　　蝉　蜕 50g　　蜈　蚣 30g　　土鳖虫 50g

牛蒡子 70g

制服法：共研为细粉，每次服 2～6g，1 日 3 次，开水送服。

方义：本方用生黄芪、仙鹤草扶正祛邪，促进生长，而且两种药均有抗癌的广泛生物活性；用蝉蜕宣肺开音；土鳖虫消坚化瘀；牛蒡子、蜈蚣息风解毒。蜈蚣，又称天虫，有明显的抗癌活性，对宫颈癌细胞瓦克氏—256、、艾氏腹水癌、肝癌、胃癌细胞有抑制作用。诸药配伍，有扶正祛邪，软坚散结，清热解毒，强心滋养，活血化瘀，宣肺开音，息风解痉，增强免疫功能。

慈明汤：

山慈菇 30g　　野菊花 30g　　草决明 15g　　枸杞子 20g　　补骨脂 30g

木　贼 12g　　料姜石 60g

煎服法：一剂药煎两遍，合在一起，分 2 次服。

方义：本方以山慈菇、野菊花清热解毒；枸杞子、补骨脂补精气，壮腰膝，增强免疫功能；木贼、草决明、料姜石柔肝息风，降火明目。诸药配伍，有清热解毒，柔肝息风，壮腰补肾，滋阴降火，消炎明目，增强免疫的功效。

证见发热时作，食纳呆滞。舌红少苔。脉细数。此属热毒内蕴，肾阴亏，相火旺，血液耗伤。治宜清热解毒，养阴泻火，软坚散结，消炎活血。用平消片，或参楼散并用慈地汤加减。

慈地汤：

山慈菇 30g　　生地黄 30g　　板蓝根 30g　　料姜石 60g　　全　蝎 10g

蜂　房 10g　　蝉　蜕 10g　　地　龙 10g

煎服法：一剂药煎两遍，合在一起，分 2 次服。

方义：方中用山慈菇、板蓝根清热解毒；生地黄滋阴补血；用蜂房、全蝎、蝉蜕、地龙泻热除毒，清除蕴热，软坚散结，通血脉；而且全蝎可抑制肝癌细胞的呼吸；蜂房对胃癌、肝癌有抑制活性；料姜石降逆和胃。诸药配伍，有清热解毒，软坚散结，养阴泻火，滋阴补血，消炎活血之功效。

证见皮肤红点、红斑，似痘，似疹，脉数，或濡数。舌红绛，少苔，或苔腻。此属体虚火旺，内蕴毒深。治宜透疹解表，泻热解毒。用平消片与蛋矾散，或参楼散与蛋矾散，并慈葛汤加减。

慈葛汤：

山慈菇 30g　　粉葛根 20g　　紫草根 30g　　牛蒡子 15g　　金银花 30g

贯　众 15g　　全　蝎 10g　　料姜石 60g

煎服法：一剂药煎两遍，兑在一起，分 2 次服。

方义：本方用粉葛根、紫草根透疹解毒；山慈菇、牛蒡子、金银花、贯众、全蝎、料姜石泻火解毒，消除蕴毒，软坚散结。各药配伍，能透疹解表，清热解毒，泻火祛瘀，消除蕴毒，健脾和胃。

证见发热，头晕，口、舌、齿龈、咽喉溃烂肿痛，尤其化疗后，发热头晕，口痛、口舌溃烂，齿龈、咽喉溃烂、肿痛。舌黯，舌苔薄，或苔腻。脉沉数。此属阴虚毒盛，虚火上炎，治宜化腐消肿，解毒消炎。用参楼散或蝉仙散，或青倍丸内服，并青甘散含咽，同时，也可用慈蒡汤加减。

慈蒡汤：

山慈菇 30g　　山豆根 10g　　补骨脂 30g　　生地黄 30g　　女贞子 30g

牛蒡子 20g　　大青叶 30g　　蝉　蜕 10g　　料姜石 60g

煎服法：一剂药煎两遍，兑在一起，分 2 次服。

方义：本方以山慈菇、山豆根、大青叶、蝉蜕、料姜石、牛蒡子消炎消肿，而且牛蒡子有较强的抗癌活性。补骨脂、生地黄、女贞子滋阴补肾。诸药综合配伍，有清热解毒，消肿消炎，滋阴补肾，化瘀泻火，增强免疫功能之效。

青倍丸：

苦　参 60g　　青　黛 30g　　蓬莪术 30g　　五倍子 20g

十大功劳叶 60g

煎服法：各研为细粉，合一起研匀，水泛为丸。每次服 3～6g，1 日服 3 次，开水送下。

方义：本方用苦参燥湿祛痰，平喘利尿；青黛、十大功劳叶清热解毒，消炎保肝，杀菌抗癌；蓬莪术、五倍子止血敛肺，行气破血，消积止痛，收涩升白。诸药综合配伍，有清热解毒，活血化瘀，燥湿健脾，平喘敛肺，行气祛痰，消炎止痛，利尿通肠，升白强心，保肝抑癌，增强免疫功能之效。

青甘散：

青　黛 30g　　珍珠（火煅）1g　　雄　黄 3g　　炉甘石 3g

硼　砂 3g　　冰　片 1g　　白　矾 3g

制服法：各研为细粉，合在一起，共研极细粉。每次用少许撒于患处，

1日1～2次。

方义：本方用炉甘石燥湿消肿，收敛生肌；而且，炉甘石成分氧化锌，有防腐收敛、保护创面之功；用硼砂、青黛化腐消炎，抑菌解毒；雄黄、白矾清热解毒，消肿燥湿；冰片、珍珠化湿消风，散郁强心，清热止痛，保护黏膜。诸药互相配伍，能化腐解毒，消肿消炎，燥湿止痛，清热收敛，生肌祛腐，保护黏膜，促进溃疡愈合。

病人出血较甚，贫血较严重，宜用平消片，或重参丸，或补金丸，或参楼散，并用蛋矾散内服，或芪胶汤加减。

芪胶汤：

生黄芪 30g	党　参 15g	丹　参 30g	蜂　房 10g	蛇　蜕 10g
全　蝎 10g	茜　草 15g	阿　胶 30g	山豆根 10g	当　归 15g
赤　芍 15g	龟　甲 15g	鳖　甲 15g	紫草根 15g	紫花地丁 25g

生甘草 15g（血压高时用生甘草 3g）

煎服法：一剂药煎两遍，合在一起，分2次服。

方义：此方以生黄芪、党参、生甘草补气健脾，益血扶正；蜂房、全蝎、蛇蜕软坚化瘀，消肿散结；以丹参、茜草、紫草根活血消积，祛瘀生新；阿胶、当归、赤芍、龟甲、鳖甲滋阴软坚，补血止血；山豆根、紫花地丁清热解毒。各药配伍，有补气养血，凉血、止血，健脾益肾，软坚散结，清热解毒，祛瘀生新，滋阴填髓之功效。

病人发高热，出血严重，宜平消片，或参石丸，或金星散，或参楼散，或重参丸，并用犀甲汤加减。

犀甲汤：

银柴胡 12g	龟　甲 15g	鳖　甲 15g	麦门冬 15g	大青叶 30g
元　参 15g	山　栀 15g	太子参 30g	地骨皮 30g	生地黄 30g
生石膏 30g	阿　胶 30g	犀角 6g（或水牛角）20g		

煎服法：一剂药煎两遍，合在一起，分2次服。

方义：本方用水牛角、生地黄、阿胶凉血止血；用银柴胡、龟甲、鳖甲滋阴养血；大青叶清热解毒；麦门冬、地骨皮、元参、山栀养阴除蒸；太子参补气；以生石膏泻热。诸药相伍，有补血滋阴，凉血止血，清热解毒，润燥养阴，泻热除蒸，补气益血之功效。

病人疲倦乏力，萎靡不振，肝、脾肿大，淋巴结肿大时，宜用平消片，或重参丸，或参楼散，或参石丸，并用芪豆汤加减。

芪豆汤：

生黄芪 60g　　元　参 30g　　云茯苓 15g　　白　术 20g　　当　归 30g

山豆根 10g　　生地黄 30g　　炒枣仁 30g　　大青叶 30g

生甘草 30g（血压高时可用 3g）　　　　　　大　枣 10 枚

煎服法：一剂药煎两遍，合在一起，分 2 次服。

方义：方内以生黄芪、白术、茯苓、生甘草、大枣补气健脾；元参、当归、生地黄滋阴补血，养血生血；山豆根、大青叶清热解毒；以炒枣仁安神养心。诸药综合配伍，有补气补血，健脾益阴，养血止血，清热解毒，养心安神，扶正祛邪效果。或用芪丹汤。

芪丹汤：

生黄芪 60g　　丹　参 30g　　蜂　房 10g　　蛇　蜕 10g　　全　蝎 10g

山豆根 10g　　花蕊石 30g　　瓜　蒌 30g　　当　归 30g　　红　参 10g

生甘草 3g　　大　枣 10 枚

煎服法：一剂药煎两遍，合在一起，分 2 次服。

方义：方中用生黄芪、红参、生甘草、大枣补气健脾，扶正祛邪；而且生甘草有兴奋垂体 - 肾上腺皮质功能，具有皮质激素样作用，可增加血浆 CAMP 含量，促进细胞免疫作用；蜂房、蛇蜕、山豆根、全蝎软坚祛瘀，解毒散结；丹参、当归活血养血，祛瘀生新；花蕊石消瘀止血；瓜蒌利气化痰。各药综合配伍，有活血养血，祛瘀生新，利气化痰，清热解毒，软坚散结，消瘀止血，补气健脾，增强免疫，扶正祛邪之功效。

白血病的肝、脾肿大，出血点多，宜用平消片，或参楼散，或茶贞丸，并用三甲紫豆汤加减。

三甲紫豆汤：

紫草根 15g　　阿　胶 30g　　山豆根 10g　　瓦楞子 30g　　龟　甲 15g

鳖　甲 15g　　生牡蛎 30g　　枳　壳 12g　　生黄芪 30g　　太子参 30g

生甘草 3g　　大　枣 10 枚

煎服法：一剂药煎两遍，合在一起，分 2 次服。

方义：此方以紫草根、阿胶养血止血；山豆根清热解毒；瓦楞子、龟甲、鳖甲、生牡蛎滋阴软坚，攻坚消积；枳壳宽中快膈；生黄芪、太子参、生甘草、大枣补气健脾。诸药综合配伍，有滋阴软坚，养血止血，补气健脾，宽中快膈，清热解毒，攻坚消积，扶正祛邪，增强免疫功能之效。

白血病，疲倦乏力，萎靡不振，肝脾肿大，疼痛，昏迷，气喘心慌时，宜用重参丸，或参石丸，或茶贞丸，或平消片，并用参酥丸与三甲紫豆汤加减。

参酥丸：

| 苦　参 20g | 雄　黄 10g | 制乳香 5g | 制没药 5g | 蜈　蚣 3 条 |
| 全　蝎 10g | 硼　砂 10g | 血　竭 5g | 冰　片 6g | 蟾　酥 1.5g |

麝　香 0.5g

制服法：各研为细粉，合在一起，研匀，面糊为丸，如绿豆大。每次服 2～4 丸，一日 2 次，开水送服。

方义：方中以苦参、雄黄燥湿杀虫，祛痰抗癌；蟾酥、麝香、冰片强心兴奋，使脉搏减缓，心肌收缩增强，消散肿瘤，以抗癌瘤；乳香、没药、硼砂、血竭止痛软坚；蜈蚣、全蝎消积镇痛。各药配伍，能兴奋强心，燥湿杀虫，解毒消肿，活血化瘀，软坚消积，镇痛散结，祛痰抗癌，对白血病的疼痛、昏迷、心慌、气喘有效。

三、病例举要

例 1：张 ×，女，23 岁。住宝鸡渭滨区马钢厂。

初诊：1972 年 10 月 8 日。

患者 1972 年 6 月发热，心口胀（一般体温是在 37～38℃），疲倦乏力，头晕，心口灼热，心跳心慌，出汗，骨酸困，有时鼻出血（约 2 周）。6 月 21 日住 ×× 医学院 ×× 附属医院检查，脾肋下 14cm，肝肋下 3.5cm，血色素[2]64%，红细胞 311 万，白细胞 44600，中性 20%，淋巴 70%，原粒 20%，早幼粒 40%，中幼粒 28%，晚幼粒 21%，嗜酸晚粒 3%。并在内科做骨髓细胞检查，诊断为慢性粒细胞型白血病。于同年 10 月 6 日出院（患者曾于 1960 年因卵巢肿瘤手术切除）。本人无其他疾病，家族亦无同样疾病。

检查：形体消瘦，面色苍黄不华，发干。舌质绛，舌苔白。脉细数，无力。

论治：清热解毒，健脾理气，补肝肾，养气血，滋阴止血，软坚散结。

（1）平消片每次 6 片，1 日 3 次。

（2）黄　芪 30g　　丹　参 30g　　当　归 15g　　蜂　房 9g

2　为维持贯埻先生诊疗病案原貌予以保留。下同。

> 蛇　蜕 9g　　山豆根 12g　　瓦楞子 30g　　阿　胶 30g
>
> 龟　甲 15g　　鳖　甲 15g　　茜　草 15g　　生甘草 6g
>
> 大　枣 10 枚

一剂药煎两遍，合在一起，分 2 次服。连服 6 剂，休药 1 天再服。

复诊：11 月 15 日，精神好转，热已退，食纳增。舌苔白薄。脉缓。治同上法：

（1）蜂　房 9g　　蛇　蜕 9g　　山豆根 10g　瓦楞子 15g

　　　花蕊石 15g　丹　参 30g　　黄　芪 30g　党　参 15g

　　　当　归 15g　生　地 30g　　地　榆 15g　生甘草 6g

　　　大　枣 10 枚　全　蝎 9g

煎服法：同前。

（2）平消片 8 片，1 日 3 次，开水送服。

三诊：1973 年 1 月 10 日，精神好转，食量正常，于去年 12 月 15 日上班工作，无任何不适感觉。舌薄苔。脉和缓。

查血：血色素 75%，白细胞 5050，中性 63%，淋巴 34%，单核 20%，酸性 1%，血小板 81000。

仍同上法：

（1）黄　芪 30g　　当　归 15g　丹　参 30g　　生地黄 30g

　　　山豆根 15g　蜂　房 9g　　全　蝎 9g　　人参须 9g

　　　川　芎 9g　　阿　胶 9g　　地　榆 15g　生甘草 9g

　　　大　枣 6 枚

煎服法：同前。

（2）平消片 8 片，1 日 3 次。

四诊（4 月 20 日）：一切正常，无任何异常感觉，舌脉正常。

查血：血色素 84%，白细胞 8800，中性 65%，淋巴 34%，单核 1%，血小板 102000。

（1）熟地黄 24g　黄　芪 30g　　党　参 15g　丹　参 30g

　　　山　药 12g　山萸肉 12g　　山豆根 9g　　丹　皮 9g

　　　云茯苓 9g　　泽　泻 9g

煎服法：同前。

（2）平消片 8 片，1 日 3 次。

1973 年 6 月 22 日询访：上班工作以来，一切正常，嘱其继续服平消片。

例 2：张 × 平，女，10 岁。

初诊：1987 年 8 月 29 日。

患儿于 8 个月前发现萎黄，经住 ×× 医院诊断为急性淋巴细胞白血病，治疗无效。舌白苔。脉沉细，尺濡。

（1）太子参 20g　　紫阳茶 5g　　大青叶 20g　　蜂　房 6g

　　　山慈菇 20g　　生　地 30g　　丹　参 20g　　料姜石 30g

一剂药煎两遍，合在一起，分 2 次服，每日服 1 剂。

（2）蛋矾散 250g，每次服 1g，1 日 3 次，开水送服。

复诊：9 月 8 日，服药后，血象上升，精神好转，饮食增加。舌红，白苔。脉细数。上方加黄芪 30g。

煎服法：同前。

三诊：9 月 21 日，精神、面色好转，纳可。化验：红细胞上升。舌白苔。脉细数。上方加当归 10g。

煎服法：同前。

四诊：9 月 28 日，病情稳定，腹泻 1 次，糊状，精神食纳均可。舌苔白。脉细数。上方加忍冬藤 30g。

煎服法：同前。

五诊：10 月 5 日，热退，病情稳定，上方继续服用。

六诊：10 月 12 日，精神好，食纳可，上方继续服用。

七诊：10 月 25 日，病情稳定，上方继续服用。

八诊：11 月 3 日，病情稳定，上方继续服用。

九诊：11 月 7 日，病情稳定，上方继续服用。

十诊：11 月 21 日，病情稳定，上方继续服用。

十一诊：12 月 8 日，精神明显好转，无特殊不适，脉细缓，舌苔薄白，舌淡红。上方加补骨脂 30g。

煎服法：同前。

十二诊：1988 年 1 月 19 日，证同上，口糜烂，上方加麦芽 15g。

煎服法：同前。

十三诊：7 月 11 日，病情稳定，食纳增加。复查血象正常。上方继续服用。

十四诊：1989 年 8 月 16 日，近来消瘦，精神好，其他无异常。化验：血色素 10.2g，白细胞 3600，中性 64%，淋巴 36%，红血球 346.8 万，血小板 13.9 万。上方继续服 12 剂。

煎服法：同前。

例 3：岳 ×，女，22 岁。工人。

初诊：1989 年 7 月 5 日。

患者于半年前开始头晕，疲倦，经骨髓穿刺诊断为急性粒细胞白血病。化疗后疲倦嗜睡。舌质淡，苔腻。脉细濡。

（1）黄　芪 60g　党　参 30g　生　地 30g　全　蝎 10g

　　蜂　房 10g　当　归 15g　郁　金 15g　丹　参 30g

　　料姜石 60g

一剂药煎两遍，合在一起，分 2 次服。

（2）蛋矾散 250g。每次 3g，每日服 3 次，开水送服。

（3）金星散（片）2 片，1 日服 3 次，开水送服。

复诊：7 月 12 日，服药后腹疼，其他无异常。上方加娑罗子 15g。

煎服法：同前。

三诊：7 月 19 日，自觉一切良好，上方加白术 20g，继续服用。

四诊：7 月 26 日，证同上，上方继续服用。

五诊：8 月 2 日，近日腹泻，1 日 3～4 次，稀便。上方加焦山楂 30g、石榴皮 30g，连服六剂。

煎服法：同前。

六诊：8 月 9 日，病情稳定，无不适感。

（1）7 月 5 日方，加焦山楂 30g、白术 13g。

煎服法：同前。

（2）蛋矾散 250g，1 日 3 次，1 次 3g。

（3）金星散（片）2 片，1 日 3 次。

七诊：9 月 13 日，热已除，无症状，大、小便均正常，上方继续服。

八诊：11 月 29 日，一切正常。

（1）7 月 5 日方继续服。

（2）蛋矾散 3g，1 日 3 次。

九诊：1990 年 4 月 23 日，病情稳定，7 月 5 日方继续服用。

十诊：5 月 23 日，病情稳定，上班工作，一切正常（已怀孕）。

蛋矾散 15g，每次 3g，1 日 3 次。

例 4：逢 × 梅，女，30 岁。青海省某平弦实验剧团。

初诊：1991 年 10 月 30 日。

患者于半年前开始，头皮紧麻，身困乏力，继之，出现头晕。大便、小便尚调。经检查诊断为慢性粒细胞白血病。投马利兰治疗。白细胞为 7000，睡眠差，常失眠，不断耳鸣，发热。舌胀，有瘀斑块，舌白苔。脉细滞。

（1）木　贼 12g　　牡　蛎 30g　　全　蝎 10g　　蜂　房 10g

山豆根 10g　　山慈菇 30g　　野菊花 30g　　瓦楞子 30g

料姜石 60g

一剂药煎两遍，兑在一起，分 2 次服。每日服 1 剂。

（2）蛋矾散 250g，每次服 3g，1 日 3 次。

（3）平消片 5 瓶，每次服 8 片，1 日 3 次。

复诊：11 月 11 日，症状稍缓解，已不发热。

（1）上方继续服用。

（2）蛋矾散 3g，1 日 3 次。

（3）平消片 8 片，1 日 3 次。

三诊：11 月 18 日，近几日，感冒头晕，纳可。

（1）10 月 30 日方，加大青叶 30g、紫苏 10g，继续服 6 剂。

（2）蛋矾散、平消片继续服用。

四诊：11 月 23 日，病情尚稳定，但睡眠易惊醒，出汗，情绪不好。

（1）10 月 30 方加蝉蜕 10g、大青叶 30g，6 剂。

（2）蛋矾散 3g，1 日 3 次。

（3）平消片 8 片，1 日 3 次。

五诊：11 月 30 日，近来，有时腿痛，头有时亦痛。热已除，食纳可。

（1）上方加丹参 60g。

（2）蛋矾散 3g，1 日 3 次。

（3）平消片 8 片，1 日 3 次。

六诊：12 月 4 日，仍出汗，梦多。

（1）上方加女贞子 30g。

（2）蛋矾散 3g，1 日 3 次。

（3）平消片 8 片，1 日 3 次。

七诊：12 月 11 日，病情稳定。

（1）上方继续服用。

（2）蛋矾散 3g，1 日 3 次。

（3）平消片 8 片，1 日 3 次。

八至九诊：12 月 16 日 ~ 12 月 23 日，病情稳定，上方继续服用。

十至十五诊：1992 年 1 月 4 日 ~ 2 月 12 日，病情稳定，上方继续服用。

十六诊：2 月 19 日，近几日关节痛，背痛，纳可，大便、小便可。舌红，白苔，脉细数。

（1）10 月 30 日方，加乌梢色 10g、桑寄生 15g，继续服 6 剂。

（2）蛋矾散 3g，1 日 3 次

（3）平消片 8 片，1 日 3 次。

十七至二十诊：2 月 16 日 ~ 3 月 18 日，症状已消除，精神好，上方继续服用。

二十一至二十四诊：3 月 25 日 ~ 4 月 11 日，共来 4 诊，服药 24 剂，体重增加，精神好，纳可，上方继续服用。

7 月 18 日来诊，一切正常，精神充沛。谈她近来夜间在西安参加客座演出，每晚可唱四五首歌曲，不觉疲劳。舌淡红，薄白苔。脉和缓。

（1）上方继续服用。

（2）蛋矾散 300g，每次服 3g，1 日 3 次。

第八节 ┃ 淋巴瘤

淋巴瘤，是发生在淋巴网织细胞的恶性肿瘤，一般位于淋巴结内。主要症状是淋巴结肿大，称淋巴瘤。因淋巴网织细胞全身广泛分布，淋巴瘤可发生在淋巴结外，或发生至淋巴系统以外，如肺、骨、肠道、肝、睾丸等部位。恶性淋巴瘤，可侵犯所有淋巴结与淋巴组织。因此，表现有多种多样，病情变化也多。中医学对淋巴瘤早有认识。如古籍记载的"恶核""石疽""痰核""失荣"等证候，多类似恶性淋巴瘤。由于皮色不变，不痛不痒，认为属阴疽的范畴。当侵及脾脏、骨髓、皮肤时，出现很多症状。

一、病因病机

由于情志郁结，先天免疫缺陷或后天免疫缺损，病毒感染，寒痰凝滞，毒陷阴分，或寒凝气结，或风热血燥。因病发五脏，为脏腑亏损，气血亏虚，阳气不足，为阴为里，属冷属虚。

二、症状

主要为无痛性淋巴结肿大。霍奇金淋巴瘤，以颈、锁骨上淋巴结肿大，非霍奇金淋巴瘤，以膈肌上下多处淋巴结肿大。淋巴结外或淋巴系统以外，出现扩展，以口咽、胃肠道、皮肤、骨、睾丸等处多见。

全身症状，有发热，夜间盗汗，体重下降。淋巴结初起微肿，皮色不变。日久，逐渐增大，推之不移，按之不动，坚硬如石，经半载一载，开始隐痛，气血衰弱，形体消瘦。有的病人肿块溃烂有紫斑，渗流血水，或冷肿如莲。秽气蒸蒸，昼夜不安，肿块愈久愈大，越溃越坚，难消难溃，溃后难敛。

实验检查：X线检查，淋巴结活检，病理检查以确诊。

三、辨证论治

对恶性淋巴瘤的治疗（包括淋巴系统的各种癌瘤），根据专方专药的原则，在症状初起，在平消片、金星散、参石丸、补金丸、参楼散、参术片等10多个方剂中选出一种与雄藻丸并服。病情发展，再以保护胃气，温阳开结，活血化瘀，祛痰解凝，软坚散结，清热解毒，用黄藻汤加减煎服并服平消片，或补金丸。

雄藻丸：

僵 蚕 30g	牡 蛎 30g	雄 黄 15g	昆 布 30g	蜈 蚣 15g
土白术 60g	硼 砂 30g	土鳖虫 30g	瓦楞子 30g	莪 术 60g
海 藻 30g	料姜石 60g			

制服法：共研为细粉，水泛为丸。每次服 3g，每日服 3 次，开水送服。

方义：本方用牡蛎、瓦楞子软坚散结；雄黄、土白术温阳解毒，燥湿消结；海藻、昆布、硼砂消坚破积，消炎消肿；僵蚕、蜈蚣、土鳖虫化痰解凝，开结疏风；莪术活血化瘀；料姜石降逆镇冲。12 味药综合配伍，有软坚散结，清热解毒，温阳燥湿，化痰解凝，降逆镇冲，活血化瘀，消肿止痛之功效。

黄藻汤：

| 海 藻 12g | 白 术 20g | 苦 参 30g | 黄药子 10g | 瓦楞子 30g |
| 牡 蛎 30g | 山豆根 10g | 料姜石 60g | | |

煎服法：一剂药煎两遍，合在一起，分 2 次服。

方义：此方用海藻、牡蛎、瓦楞子软坚散结；山豆根、黄药子清热解毒；白术、苦参、料姜石燥湿和胃，降逆镇冲，以保胃气。诸药配伍，有清热解毒，活血化瘀，软坚散结，燥湿祛痰，健脾和胃之功效。

病情进一步发展，症状复杂时，根据不同证候，辨证用药。

证见颈项耳下肿核，不痛不痒，皮色不变，坚硬如石，形寒怕冷，体倦无力，面苍不华。脉沉细。舌白苔。此寒痰凝滞，毒结肿块。治宜温化寒凝，祛痰解毒，用地藻汤加减煎服并服平消片，或金星散，或补金丸。

地藻汤：

| 熟地黄 30g | 昆　布 12g | 海　藻 12g | 瓦楞子 30g | 麻　黄 6g |
| 白芥子 10g | 皂角刺 10g | 天南星 10g | 夏枯草 30g | 炮　姜 10g |
| 料姜石 60g |

煎服法同黄藻汤。

方义：本方用熟地黄、夏枯草温阳散结，补血消肿，滋阴润燥；麻黄、皂角刺、天南星温化解凝，祛痰逐寒，开腠理；昆布、海藻、瓦楞子软坚散结；白芥子、炮姜、料姜石化痰消坚，以保胃气。诸药配伍，有温化寒痰，软坚散结，消肿解毒，滋阴温养，祛痰解凝，开腠理，保胃气之功效。

证见胸闷胁胀，脘腹结痛，胸脘不舒，颈项、腋及腹股沟出现累累肿块肿核，皮下硬结，形体消瘦，体倦乏力。舌淡红，有瘀点、瘀斑，舌苔白。脉沉弦，或弦滑。此气郁痰结，恶核石疽。治宜疏肝解郁，软坚散结。用金藻汤加减煎服，并服平消片，或金星散，或参术片。

金藻汤：

| 郁　金 15g | 海　藻 15g | 当　归 15g | 夏枯草 30g | 白　芍 30g |
| 柴　胡 12g | 红蓼子 30g | 瓦楞子 30g | 土贝母 12g | 清半夏 15g |
| 料姜石 60g |

煎服法：同黄藻汤。

方义：本方以柴胡、郁金、白芍舒肝解郁；海藻、夏枯草软坚散结，柔肝消肿；当归、红蓼子、土贝母活血化瘀，养血攻坚，消炎止痛；瓦楞子、清半夏、料姜石化痰降逆，健脾和胃。各药相伍，有疏肝解郁，软坚散结，消肿消炎，活血化瘀，柔肝止痛，健胃理脾之功效。

证见口干，烦躁，发热恶热，皮肤瘙痒，皮肤红斑，硬结，大便燥结，小便色黄量少。舌质红，舌苔白，或黄苔。脉沉细数，或细弦。此血虚内燥，风热瘀毒，毒热内盛。治宜养血润燥，疏风解毒。用贞藻汤加减煎服，并服平消片，或金星散，或补金丸，或参楼散。

贞藻汤：

| 女贞子 30g | 生地黄 30g | 海 藻 12g | 当 归 15g | 昆 布 12g |

| 白 芍 30g | 重 楼 10g | 土鳖虫 10g | 天花粉 30g | 郁李仁 30g |

料姜石 60g

煎服法：同黄藻汤。

方义：本方中用女贞子、生地黄、当归养血润燥，生津凉血，昆布、海藻软坚散结；白芍、土鳖虫、天花粉、重楼清热解毒，活血化瘀；郁李仁、料姜石软坚润便，降逆和胃。各药配伍，有养血润燥，疏风毒，凉血生津，软坚散结，清热解毒，活血化瘀，消坚润便，降逆和胃之功效。

证见五心烦热，腰酸腿软，午后潮热，疲倦无力，胃呆纳少，形体消瘦，面苍不华，多处淋巴结肿大。舌红，或舌淡红，舌苔薄白。脉细数无力。此气血双亏，肝肾阴虚。治宜补气养血，滋补肝肾。用芪藻汤加减煎服，并服平消片，或补金丸，或参楼散。

芪藻汤：

| 生黄芪 60g | 熟地黄 30g | 土贝母 10g | 夏枯草 30g | 海 藻 12g |

| 昆 布 12g | 红蓼子 30g | 料姜石 60g |

煎服法：同黄藻汤。

方义：此方以生黄芪补气；熟地黄养血补血，滋肝肾；土贝母、夏枯草、海藻、昆布软坚散结，解毒消积；红蓼子活血化瘀；料姜石降逆和胃。综合配伍，有补血益气，滋补肝肾，活血化瘀，软坚散结，扶正祛邪之功效。

四、病例举要

例1：王×如，男，52岁。临潼县人，干部。

初诊：1981年3月4日。

患者于1978年发现两侧颈部包块，1980年到临潼县医院切片活检为淋巴肉瘤。化疗1个疗程，反应大停止。现腹股沟淋巴结及腋窝淋巴结肿大，低热，一般为37.2℃以上，心跳心慌，颈下包块疼痛来院门诊。舌黯紫，瘀斑，舌苔白。脉弦细，尺濡。治宜软坚散结，疏肝解郁，清热解毒，理气止痛。

（1）昆 布 12g　海 藻 12g　牡 蛎 30g　丹 参 60g

瓦楞子 30g　　山豆根 10g　　山慈菇 30g　　郁　金 15g

一剂药煎两遍，合在一起，分 2 次服，连服 6 剂。

（2）平消片 10 瓶，每次服 8 片，1 日服 3 次，开水送服。

复诊：3 月 11 日，服药后，纳可，口干，其他无异常。

（1）上方，加天花粉 30g，煎服法同上。

（2）平消片 10 瓶，每次服 8 片，1 日服 3 次。

三诊：3 月 18 日，药后，精神好转，热已除，右侧颈部包块疼痛减轻，腹股沟淋巴结及腋下淋巴结包块，均已不痛，二便调。

上方加减，共服 432 剂，平消片 110 瓶，共来诊 70 次。症状消除，包块消失。1989 年 11 月 2 日因中耳炎、耳膜下陷，听力减退来诊，问其病已愈。1990 年随访健壮。

例 2：王××，男，67 岁。省供销社干部。

初诊：1988 年 4 月 13 日。

患者于 1 年半前，发现右下颌肿块，质硬，经西安 ×× 医院诊断为恶性淋巴瘤。纳差，大便正常，小便无异常。舌白苔。脉细数。

（1）昆　布 12g　　海　藻 12g　　郁　金 15g　　牡　蛎 30g

　　　重　楼 10g　　料姜石 60g

煎服法：一剂药煎两遍，合在一起，分两次服。每日 1 剂，连服 6 剂。

（2）金星散 300 片，每次服 2 片，1 日 3 次。

复诊：5 月 3 日，近来，下颌肿块疼痛，质硬，其他无异常。舌脉同前。

（1）上方加黄药子 10g，水煎服，6 剂。

（2）金星散 300 片，每次 2 片，1 日 3 次。

三诊：5 月 9 日，下颌包块质硬，CT 显示右下淋巴结 2.3cm×4.5cm，与右下颌连接，牙痛，纳可，其他无异常。

上方 6 剂，水煎服。

四诊：5 月 14 日，症状同上，脉沉细。

上方加蜂房 10g，6 剂，水煎服。

五诊：5 月 25 日，病情稳定，上方加砂仁 10g，6 剂，水煎服。

六诊：5 月 28 日，下颌处包块仍大，项强，其他可以。

（1）上方加蒲公英 30g，6 剂，水煎服。

（2）金星散片 300 片，每次服 2 片，1 日 3 次。

七诊：6 月 4 日，下颌处包块缩小，但多痰，纳可，下肢困乏，其他可以。

4月13日方加蜂房10g、清半夏15g，6剂，水煎服。

八诊：6月11日，包块如前。上方加香附15g，6剂，水煎服。

九诊：6月20日，症同上。

4月13日方，加莪术15g、蜂房10g，6剂，水煎服。

十诊：7月30日，症状同上。

（1）上方6剂，水煎服。

（2）金星散片300片，每次服2片，1日3次。

十一诊：8月8日，下颌包块，时大时小，其他无异常。

（1）上方12剂，水煎服。

（2）金星散片300片，每次服2片，1日3次。

十二诊：9月3日，症状同上。

4月13日方，加清半夏15g、乌梢蛇10g、蜂房10g，6剂，水煎服。

十三诊：9月10日，症状同上。

（1）上方6剂，水煎服。

（2）平消片2瓶，每次服8片，1日3次。

十四诊：9月14日，症状同上，舌红紫，白苔。脉细弦。

昆　布15g　　海　藻15g　　郁　金15g　　重　楼10g　　瓦楞子30g
山豆根10g　　料姜石60g

水煎服，连服6剂。

十五诊：9月21日，右下颌包块较前缩小，纳可，但疼痛。

（1）上方加娑罗子15g，水煎服，连服6剂。

（2）平消片2瓶，每次服8片，1日3次。

十六诊：9月28日，症状同上。

（1）上方9剂，水煎服。

（2）平消片2瓶，每次服8片，1日3次。

十七诊：10月5日，症状同上。

（1）9月14日方，加莪术15g、三棱15g，6剂，水煎服。

（2）平消片，每次服8片，1日3次。

十八诊：11月21日，症状同上。

（1）上方加黄药子10g，6剂，水煎服。

（2）平消片2瓶，每次服8片，1日3次。

十九诊：11 月 30 日，症状同上。

上方加山甲珠 10g，6 剂，水煎服。

二十至二十一诊：12 月 7 日～14 日，症状同上。

（1）上方 6 剂，水煎服。

（2）平消片 2 瓶，每次服 8 片，1 日 3 次。

二十二至二十三诊：12 月 24～28 日，下颌包块缩小。

（1）上方 6 剂，水煎服。

（2）平消片 1 瓶，每次服 8 片，1 日 3 次。

二十四至二十六诊：1989 年 1 月 9 日～28 日，肿块缩小，纳可。

（1）上方 12 剂，水煎服。

（2）平消片 6 瓶，每次服 8 片，1 日 3 次。

二十七至二十八诊：3 月 18 日～7 月 18 日，病情已稳定。

（1）上方 6 剂，水煎服。

（2）平消片 6 瓶，每次服 8 片，1 日 3 次。

第九节 ┃ 肺癌

肺癌，中医学称之为"肺积""息贲"。因其发病快，病程较短，对人类生命威胁大，素来被医学界所重视。早在一千多年前，就有类似其症状、病机、治疗的记载。

一、病因病机

人体平素虚弱，正气内虚，内分泌失调，免疫功能低下，风、寒、暑、湿、燥、火外邪、病毒侵入肺脏，日久不散，瘀毒化热。或七情太过，致使人体气机升降出入障碍，肺之宣发肃降失调。或营养不良，先天缺陷。或长期吸烟、工业废气、尘埃、煤烟、铬、钴、铀、矽等放射性元素及某些有机化合物、流感病毒的侵袭。或肺结核慢性感染。或咽、喉和气管的慢性炎症刺激等。在人体忧、思、郁、怒剧烈变动时，使支气管黏膜和其中的感觉神经末梢遭受损害，终致肺癌发生。

二、症状

肺癌发病年龄，一般在 30～70 岁，也有年龄很小的。其性别特征是：男性，大部分为鳞状上皮细胞癌，或未分化细胞癌（包括小细胞癌）。鳞状上皮细胞癌，多见于年龄较大的男性；未分化细胞癌，多见于年龄较小的男性。女性，则以腺癌为多见。但不是绝对的。

肺癌的好发部位及生长方式：最为多见的中心型肺癌，常发生于复支气管、叶支气管或段支气管。周围型肺癌，是肺实质内的独立结节。特殊型肺癌，又有肺尖癌、粟粒型癌、肺炎型癌、纵隔型癌、隐性肺癌、胸膜性癌等。

肺癌的主要症状是：阵发性呛咳、咯血，或出现反复少量而色鲜红的血痰，发热，持续性的胸剧痛、胸闷或气急，淋巴结肿大，尤其是颈部与腋下淋巴结肿大，四肢关节肿大及杵状指等。一般初起，多无明显的症状。有些病人，还是在一般体检中才发现。随着癌体的发展增大，对周围组织与器官产生压迫、浸润或转移时，才出现症状。早期多为阵发性干咳，或刺激性呛咳，无痰或有少量的白色泡沫痰，颇与感冒相似，病人多不注意。伴有感染时，则见咳嗽加重，出现脓性痰液，量多，色呈黄色或绿色。平时无咳嗽之人，突然出现阵发性干咳，用一般方法治疗无效，且干咳逐渐加重时，即应引起注意。当癌组织因咳嗽损伤，或感染溃烂时，则肺癌病人常咯血，或痰中带血丝，并伴有胸中闷胀、钝痛或刺痛。疼痛剧烈时，病情已至中期或晚期。有些病人，常觉困乏无力，或低热用一般退热药物无效。

肺癌病人中，也常有咳痰带血，心悸气短，胸背疼痛，面青唇紫，大便干燥，小便黄赤。或咳嗽痰多难咳，喘息气憋。或胸闷气短，不能平卧，大汗淋漓，食纳呆滞，面部浮肿，有时恶心呕吐，甚至在病人的锁骨窝，或颈部，或腋下等部位出现疙瘩。或发热不退，五心烦热，咽干口燥，胸闷气短，疲倦无力，干咳少痰，纳差消瘦，盗汗，大便干燥，小便黄等。有的病人，体重减轻，胸腔积液，或呈脓胸。有些病人，吞咽困难。有些病人，发音困难。有的则吞咽与发音均觉困难。

当肺癌继续发展而广泛转移时，或胸水较多时，就会使呼吸受限而出现气急。严重时，呼吸迫促，感觉气绝。部分病人，由于胸膜和肋骨的转移，而呈现持续性的尖锐剧痛乃至憋气。有些病人，还会出现声音嘶哑，心动过速，或头、面、颈、上肢和上胸部水肿发绀与静脉怒张。有的病人，则上臂疼痛，不能抬起，肩部向手指放射疼痛。证候复杂时，有的瞳孔缩小、上眼睑下垂，目眦缩小，眼球下陷。部分病人，因有脑转移而出现头痛、头晕、呕吐。有骨转移时，则出现骨痛、骨压痛、叩击痛，皮下出疙瘩，四肢关节肿大、疼痛或肩臂部疼痛，淋巴结肿大等。

三、辨病要点

对 30 岁以上的病人，有长期吸烟史，慢性肺部疾病史及病人的职业、工种及致癌的物质接触史，家属的癌瘤史等，并结合其咳嗽长期不能治愈，痰中带血，气急，发热，胸疼，气短，尤其是持续性尖锐剧烈的胸痛、身体消瘦等症状。并以 X 线透视和拍片观察包块的大小、部位、范围，受累区域、肺门和纵隔淋巴结肿大的情况，并注意肺的某一段，或肺叶的一部分，反复发生炎症及有无肺炎，或肺不张，或胸水及肋骨侵蚀等情况。病变在肺门或支气管附近时，可进行支气管镜活体组织检查，痰液脱落细胞检查癌细胞，或在颈部淋巴结取活组织、或取前斜角肌脂肪组织检查。

四、舌象

舌质绛红，或红紫；舌苔白，或白腻。

五、脉象

脉细数，或弦数且浮。

六、辨证论治

初起症状不明显，或无症状，可服平消片。病情发展咳黏液痰时，可用瓜芪前橘汤与平消片。

瓜芪前橘汤：

北沙参 30g　　橘　络 9g　　天门冬 15g　　黄　芪 30g　　前　胡 12g
小　蓟 15g　　白　前 12g　　仙鹤草 30g　　瓜　蒌 30g　　桔　梗 9g
紫草根 12g　　松　香 3g　　鱼腥草 30g　　马兜铃 10g

煎服法：一剂药煎两遍，合在一起，分 2 次服。

方义：本方用前胡、白前、北沙参、天门冬、小蓟、桔梗宣肺祛痰，滋阴养血；橘络、瓜蒌、鱼腥草、马兜铃软坚活络，清肺止喘；黄芪、仙鹤草、松香、紫草根补气强心，扶正祛邪。诸药综合配伍，有滋阴软坚，强心活血，镇咳祛痰，清热解毒，补虚扶正，活络止痛之功效。

如果出现脓样痰而量多，色黄或深绿时，再加服瓜芪豆蜂丸。

瓜芪豆蜂丸：

北沙参	白　前	小　蓟	黄　芪	山豆根
清半夏	蜂　房	蛇　蜕	全　蝎	瓜　蒌

制服法：上药各等份，研为细粉，水泛为丸，如绿豆大。每次服3～6g，1日3次开水送服。

方义：本方用白前、清半夏、沙参宣肺祛痰，健胃理脾；瓜蒌、黄芪、小蓟润肺止血，补气扶正；蜂房、蛇蜕、全蝎、山豆根攻坚破积，消炎解痛。10味药相合，有软坚化瘀，镇咳祛痰，止血止疼，扶正祛邪之功效。

如果病情进一步发展，除用平消片外，尚须结合疾病所出现的不同证候辨证用药。

证见咳嗽少痰或无痰，或痰呈白色泡沫，或色黄难咳，或干咳、咯血，痰中带血，气促胸疼，心烦失眠，低热，盗汗，咽干口燥。大便秘结，小便黄赤。舌质红，苔薄。脉细数。此属阴虚痰热。治宜解毒散结，益气镇咳，养阴清肺。可用沙艾汤加减：

天门冬15g	麦门冬15g	生地黄30g	北沙参30g	山慈菇30g
鱼腥草30g	瓦楞子30g	蜈　蚣2条	陈　皮10g	生艾叶20g
生甘草3g	生　姜10g			

煎服法：一剂药煎两遍，合在一起，分2次服。

方义：本方用北沙参、陈皮、生艾叶益气镇咳；生地黄、天门冬、麦门冬养阴清肺；瓦楞子、蜈蚣、山慈菇、鱼腥草解毒散结，软坚滋阴；生甘草、生姜和胃降逆。综合配伍，有滋阴清肺，软坚散结，清热解毒，健脾和胃，镇咳祛痰，止痛止血，滋阴润肺之功效。

证见咳嗽痰多，胸闷气短，有时胸痛气憋，腹胀纳呆，疲倦懒言，面色㿠白，或颜面浮肿。大便稀溏。舌质嫩胖或舌淡，舌苔白或厚。脉濡缓，或有滑象。此属脾虚痰阻。治宜健脾益气，燥湿化痰，解毒散结，镇咳祛痰，可用百星汤加减：

苍　术12g	天南星15g	薏苡仁30g	党　参30g	大　蒜20瓣
生艾叶20g	百　部12g	木　瓜12g	蜂　房10g	蜈　蚣2条
陈　皮10g	山豆根10g	生甘草3g	生　姜10g	

煎服法：同沙艾汤。

方义：本方用苍术、天南星、薏苡仁燥湿化痰，健脾和中；大蒜、木瓜、生艾叶、陈皮、百部镇咳祛痰；党参、生姜、生甘草益气和胃；蜈蚣、蜂房、山豆根解毒散结。各药配合，有健脾益气，解毒散结，燥湿和胃，化痰止咳之功效。

证见咳嗽气短，咳痰无力或少痰，头昏耳鸣，面色㿠白或潮红，形体消瘦，怕冷畏寒，恶风自汗或盗汗，疲倦纳差，少动气喘，有时咯血，或痰中带血，胸闷腹胀，腰疼腿懒，口干多饮，声音低弱。大便溏薄。舌质淡红，舌苔薄或白腻。脉细弱，或沉细无力。此属气阴两虚。治宜益气益阴，清热解毒，补肾纳气，扶正止咳。可用艾补汤加减：

黄　芪 60g	党　参 30g	五味子 10g	补骨脂 30g	白　术 20g
茯　苓 30g	骨碎补 15g	生艾叶 20g	陈　皮 10g	重　楼 10g
生地黄 30g	生甘草 3g	生　姜 10g		

煎服法：同沙艾汤。

方义：本方用黄芪、党参、白术补气健脾；生甘草、生姜、五味子、补骨脂、骨碎补、茯苓补肾纳气；生艾叶、重楼、生地黄、陈皮清肺止咳，解毒散结，养阴益血。综合配伍，有补气补血，纳气镇咳，养阴清肺，软坚散结，清热解毒之功效。

证见咳嗽气喘，胁痛胸闷，发热或低热，心烦口渴，声音嘶哑，咳血痰。舌绛，舌苔白腻。脉弦滑。此属毒热内蕴。治宜解毒散结，滋阴清热，镇咳定喘。可用苇腥汤加减：

蜂　房 10g	全　蝎 10g	大青叶 30g	山豆根 10g	生艾叶 20g
陈　皮 10g	郁　金 15g	生地黄 30g	鱼腥草 30g	杏　仁 15g
苇　根 30g	生甘草 3g	生　姜 10g		

煎服法：同沙艾汤。

方义：本方以苇根、鱼腥草、生地黄滋阴清肺，消炎凉血；生艾叶、杏仁宣肺止咳；蜂房、全蝎、山豆根解毒散结；郁金、生甘草、陈皮、生姜理气和中；大青叶清热解毒。综合配伍，有清热解毒，镇咳定喘，滋阴润肺，消炎凉血，软坚散结之功效。

证见咳嗽不畅，胸闷胸疼，气促，胁肋胀痛。痛有定处，咳声不畅，或气急刺痛，咳痰不爽，或痰夹血块，或痰血黯红，面色晦黯。大便干燥，小便黄。舌质黯紫，或有瘀斑、瘀块，舌苔薄黄。脉细涩，或弦细。此属气滞血瘀。治宜软坚散结，理气消肿。可用桃楼汤加减：

土鳖虫 10g　　桃　仁 10g　　重　楼 10g　　蜂　房 10g　　乌梢蛇 10g

瓜蒌仁 30g　　香　附 15g　　山豆根 10g　　川楝子 15g　　瓦楞子 30g

仙鹤草 60g　　马兜铃 10g　　料姜石 60g

煎服法：同沙艾汤。

方义：本方用土鳖虫、瓦楞子、桃仁、仙鹤草活血化瘀，软坚散结；重楼、蜂房、乌梢蛇、山豆根解毒消肿；瓜蒌仁润肠通便；香附、川楝子理气止痛；马兜铃、料姜石止咳祛痰，消肿降逆。各药综合配伍，对癌瘤病人气滞血瘀，疼痛肿胀，面色晦黯有功效。

肺癌的各类症状中，如果出现咳嗽、咳脓样痰，剧烈胸痛，气短时，可服艾蜂汤与平消片。或服蒜艾汤与平消片。

艾蜂汤：

蜂　房 9g　　蛇　蜕 9g　　全　蝎 9g　　生艾叶 18g　　陈　皮 9g

生黄芪 30g　　山豆根 9g　　清半夏 15g　　云茯苓 9g　　生甘草 3g

生　姜 9g

煎服法：同沙艾汤。

方义：本方以蜂房、蛇蜕、全蝎、山豆根化瘀解毒，软坚破积；生艾叶、陈皮、生黄芪、生姜温肺镇咳，健胃祛痰，止呕补气；云茯苓、生甘草、清半夏降逆渗湿，和中理脾。综合配伍，有健胃止呕，镇咳祛痰，软坚化瘀，补气活血之功效。

蒜艾汤：

大　蒜 20瓣　　木　瓜 9g　　百　部 9g　　陈　皮 9g

生艾叶 18g　　生　姜 9g　　生甘草 9g

煎服法：同沙艾汤。

方义：本方用大蒜、生艾叶镇咳祛痰，温肺利尿；陈皮、木瓜和脾舒肝；百部、生甘草、生姜温中下气，镇咳止呕。综合配伍，有健胃止呕，镇咳祛痰，温肺和脾之功效。

如果咳嗽剧烈、咯血，或咳血痰，或痰里有血丝时，可服蒜艾汤加减（方见前）与平消片。或服豆慈丹与艾橘汤。

豆慈丹：

海　藻 12g　　昆　布 12g　　山慈菇 9g　　川贝母 12g　　百　合 12g

北沙参 12g　　橘　络 2g　　山豆根 15g　　蜂　房 9g　　全　蝎 9g

蛇　蜕 9g　　瓦楞子 15g

制服法：将上药共研为细粉，水泛为丸，如绿豆大小。每次服 4.5～9g，1 日 3 次，开水送服。

方义：本方用海藻、昆布消坚散结；山慈菇、山豆根、蜂房、蛇蜕、全蝎解毒化瘀，消肿止疼；百合、川贝母、瓦楞子润肺补肺，化痞祛痰；北沙参、橘络补肺消积，止咳化痰。综合配伍，有止血活血，润肺止咳之功效。

艾橘汤：

生艾叶 18g　　陈橘皮 9g　　　生　姜 9g

煎服法：同沙艾汤。

方义：本方用生艾叶温肺镇咳；陈橘皮健胃祛痰；生姜止呕。综合配伍，有健胃止呕，镇咳祛痰之功效。

如果有感染发热时，可用蓝蜂汤与平消片。

蓝蜂汤：

板蓝根 30g　　露蜂房 9g　　　山豆根 9g　　　　龙　葵 15g

金银花 30g　　紫花地丁 40g　　十大功劳叶 15g

煎服法：同沙艾汤。

方义：本方用龙葵、板蓝根、金银花清热解毒；蜂房、山豆根、紫花地丁、十大功劳叶止疼消积，退热解毒。综合配伍，有解热化痞，消炎解毒之功效。

如果癌瘤继续发展，出现咳嗽，呼吸促迫，气急欲绝时，可服参芪艾橘汤加减：

生黄芪 60g　　白丽参 9g　　生艾叶 18g　　陈　皮 9g　　生甘草 3g

生　姜 9g

煎服法：同沙艾汤。

方义：本方用生黄芪、白丽参、生甘草补气和中；生艾叶、陈皮、生姜，健胃止呕，镇咳祛痰。综合配伍，有补气和中，镇咳祛痰，扶正祛邪之功效。

如果癌瘤转移，出现尖锐剧烈的胸痛，甚至痛的憋气时，可服平消片与豆蚣丸或芪酥丸（方见前）。

豆蚣丸：

山豆根 60g　　蜂　房 30g　　蛇　蜕 30g　　生艾叶 120g　陈　皮 60g

蜈　蚣 10 条　干　姜 60g　　全　蝎 30g　　生甘草 30g

制服法：将上药共研为细粉，水泛为丸，如绿豆大小。每次 3～6g，1

日 3 次，黄芪煎水送服。

方义：本方以蜂房、全蝎、蛇蜕、山豆根软坚破积，清热解毒，止痛消肿；生艾叶、陈橘皮、干姜健胃止呕，镇咳祛痰；蜈蚣、生甘草和中化瘀，镇咳祛痰。诸药综合配伍，有软坚破积，清热解毒，健胃止呕，镇咳祛痰，止痛消肿之功效。

如果出现胸水或四肢肿胀发绀时，可服二莲葶苓汤，或小青龙汤与平消片。

二莲葶苓汤：

半边莲 30g　　蜂　房 9g　　葶苈子 9g　　半枝莲 30g　　全瓜蒌 30g

云茯苓 15g　　车前草 30g　　夏枯草 30g

煎服法：同沙艾汤。

方义：本方以半边莲、半枝莲、全瓜蒌利水消胀，润肺止咳；云茯苓、车前草渗湿止血；葶苈子、蜂房、夏枯草泻肺定喘，排水解毒。诸药相合，有利尿消肿，泻肺定喘，止血渗湿，清热解毒及排水功效。

小青龙汤（《伤寒论》方）：

桂　枝 9g　　白　芍 9g　　细　辛 3g　　清半夏 9g　　麻　黄 6g

干　姜 9g　　五味子 9g　　生甘草 3g

煎服法：同沙艾汤。

七、病例举要

例 1：刘 × 华，男，69 岁。退休工人。

初诊：1984 年 3 月 7 日。主诉：咳嗽，气喘，近两个月加重。现病史：于两个月前受凉，咳嗽，气喘，发热。曾在 ×× 大学附属二院检查：X 光片报告：右肺中野模糊阴影，右肺上叶肺不张，亦见小片块状影。意见：右肺炎伴右肺上叶部分不张。

血象：正常。肺功能测定结论：流速、容量均降低。经用抗生素等药物治疗后，热退，但仍咳喘，少痰，胸闷、胸痛，乏力，气短，脘腹痞满，纳差。二便正常。既往史：身体健康。个人史：有吸烟及饮酒嗜好。形瘦面黄，精神尚好。舌质淡红，舌苔白。脉弦细。证属气痰结聚，肺脾亏虚。治以益气宣肺，化痰散结。

方药：

沙　参 30g　　白　术 12g　　郁　金 15g　　清半夏 15g　　瓦楞子 30g

娑罗子 15g　　山豆根 10g　　料姜石 60g　　生甘草 3g

煎服法：水煎服，每日早晚分服。连服 6 剂。

复诊：3 月 17 日，服药后，饮食有增加，气短好转，咳喘，胸闷，胸痛未见减轻。舌脉同前。此乃病重药轻，继续用上方，加瓜蒌 30g、土贝母 15g，连服 6 剂。

煎服法：同前。

并嘱患者须进行支气管镜检，以确定诊断。

三诊：3 月 31 日，带来 3 月 29 日在 ×× 大学附属二院的纤维支气管镜检报告：右肺上叶开口深部见有玉米粒大小，似菜花样瘤组织突出，堵塞全上叶支气管，瘤组织表面充血，触之易出血，在此处取活检。正对此上叶开口略下方主支气管内侧壁处，支气管壁略内陷，其中央有约 0.6cm 直径，黑色突起物，周围黏膜轻度充血。右下叶背段及中叶内侧段口，均见有似米粒大小黏膜突起，似息肉样，中叶亦有上述黑色样物堵塞。

结论：中心型肺癌。

活检病理：鳞状细胞癌。

因镜检咳嗽，咳血痰，余症同前，舌脉同上。

方药：继续用上方，再加生艾叶 20g、陈皮 10g、生姜 10g、蜂房 10g、全蝎 10g、仙鹤草 60g。

煎服法：同上，连服 6 剂。

平消片：每次服 8 片，每日 3 次，连续服用。

四至八诊：4 月 7 日～5 月 5 日，来诊 5 次，服上方 24 剂后，血痰消失，症状缓解。但经 X 光拍片检查，右肺上叶阴影稍有增加。因年老体衰，拒绝手术及化疗，建议加用放疗，以抑制癌瘤发展之势，舌脉同上。

方药：继续用上方，连服 6 剂。

九至十五诊：5 月 17 日～7 月 25 日，来诊 7 次，此期间行放疗。

舌红少苔，脉细弦。此属气阴不足，调整前方如下：

补骨脂 30g　　沙　参 30g　　白　术 12g　　郁　金 15g　　清半夏 15g
瓦楞子 30g　　娑罗子 15g　　山豆根 10g　　生艾叶 20g　　陈　皮 10g
生　姜 10g　　川贝母 15g　　地　龙 10g　　料姜石 60g　　生甘草 3g

煎服送：同上。共服 42 剂。

十六诊：8 月 8 日，咳嗽、气喘均减轻，咳白黏痰。

舌质红，苔白腻。脉细弦。

继续用上方，加细辛 3g，以逐阴分之痰结。

煎服法：同上。

十七诊：9 月 25 日，家属来诉，前方服 18 剂，症状逐渐消退，饮食增加，精神好转。于 9 月 13 日经 X 光片复查：右肺上叶可见片状及条索状阴影，纵隔轻度右移，侧位片相当于右上肺后段，密度增高影。患者因无明显症状，要求停服汤剂。

嘱继续服平消片，不能间断。

十八诊：1985 年 1 月 28 日，近日受凉，咳嗽少痰，口干，胸痛，咳嗽时胸痛较甚，无发热恶寒。纳差，腹胀，身困。二便正常。舌苔白。脉弦细。

此属宿痰未尽，为寒邪所搏，气阴不足。仍宜宣肺化痰，益气散结。

方药：

生艾叶 20g	陈 皮 10g	杏 仁 15g	细 辛 3g	生 姜 10g
沙 参 30g	白 术 12g	郁 金 15g	清半夏 15g	瓦楞子 30g
山豆根 10g	地 龙 12g	蜂 房 10g	全 蝎 10g	料姜石 60g
生甘草 3g				

煎服法：同上，连服 6 剂。

十九至三十二诊：2 月 4 日~7 月 29 日，来诊 14 次，服汤剂 96 剂，症状消除，能做一般家务活。

X 光片复查：与 1984 年 9 月 13 日片相比较，病灶无明显变化。舌象同前。脉象同前。

仍继续服平消片。

三十三至三十四诊：1986 年 1 月 6 日~1 月 13 日，因感受风寒，又咳嗽，气喘，浑身酸困，咳白痰，纳差，大小便尚正常。舌苔白。脉弦细。

方药：

大 蒜 10 瓣	生艾叶 20g	木 瓜 12g	百 部 12g
陈 皮 10g	生 姜 10g	清半夏 15g	山豆根 10g
白 前 10g	杏 仁 15g	生甘草 3g	

煎服法：同上，连服 12 剂。

三十五至三十八诊：3 月 17 日~4 月 7 日，近日，咳嗽、气喘、吐黄痰，烦热。大便干，小便黄。舌质红，舌苔薄黄。脉细数。此属痰湿内郁，化热所致。

方药：原方，加鱼腥草 30g、猪苓 60g。以宣肺化痰，利湿清热。

煎服法：同上，连服 24 剂，症状消除。

三十九诊：12 月 6 日，近日发热恶寒，咳嗽，气喘，吐白痰，胸闷。舌苔白。脉浮紧。证属风寒感冒。治宜宣肺解表。

方药：小青龙汤（见前）。

水煎服 6 剂。

四十诊：12 月 13 日，服上药，症状好转，但仍有胸闷。继续用上方，加瓜蒌 30g，连服 6 剂。

四十一诊：1987 年 1 月 10 日，劳累后，出现气短，其他无明显症状。经 X 线检查：病灶亦无明显变化，病情稳定。

例 2：范 × 玉，女，58 岁。工人。

初诊：1983 年 1 月 26 日。

主诉：咳嗽，胸闷，气喘 3 个多月。

现病史：去年一直咳嗽，胸闷，气喘，吐黏痰，纳呆，腹胀，乏力，畏寒。夜尿频，大便稀糊状，1 日 2 次。

X 光片：两肺满布大小不等圆形团块状、密度增高阴影，边缘不甚清，肺门纹理显示不清。

诊断：肺转移癌，痰内查到癌细胞。

既往史：有结肠炎病史。

舌象：舌质紫绛，舌苔白。

脉象：脉细数。

证属：痰湿结聚，脾肾亏虚。

治则：化痰散结，健脾益肾。

方药：

（1）平消片：每次服 8 片，1 日 3 次。

（2）大　蒜 20 瓣　　生艾叶 20g　　百　部 12g　　木　瓜 12g
　　　陈　皮 10g　　蜂　房 10g　　全　蝎 10g　　山豆根 10g
　　　瓦楞子 30g　　白　术 15g　　补骨脂 30g　　生　姜 10g
　　　生甘草 8g　　　料姜石 60g

煎服法：一剂药煎两遍，合在一起，分 2 次服。

患者从 1983 年 1 月～1987 年 1 月，共来诊 132 次，服平消片 300 瓶，汤剂 826 剂，而症状虽有时反复出现，但服药均可缓解。

历时 4 年之久，多次拍胸片复查，肺部病灶无明显变化，病情稳定。

例 3：牛 × 玲，女，38 岁。工人。

初诊：1982 年 11 月 22 日。

主诉：咳嗽，胸痛 2 个多月。

现病史：于 1973 年及 1975 年，左腿股骨下端骨巨细胞瘤，行手术切除。近 2 个月来，一直咳嗽，胸痛，咳白痰，气短，腰脊酸困。

X 光片：右肺中野可见 3cm×3cm 圆形阴影，右肺散在大小不等圆形阴影。

诊断：转移性肺癌。

舌象：舌质绛，舌苔白。

脉象：脉弦细。

证属：气痰结聚，肺肾亏虚。

治则：益气化痰，通络散结。

方药：

（1）沙　参 30g　　补骨脂 30g　　郁　金 15g　　大　蒜 20 瓣

　　　生艾叶 20g　　木　瓜 12g　　百　部 12g　　陈　皮 10g

　　　瓦楞子 30g　　蜈　蚣 2 条　　生　姜 10g

煎服法：一剂药煎两遍，合在一起，分 2 次服。

（2）平消片：每次服 8 片，1 日 3 次。连续服用。

患者经一年半的治疗，来诊 40 次，共服平消片 200 瓶，汤剂 240 剂。

经 X 光片复查：右肺散在阴影消失，左肺中野块影缩小一半以上。

现病情稳定。

例 4：万 × 义，男。48 岁，干部。

初诊：1993 年 5 月 26 日。

患者于 1992 年 10 月受凉后开始咳嗽，胸疼痛，咳少量黑色痰，伴有发冷发热，体温 38～39℃，住院治疗注射退热药后好转出院。有时仍不断出现肺部不舒，咳嗽。今年 4 月 14 日到 ×× 医院住院检查，CT 检查示右肺门占位病变，左肺门围短影，左肺上阻塞性炎症，用纤维支气管镜检查病理为肺癌并阻塞性肺炎，用化疗及抗炎药反应大停止。

舌象：舌黯，舌苔白腻。

脉象：细滞。

（1）补金丸 10 瓶，每次 2 丸，每日 3 次，开水送服。

（2）重龙冲剂20袋，每次服1包，1日3次，开水冲服。

复诊：6月4日，咳嗽减轻，精神好转，出院。上药继服。

三诊：7月26日，精神好，咳嗽很少，已回榆林。

（1）补金丸继续服用。

（2）重龙冲剂10袋，每次1包，继续服用。

四诊：8月28日，来人谈精神好，咳嗽已除。

（1）重龙冲剂10袋，每次1包，1日3次。

（2）补金丸继续服用。

五诊：9月14日，精神食欲均正常。

（1）重龙冲剂30袋，每次1包，1日3次，继续服用。

（2）补金丸6瓶，每次2丸，每日3次，继续服用。

六诊：12月12日，儿子来谈一切正常。

（1）补金丸4瓶，每次2丸，1日3次。

（2）重龙冲剂20袋，每次服1包，1日3次。

七诊：1994年3月11日，来人谈一切正常。

（1）重龙冲剂30袋，每次服1包，1日3次，继续服用。

（2）补金丸5瓶，每次2丸，每日3次，继续服用。

第十节 ┃ 食管癌

食管癌，旧称食道癌。中医学有"关格""膈证""噎食""噎膈""膈食"或"回食病"等名称。食管癌，是食管上的恶性肿瘤之一。临证把食管癌分为上、中、下三段。以平主动脉弓上缘以上为上段；主动脉弓上缘至肺下静脉的平面为中段；肺下静脉以下为下段。按病理性质分鳞癌、腺癌两类。发生在上、中段，多为鳞癌；下段有鳞癌，也有腺癌。有的又分髓质型、蕈伞型、溃疡型、缩窄型与不定型等5种。食管癌，在我国为最常见的癌瘤之一，大部分地区均有发病，多发于40岁以上的男性病人。

一、症状

在发病前，有的没有症状，有的偶尔在进食时，感觉咽下哽噎（感觉食管有气体阻挡，或觉得有压气，或有噎气），不经治疗可自行消除。但隔几天，或隔几个月，又再发作。这个症状，多在生气或忧郁等情绪波动时出现。当症状进一步发作，就会出现轻微的咽下困难，有的仅觉得食管部位不舒适。有时候，在吃东西时感觉发噎，并且发噎症状逐渐加重。发噎开始时，吃蒸馍（馒头）等一些较干的东西稍有发噎，发展到严重时，就不能下咽，必须吃汤面条或带水的东西才觉得舒服。但吃烤干的馍片或核桃酥（点心）一类的食品，可咽下顺利。病人逐渐消瘦，腹部胀满，再往后，只能吃很稀的东西（流质）才能咽下，最后，连水也不能咽下，因肿块发生噎食膈塞，致使关格不通。有的病人，有时稍微感觉疼痛，但多数痛得不明显。有的病人，感觉咽喉干燥发紧，或颈项发紧，咽食不利，轻微疼痛。有时病人还有背沉、嗳气、耳痛、胸骨后闷胀等。

由于癌瘤发病部位不同，有的病人在早期咽东西时，即能感觉疼痛、烧灼，咽下困难或发噎（噎的多数不明显）。有的病人，一直到晚期，还能吃普通食物。有些病人咽食时胸骨后疼痛，吃粗糙的或热的或有刺激性食物时加重，吃流食或温食疼痛较轻。食后疼痛减轻或消失。有的病人疼痛较重，甚至持续疼痛。也有部分病人，开始感觉上腹部疼痛，嗳气呃逆，食欲减退等。大多数食管癌病人，很快体重减轻，消瘦，大便秘结。有的病人，感觉吃粗食擦伤食管，或怀疑误咽异物留于食管，感觉有米粒或蔬菜碎片贴在食管壁上吞咽不下。有的病人认为食管口变小紧缩，食物下行缓慢，有停留的感觉，喝水也慢。还有一些病人，大便呈柏油样（黑污色）。癌瘤病人到晚期，由于食管阻塞而口渴流涎。有一部分病人，因为癌瘤穿破气管或侵及神经，出现声音嘶哑，或发生严重的咳嗽等症状。有一部分病人，因为颈部淋巴被转移的癌瘤压迫，或破坏臂丛神经，引起上肢疼痛而胳膊抬不起，或不能活动。

二、辨病要点

首先结合病史，根据年龄在 40 岁以上，特别是男性病人，有吞咽哽噎，胸骨后疼痛，并有烧灼感，进行性的咽下哽阻等症状。

三、舌象

舌质黯红，或黯绛，或黯紫，或黯青，或黯青紫，或有瘀点，或舌淡唇白；舌苔白，或白腻苔，或黄腻苔，或黄干苔。一般初期，舌苔为桃形，以后到中、晚期，在舌的后段，黄苔逐渐加重、增厚；舌根两侧，多有紫红色芒刺；舌面逐渐粗糙不光，出现裂纹，舌后芒刺变平，色多红紫。

四、脉象

脉弦细，或细涩，或涩，或滑，或濡滑，或弦数，或沉细弱，或虚大等。

五、辨证论治

初期治疗，以攻坚破积，去息肉，蚀腐肉，直攻为佳。病至晚期，攻补兼施，扶正祛邪较好。如果只知抗癌消块，杀死癌瘤细胞，尤其以毒攻毒，直攻直消，则元气亏损；再逢疾病复发，则患者无能支持。故对食管癌的治疗，必须扶正祛邪，增强抗病能力，消除病邪的有害反应，促使癌瘤缩小以至消失。

治疗食管癌（包括食管各种组织细胞的癌瘤），宜用平消片结合补中益气，降逆镇冲，化痰理气，破瘀软坚，养血润燥，清热解毒，辨证用药。

症状初起，偶尔在进食时，仅感觉有哽噎，可服平消片，每次服 4～8 片，1 日 3 次，开水送下。或用金星散（方见前）。

在进食时有轻微的咽下困难，吃东西感觉发噎，并觉得症状逐渐加重时，可服平消片或金星散（处方见前，以下同）与山芪赭花丸。

山芪赭花丸（山花丸）：

| 山豆根 15g | 生黄芪 90g | 蜂 房 15g | 旋覆花 15g | 娑罗子 15g |
| 代赭石 15g | 青 果 15g | | | |

制服法：共研为细粉，水泛为丸，为绿豆大小。每次服 6g，1 日 3 次，开水送服。

方义：本方用山豆根、蜂房清热解毒，消肿止痛，软坚消痞；黄芪补气扶正，促进机体新陈代谢；旋覆花、代赭石降逆镇冲；娑罗子、青果化痰润燥，理气止痛。综合配伍，有降逆镇冲，软坚消痞，活血化瘀，理气止痛，化痰养血，补气扶正，促进新陈代谢之功效。

病情发展，吃馒头（蒸馍）或干些的食物发噎，或食管疼痛，或大便干燥时，可服参芪赭花汤与平消片，或金星散。

参芪赭花汤（参花汤）：

| 党 参 15g | 黄 芪 30g | 知 母 10g | 丹 参 30g | 桂 圆 15g |
| 清半夏 15g | 天门冬 15g | 肉苁蓉 30g | 旋覆花 10g | 代赭石 30g |

红　花 10g　　金银花 20g　　柿饼霜 10g

煎服法：一剂药煎两遍，合在一起，分 2 次服。

方义：本方用清半夏、旋覆花、代赭石降逆镇冲，行水下气，化痰，通血脉；红花、丹参活血化瘀；黄芪、党参、天门冬、肉苁蓉、知母、桂圆肉补中益气，润便养血；金银花、柿饼霜清热解毒，消炎止痛。诸药综合配伍，有补中益气，降逆镇冲，养血润便，消炎止痛之功效。

病情继续发展，症状复杂时，可根据证候不同辨证治疗。

证见头痛目眩，胸背隐痛，烦躁失眠，进食哽阻，口苦胸闷，胁下胀痛，纳食不舒，呃逆时作。舌淡，舌苔白腻或薄黄。脉细弦。此属肝气郁结。治宜疏肝解郁，理气散结，降逆镇冲。可用旋石汤，并服平消片或金星散。

旋石汤：

旋覆花 12g　　山豆根 10g　　清半夏 15g　　代赭石 30g　　白　芍 20g

柴　胡 15g　　郁　金 15g　　茯　苓 20g　　瓦楞子 30g　　川楝子 15g

蜂　房 10g　　全　蝎 10g　　料姜石 60g

煎服法：一剂药煎两遍，合在一起。分 2 次服。

方义：本方用白芍、柴胡、郁金疏肝解郁；旋覆花、代赭石、清半夏、料姜石降逆镇冲，和胃健脾；瓦楞子软坚散结；山豆根、蜂房、全蝎清热解毒，消肿祛瘀；川楝子理气止痛；茯苓利水理脾。诸药综合配伍，有降逆镇冲，化痰理气，疏肝解郁，软坚散结，和胃健脾，清热解毒，散瘀止痛，利水消肿之功效。

证见吞咽不顺，食入不畅，胸背不舒，嗳气恶心，胸膈胀满，胸闷憋气，咳嗽痰多，频吐涎沫。舌苔白腻。脉弦滑。此属气滞痰郁。治宜化痰祛瘀，降气散结，宽胸理气，镇冲止呕。可用旋梨汤，并服平消片或金星散。

旋梨汤：

旋覆花 12g　　藤梨根 30g　　清半夏 15g　　代赭石 30g　　陈　皮 10g

郁　金 15g　　蜂　房 10g　　重　楼 10g　　茯　苓 30g　　瓦楞子 30g

山豆根 10g　　杏　仁 15g　　料姜石 60g

煎服法：同旋石汤。

方义：本方以杏仁、清半夏、陈皮化痰止呕，宽胸理气；代赭石、瓦楞子、料姜石降逆镇冲，软坚散结；郁金、茯苓解郁渗湿；藤梨根、蜂房、重楼、山豆清热解毒，消肿止痛。诸药配合，有化痰祛瘀，降逆镇冲，宽胸理气，散结止呕，消痰利水，解郁消炎之功效。

证见吞咽困难，胸背疼痛，咽下痛剧，口渴烦热，面色瘀滞，大便干秘，小便黄赤。舌绛瘀斑，尖边紫黯，舌苔厚腻。脉细弦，或细涩。此属瘀毒凝滞，治宜活血化瘀，清热解毒，消滞散结，止痛降逆。可用桃葵汤，并服平消片或金星散，或补金丸。

桃葵汤：

| 旋覆花 10g | 代赭石 30g | 山豆根 10g | 郁　金 15g | 丹　参 30g |
| 龙　葵 10g | 陈　皮 10g | 当　归 15g | 桃　仁 10g | 红　花 10g |

煎服法：同旋石汤。

方义：本方用桃仁、红花、丹参活血化瘀，消滞散结；旋覆花、代赭石降逆镇冲；龙葵、山豆根清热解毒；陈皮、郁金、当归止痛养血，和胃解郁。综合配伍，有清热解毒，活血化瘀，消滞解郁，理气止痛，降逆镇冲，和胃理脾，软坚散结之功效。

证见病程日久，形体消瘦，进食哽阻，吞咽不下，形寒肢冷，面色㿠白，咽干口燥，发热盗汗，体倦无力，咳嗽气短，痰涎壅塞，面目、四肢浮肿，大便燥结，小便黄少。舌绛，少苔。脉沉细无力。此属阴液枯竭。治宜养血润燥，滋阴益气。可用枳贞汤与平消片，或金星散，或补金丸。

枳贞汤：

生黄芪 60g	生地黄 30g	女贞子 30g	枳　壳 12g	当　归 20g
鳖　甲 30g	旋覆花 12g	代赭石 30g	北沙参 30g	料姜石 60g
白花蛇舌草 30g				

煎服法：同旋石汤。

方义：本方用生地黄、女贞子滋阴润燥；鳖甲、生黄芪、沙参、当归益气养血，软坚扶正；旋覆花、代赭石、料姜石降逆镇冲；白花蛇舌草、枳壳润便宽肠，清热解毒。诸药配伍，有益气养血，滋阴润燥，软坚散结，降逆镇冲，扶正祛邪之功效。

病情进一步发展，咽下困难，仅能吃流食或咽水困难时，或服七矾丸与参赭三甲汤。或服海花夏赭糖浆。

七矾丸：

红　参 10g	鸡内金 30g	代赭石 60g	蜈　蚣 10 条
土鳖虫 30g	水　蛭 15g	红　花 30g	制马钱子 15g
紫硇砂 15g	白　矾 30g	柿饼霜 60g	干　漆（炒）30g

煎服法：共研为细粉，水泛为丸，如绿豆大。每次服 1～3g，1 日 3 次，黄芪煎水送服，或开水送服。

方义：本方用红参、制马钱子强壮通络，消块止痛；鸡内金、干漆、红花、硇砂、水蛭、土鳖虫活血化瘀，软坚攻积，助消化；代赭石、蜈蚣、白矾、柿饼霜平逆通降，解毒消炎。综合配伍，有破瘀软坚，活血消炎，健胃宽膈，理气止痛，滋补强壮，扶正祛邪之功效。

参赭三甲汤：

旋覆花 10g	代赭石 30g	党 参 10g	清半夏 15g	龟 甲 15g
鳖 甲 15g	牡 蛎 15g	瓦楞子 30g	蜂 房 10g	黄 芪 30g
山豆根 10g	赤 芍 15g	鸡血藤 30g		

煎服法：一剂药煎两遍，合在一起，分 2 次服。

方义：本方以旋覆花、代赭石、清半夏平镇降逆，化痰理气；龟甲、鳖甲、牡蛎、瓦楞子、赤芍、鸡血藤软坚破积，滋阴养血；蜂房、山豆根消肿止痛，清热解毒；黄芪、党参补气扶正。综合配伍，有补中益气，平镇降逆，软坚化瘀，消炎解毒之功效。

海花夏赭糖浆（海赭糖浆）：

代赭石 30g	三 七 18g	夏枯草 60g	薏苡仁 60g
海 藻 30g	白花蛇舌草 30g	莪 术 20g	瓦楞子 30g
赤 芍 20g	白 及 30g	昆 布 30g	旋覆花 20g
半枝莲 60g	鳖 甲 30g		

制服法：将上药加水 3000ml，煎至 1000ml，滤去渣，再加入蜂蜜 60ml，熬成糖浆。4 日服完，1 日服 3 次。

方义：本方用代赭石、旋覆花降逆镇冲；三七、莪术、赤芍活血化瘀，软坚消结；夏枯草、白花蛇舌草清热解毒；薏苡仁燥湿健脾；海藻、昆布、瓦楞子、鳖甲软坚破积；白及止血补虚；半枝莲利水祛湿；蜂蜜润便缓下。诸药综合配伍，有降逆镇冲，活血化瘀，软坚消积，养血润便，化痰散结，燥湿健脾，清热解毒，通便利水，消肿止痛，补血止血之功效。

病人只能吃流食，有时连水不能下咽时，可服硇矾散与参精三甲汤（同前）。

硇矾散：

紫硇砂 30g	柿饼霜 60g	白 矾 30g	雄 黄 30g	炒谷芽 30g
砂 仁 20g				

制服法：共研为细粉，每次服 1.5g，1 日 3 次，黄芪煎水或开水送服。

方义：本方用白矾、雄黄消炎解毒，蚀腐软坚；硇砂化瘀通经，疏滞消痞；炒谷芽、砂仁健胃理脾；柿饼霜利咽消肿。诸药配合，有攻坚破积，去息肉，化痰利咽，健胃理脾，消炎解毒，通经宽膈之功效。

病人逐渐消瘦，精神萎靡不振，水也咽不下去时，用硇矾散（见前）含咽。然后，用七矾丸（见前）徐徐服下。在汤水难下，药也不能下咽时，可用桃枣丸嚼咽，食管通后，再服上药。

桃枣丸：

铜　钱（锉细粉）5 枚　　红　花（为细粉）10g　　核桃仁（捣泥）250g
大枣（去核捣泥）500g　　红　糖 500g

制服法：将上药 5 味，合在一起，捣匀为丸，共制 30 丸。每次服 1 丸，1 日 2 次，咀嚼咽下。

方义：本方以红花、核桃仁、铜钱活血化瘀，壮阳滋润，消肿开塞；大枣、红糖健脾益气，补虚扶正。各药综合配伍，有活血化瘀，软坚开塞，壮阳滋润，止痛消肿，降逆镇冲，健脾益气，扶正祛邪之功效。

病人患的是不是癌瘤，可用枣霜膏做试验，以协助诊断。

枣霜膏：

葱　白 3 节　　巴　豆 7 粒　　大　枣 7 枚　　砒　霜 9g

先将葱白、大枣，捣碎，加水熬黏，再入巴豆、砒霜，捣匀为膏，贴敷手心。连贴 5 日夜为 1 疗程。3 个疗程为 1 期（15 天）。贴后 2 小时，不起疱为对证，可能是癌；起疱时，为不对证，可能不是癌。

六、病例举要

例 1：薛 × 云，女，66 岁。

初诊：1980 年 4 月 6 日。

主诉：吞咽困难 2 月多。

现病史：1980 年 2 月开始，自觉吞咽困难，进行性加重。经某医院治疗，病情更趋严重，仅可吃流食。后在某医学院第一附属医院检查，诊断为食管中段癌。进行放疗 DT 6000rad/48 天，仍然吞咽困难，胸痛、背痛不减。大便干结，小便黄少。遂住进东郊某职工医院，于 1980 年 3 月 30 日又拉网活检，证实为食管中下段鳞癌。因为身体太弱，未能治疗。邀余会诊。

辨证论治：病人精神萎靡不振，肌肉消瘦。

舌象：舌紫，有瘀块、瘀斑，白苔。

脉象：脉弦细。

证属：痰气结聚，肺脾亏虚。

治则：软坚消痞，降逆止痛。

方药：

（1）平消片：每次服 8 片，1 日 3 次。开水送服。

（2）旋覆花 10g　　清半夏 15g　　山豆根 10g　　山慈菇 30g

　　　代赭石 20g　　杏　仁 12g　　枇杷叶 12g　　生黄芪 60g

　　　蜂　房 10g　　生甘草 3g　　生　姜 10g

煎服法：一剂药煎两遍，合在一起，徐徐服下。

复诊：4 月 11 日，症状稍轻，咽下稍畅，舌脉同上。

方药：

（1）平消片继续服用。

（2）上方继续服，每日 1 剂。连续服至 8 月 2 日，停服汤药。

患者连续服平消片至 1981 年 3 月 3 日停药。经 ×× 职工医院拍片检查，一切正常。

1986 年 12 月 6 日随访健壮。

例 2：徐 × 平，男，48 岁。工人。河南省林县人。

初诊：1974 年 2 月 10 日。

主诉：咽下困难近 1 年。

现病史：于 1973 年 3 月份，感到咽下食物有噎阻，进行性加剧。6 月 28 日，住进 ×× 医学院第一附属医院外科，做了系列检查。确诊为食管中下段癌。X 光片：食管中后段约 4cm 不规则狭窄，黏膜破坏，扩张差，钡剂通过受阻，上段扩张。因拒绝手术治疗，要求出院。

患者曾服中药，病情未见缓解，咽下食物噎阻加剧，呕吐黏涎多，体重下降，胸背痛。大便干，小便正常。

辨证论治：可进半流质食物，精神可以。

舌象：舌质红，有瘀斑，舌苔白。

脉象：脉象弦细。

证属：瘀痰结聚，胃失和降。

治则：行气豁痰，化瘀散结。

方药：

（1）旋覆花 12g　　代赭石 30g　　清半夏 15g　　蜂　房 10g

　　　蜈　蚣 2 条　　瓦楞子 30g　　山豆根 10g　　制南星 10g

　　　山慈菇 30g　　郁　金 15g　　三　七 6g　　生甘草 3g

煎服法：一剂药煎两遍。合在一起，分 2 次服。

（2）平消片：每次服 8 片，1 日 3 次，开水送服。

患者经过 2 年治疗，症状有所缓解。于 1981 年 9 月 19 日来诊：症状再度加重，咽下困难，呃逆，吃半流质食物亦感到噎阻。大便秘结。

X 光片：食管中下段狭窄，管壁僵直，黏膜破坏。

辨证论治：患者咽下困难、噎阻。

舌象：舌质绛，舌下有瘀斑。

脉象：脉细缓。

证属：瘀痰结聚，脾胃不和。

治则：健脾和胃，化瘀散结。

方药：

旋覆花 12g　　代赭石 30g　　瓦楞子 30g　　清半夏 15g　　蜂　房 10g

蜈　蚣 2 条　　黄　芪 60g　　三　七 6g　　山豆根 10g　　料姜石 60g

生甘草 3g

煎服法：一剂药煎两遍，合在一起，分 2 次服。

患者又经 5 年治疗，来诊 130 次，以上方为主，随症加减用药。

气滞痰结：加香附 15g、枳实 6g、土贝母 15g。

脾胃阴亏：加玉竹 15g、郁李仁 30g。

气虚者：加党参 30g、白术 15g。

肾气虚者：加补骨脂 30g。

经过 8 年之久的治疗，服平消片 400 余瓶，汤剂 820 余剂，症状逐渐消失。1985 年 4 月 30 日，经胃镜复查：食管中下段 23cm 处，食管后壁约见 1cm 长溃烂面，表面稍隆起，上附白黏液，不易冲掉，组织较脆弱，触之易出血，其他均正常。

在病灶处取活检，病理报告：见到少量坏死组织，见到个别核异质细胞。

现体力恢复。退休后，可做一般家务劳动。

例3：耿×安，男，50岁。工人。

初诊：1980年10月27日。

主诉：咽下困难，已3个多月。

现病史：1980年2月份，在××大学第一附属医院做食管下段贲门癌手术。术后半年，复发，进行性咽下困难加剧，只能进流质饮食，1日能吃250g左右，体重下降，上腹部胀满，吐黏涎多，胸背痛，乏力，身困。大便干，小便频数。

辨证论治：一般情况较差，形体消瘦，面色晦黯。

舌象：舌质绛，有瘀斑。舌苔花剥。

脉象：脉弦细。

证属：瘀痰结聚，脾肾虚亏。

治则：益气化瘀，软坚散结。

方药：

（1）旋覆花12g   代赭石30g   清半夏15g   黄 芪60g

      补骨脂30g   山豆根10g   全 蝎10g   丹 参15g

      郁 金15g   蜂 房10g   瓦楞子30g   料姜石60g

煎服法：一剂药煎两遍，合在一起，分2次服。

（2）平消片：每次服8片，1日3次，开水送服。

患者经过2年多的治疗，服平消片240瓶，汤剂620剂，精神好转，可进半流质饮食，体重增加。

X光钡餐造影：食管下段吻合口狭窄，黏膜缺损，管壁僵硬，中上部扩张。

又经1年治疗，以前方为主，随症加减，服平消片120瓶，汤剂120剂，可进普食，症状消除。可上班工作。

例4：井×意，男，56岁。

初诊：1978年9月16日就诊。

患者于1978年6月前开始进行性吞咽困难，胸骨后疼痛灼热，并且咽下进行性加重。7月8日到××医学院第一附属医院拍片、透视为食管下段癌。于7月14日食管拉网检查证实为食管鳞状细胞癌。

舌黯紫边有瘀斑，舌苔腻黄有裂纹，脉弦细。

（1）平消片每次8片，每日3次，开水送服。

（2）旋覆花 10g　　清半夏 12g　　山豆根 10g　　代赭石 20g

　　　蜂　房 10g　　全　蝎 10g　　党　参 15g　　生黄芪 30g

　　　生甘草 3g

一剂药煎两遍，合在一起，分2次服。上方加减服至1979年1月10日。咽下通畅，精神好转，每日能吃普食500多克。

1979年1月10日，到××医学院第一附属医院复查，食管通过良好，食管下段扩张良好，未见管腔狭窄。

第十一节 ┃ 胃癌

胃癌，中医学有"反胃""胃反""膈气"等名称。一般把发生在胃部的癌瘤，称胃癌。胃癌，是常见病、多发病，且其病程短，发展快，常为进行性。发病多在40岁以上。在不同地区、不同国家，发病情况基本相同。

胃癌，早期发现较难，常被误诊。故对40岁以上的病人，既往有胃溃疡、消化不良、胃炎等病，近来症状加重。或既往没有胃病史，食纳好，突然出现上腹部疼痛、膨胀，进行性加重，进食后还不能缓解的病人，应加注意。

胃癌的细胞分类：有腺癌（乳头状腺癌、管状癌）、黏液腺癌（黏液细胞性腺癌、黏液结缔性腺癌）、低分化癌（硬癌、髓样癌）、未分化癌。

胃癌的形态分类：有蕈伞型（菜花状）、溃疡型、弥漫型、原位（或黏膜）癌，大部分是腺癌、黏液癌。

一、病因

多因忧思恚怒，情志变化，所谓"大怒未止则吃食物"。或因长期饥饱不均，饮食没有规律，常偏食，喜吃肥肉，大量饮酒，尤其喜欢饮沸酒、烈性酒，喜用浓厚的花椒、胡椒、辣椒及其他麻辣辛酸等调味剂，经常吃油烫火锅，常饮过烫热茶及吸烟等，损伤胃黏膜。或身体虚弱，衰老，抵抗力减低等所引起。

二、症状

一般早期没有明显症状，当就医时，常在半年之后。初起，病人食欲不振，不想吃饭，厌食。吃饭后，胃部不舒服，有膨胀和闷压感觉。多消化不良，伴有体力与脑力疲乏无力，饮食无味，尤其对肉食更觉无味。或病人饮食嗜好改变，并常有嗳气。病人体重逐渐下降，继发性贫血。在吃饭前后，有胃（心口部位）胀、恶心、吞酸或恶心的感觉。疼痛（绞痛或钝痛，疼痛无节律，进行性加重，进食时疼痛加剧，用制酸药不能缓解），且有窘迫感觉。有时疲倦，胃肠胀气，进一步上腹部有重压感等。常有胃灼热，嗳气，多数觉得进食时噎，吞咽困难。一般在起床前或在早饭后，常有恶心感觉。由于胃被堵塞，在进食前后呕吐。有的病人，胃小弯至贲门区疼痛，上肢和两胁疼；常有膈咽不能，饮食不下；多数病人，体重逐渐减轻。面色苍白，精神萎靡不振，形体消瘦，有轻度发热，体力减退等。有的病人，先便秘，后腹泻。有的病人，便秘与腹泻交替出现。有的病人，由于饮食久潴留在胃中，不能通过胃幽门流入肠道，而出现反胃。或由于胃癌使胃功能减退，胃消化和排空力不足，胃内容物潴留时间延长，则朝食暮吐，或暮食朝吐，宿谷不化。有时病人没有疼痛，体重下降。最初症状，由转移病灶发觉，或由结节性肝肿大和腹水而发生腹部膨大，或因肺转移出现呼吸困难，或因出现黄疸，或贫血，或锁骨上转移而发觉。

　　到晚期，病人体重下降，出现严重疼痛。或因癌瘤堵塞食管或幽门发生梗阻。没有梗阻时，能由大溃疡灶出血，引起明显的、逐渐加重的、顽固难愈的贫血、心跳与虚弱，或发生腹水。有少数转移至胆管周围，则出现黄疸。有的则出现消化道溃疡性疼痛，并下咽困难，厌食和体重下降。在疾病进展时，出现继发虚弱和严重的体重下降，胃肠道出血，持续的腹泻和大便黑粪等。

三、辨病要点

　　要根据病人长期有溃疡病、胃炎，尤其是胃窦炎，不明原因的贫血，胃酸缺乏，粪便有潜血及胃息肉等病史，尤其是40岁以上的人，有上述病史及食欲不振，厌食，吃饭后胃有膨胀及闷压等不舒服的感觉。饮食无味，尤其对肉食无味，吃饭前后心口胀疼，用制酸药不能缓解。恶心、吞酸、呕吐、消瘦，体力和脑力疲乏，体重逐渐下降。胃肠胀气，进食发噎，吞咽困难，反胃，朝食暮吐或暮食朝吐，宿食不化，上腹部出现肿块，持续性的上腹部疼痛等症状及长期溃疡病发生持续性疼痛。

四、舌象

舌质红紫，或紫黯，或有瘀点，舌裂纹（舌表面好像无苔，肿胀，细看在裂纹部位有细微苔）。

五、脉象

脉弦而数但虚，或微而数，或紧或涩，趺阳脉浮等。

六、辨证论治

对胃癌的治疗（包括胃部的各种癌瘤），在初起，有食欲不振，厌食，吃饭后胃不舒服，并感觉有膨胀闷压，消化不良时，可服平消片。

平消片（方见前）：每次服8片，1日3次。开水送下。

如果病人伴有体力和脑力疲倦，饮食无味，尤其对肉食无味，或病人对饮食嗜好改变，并有嗳气时，可服蛋楞丸与平消片。

蛋楞丸：

白　术 60g　　鸡蛋壳（焙）120g　　枯白矾 30g　　炒谷芽 60g

娑罗子 90g　　代赭石 90g　　　　瓦楞子 60g

制服法：共研为细粉，水泛为丸，如绿豆大。每次服 3～6g，1日3次。黄芪煎水送服，或开水送服。

方义：本方用鸡蛋壳、瓦楞子、娑罗子软坚止痛，补益安中；白术、炒谷芽开胃健脾；枯白矾、代赭石消炎镇冲。综合配伍，有开胃健脾，补益安中，化瘀软坚，降逆镇冲之功效。

如果病情发展，在吃饭前后胃部撑胀，恶心吞酸，或有呕吐，感觉疼痛，且无节律，进行性加重，或进食后加重，用制酸药不能缓解，感觉窘迫时，可服参赭桃红汤与平消片。

参赭桃红汤（参红汤）：

人　参 10g　　代赭石 20g　　娑罗子 15g　　陈　皮 10g　　当　归 15g

川厚朴 10g　　白　术 12g　　红　花 10g　　桃　仁 10g　　生黄芪 30g

生甘草 6g

煎服法：一剂药煎两遍，合在一起，分2次服，或徐徐服下。

方义：本方以白术、川厚朴、陈皮、生甘草健脾渗湿，行气消胀；生黄芪、人参补气扶正；当归、桃仁、红花活血化瘀，软坚止痛；代赭石、娑罗子理气镇冲。诸药配合，有开胃健脾，行气消胀，活血化瘀，消炎止痛，理气镇冲，软坚攻积，扶正祛邪之功效。

如果病情继续发展，症状复杂时，可根据不同症状辨证用药。

证见胸胁胀满，心烦口苦，胃内嘈杂，胃脘胀痛，嗳气呕逆。大便时干时稀，小便正常。舌苔薄白，或薄黄。脉沉细弦。此属毒气上逆，肝胃不调。治宜清热解毒，降逆镇冲，疏肝理脾，开胃和中。可用郁术汤与平消片。

郁术汤：

郁　金15g	代赭石30g	清半夏15g	枳　壳12g	苍　术12g
蜂　房10g	全　蝎10g	川厚朴10g	陈　皮10g	瓦楞子30g
山豆根10g	生甘草6g	料姜石60g		

煎服法：同参赭桃红汤。

方义：本方用代赭石、料姜石降逆镇冲；山豆根、蜂房、全蝎解毒消坚；郁金疏肝解郁；苍术、陈皮、川厚朴、生甘草和胃健脾；清半夏、枳壳消胀镇呕；瓦楞子软坚散结。诸药综合配伍，有清热解毒，降逆镇冲，疏肝理脾，开胃和中，软坚散结，理气止痛，消胀解郁之功效。

证见胃脘隐痛，食后胀满，胀痛喜按，得温痛减，嗳气呃逆，朝食暮吐，或暮食朝吐，口泛清水，疲倦无力，四肢不温，面色萎黄，呕吐，浮肿。大便稀溏。舌黯，苔白。脉沉细。此属脾胃虚寒。治宜和胃健脾，化瘀温中。可用芪莪汤与平消片。

芪莪汤：

黄　芪60g	苍　术12g	代赭石30g	茯　苓60g	瓦楞子30g
薏苡仁30g	娑罗子15g	清半夏15g	蓬莪术15g	生甘草6g
干　姜10g	料姜石60g			

煎服法：同参赭桃红汤。

方义：本方以苍术、薏苡仁、生甘草、干姜温阳和胃，健脾止呕；黄芪补气扶正；代赭石、瓦楞子、料姜石降逆镇冲，消胀抑呃，软坚散结；茯苓、清半夏利水渗湿；娑罗子、蓬莪术活血化瘀，理气止痛。各药配伍，有和胃健脾，温中止呕，活血化瘀，降逆镇冲，温阳理气，软坚散结，利水消胀，止吐止痛之功效。

证见胃脘嘈杂，胃内灼热，心下痞硬，刺痛或压痛，食后剧痛，脘胀拒按，口干欲饮，肌肤甲错，吐血，便血。大便干涩，小便黄赤。舌质紫黯，有瘀斑、瘀块。脉沉细。此属瘀毒凝滞，胃热阴伤。治宜清热解毒，活血化瘀，清胃养阴。可用竹莪汤与平消片。

竹莪汤：

玉　竹 30g　　猪　苓 60g　　蓬莪术 15g　　藤梨根 30g　　瓦楞子 30g
娑罗子 15g　　白　术 20g　　佛　手 15g　　郁　金 15g　　仙鹤草 60g
阿　胶 30g　　生甘草 3g　　料姜石 60g

煎服法：同参赭桃红汤。

方义：本方用蓬莪术、藤梨根活血化瘀，清热解毒；阿胶、仙鹤草、玉竹养阴止血，消炎润燥；瓦楞子、料姜石软坚散结，降气和胃；郁金、娑罗子、佛手疏肝解郁，理气止痛；猪苓、白术、生甘草健脾利水，消肿止痛。综合配伍，有活血化瘀，软坚散结，清胃和中，养阴润燥，理气止痛，养血止血，疏肝解郁，清热解毒，利水消胀，降逆镇冲之功效。

证见上腹部位（心口）痞块巨大，固定不移，胃脘疼痛，饮食难下，精神疲倦，自汗盗汗，虚烦难眠，身体寒冷，且畏寒，面色㿠白，四肢无力。舌质黯淡，舌干少苔。脉沉细无力。此属脾胃阳虚，气血两亏。治宜补气养血，健脾益肾。可用蜂补汤与平消片。

蜂补汤：

生黄芪 60g　　当　归 15g　　骨碎补 15g　　淫羊藿 15g　　刺五加 15g
白　术 20g　　瓦楞子 30g　　娑罗子 15g　　露蜂房 10g　　生甘草 3g
料姜石 60g

煎服法：同参赭桃红汤。

方义：本方用黄芪、刺五加、白术补气健脾；当归、骨碎补、淫羊藿益肾补血；瓦楞子、娑罗子、料姜石软坚消积，理气止痛；露蜂房、生甘草解毒消肿。诸药配伍，有补气补血，软坚散结，理气止痛，健脾益肾，活血化瘀，降逆和中，温阳补虚，扶正祛邪之功效。

如果病人疲倦，胃肠胀气，上腹部有重压的感觉，心口灼热，且进食发噎，吞咽困难，起床前或早饭后恶心，不想吃饭，嗳气时，可服漆豆散与平消片。

漆豆散：

干　漆（炒）30g　　仙鹤草 30g　　枯白矾 15g　　炒谷芽 30g
鸡内金 30g　　　　藏青果 15g　　蜂　房 30g　　全　蝎 30g
蛇　蜕 30g　　　　山豆根 60g

制服法：共研为细粉，每次服 3g，1 日 3 次，黄芪煎水送服，或开水送服。

方义：本方用干漆、藏青果、枯白矾攻坚破积，消炎润膈；鸡内金、炒谷芽、仙鹤草开胃健脾，强心滋养，帮助消化；蜂房、蛇蜕、全蝎、山豆根清热解毒，软坚化瘀。各药综合配伍，有清热解毒，活血化瘀，开胃健脾，滋养润膈，降逆助消化之功效。

如果病人胃部疼痛，胁痛，吃饭前后呕吐，或咽下困难，呕吐厉害，涎沫多时，可服蜂宝散与平消片。

蜂宝散：

藏青果 15g　　山豆根 30g　　建神曲 45g　　蜂　房 9g

蛇　蜕 9g　　　全　蝎 9g　　射　干 24g　　狗　宝（或马宝）9g

制服法：共研为细粉，每次服 1.5～3g，1 日 3 次，黄芪煎水送服，或开水送服。

方义：此散以射干、山豆根、藏青果、狗宝消炎止痛，清热利膈，镇冲降逆；建神曲健脾，助消化；蜂房、全蝎、蛇蜕解毒软坚，活血化瘀。诸药综合配伍，有降逆镇冲，宽膈健脾，帮助消化，清热解毒，消炎止痛，活血化瘀之功效。

如果癌瘤晚期病人，身体虚弱，咽下困难严重，疼痛剧烈，朝食暮吐，或暮食朝吐时，可服芪酥丸（方见前）或七矾丸（方见前）与参赭三甲汤（方见前）。

七、病例举要

例 1：赵 × 云，女，40 岁。工人。

1983 年 12 月 4 日就诊。

主诉：胃痛半年，咽下困难 3 个多月。

现病史：半年来，胃脘疼痛，胀满，近 3 个月咽下时感到噎阻，呃逆；纳差，1 日吃 150g 左右；头晕，乏力，身困。大便干，小便正常。

曾在某医学院第一附属医院胃镜检查为胃底贲门癌。病理报告：腺癌。因拒绝手术，服呋喃氟尿嘧啶 1 周，呕吐较甚而停药，遂来我院门诊治疗。

既往史：1963 年患外阴白斑，行手术切除。

个人史：20 岁结婚，生 3 女 1 子。

家族史：父母早亡，死因不详。爱人及儿女均健康。

辨证论治：形体消瘦，面色萎黄不华，情志忧郁。

舌象：舌质淡，舌苔白。

脉象：脉沉涩。

血象：红血球 319 万，血色素 9g，白细胞 5300，中性 70%，淋巴 30%。

X 光片：胃底黏膜不齐，贲门狭窄，食管中下段扩张。

证属：气痰结聚，肝胃不和，气血亏虚。

治则：理气和胃，软坚散结。

方药：

（1）黄　芪 60g　　白　术 15g　　厚　朴 10g　　陈　皮 10g

　　　佛　手 15g　　瓦楞子 30g　　娑罗子 15g　　郁　金 15g

　　　白　芍 15g　　蜂　房 10g　　全　蝎 10g　　料姜石 60g

煎服法：一剂药煎两遍，合在一起，分 2 次服。

（2）平消片：每次服 8 片，1 日 3 次。

患者在我院历时一年半治疗，来诊 60 次，服平消片 120 瓶，汤剂 384 剂，病情渐趋稳定。但仍胃脘隐痛，多在生气后感到噎阻。

1984 年 7 月 29 日来诊：收入住院治疗。改用补金丸，每次服 2 丸，每日 3 次。汤剂仍以前方为主方，随症加减用药。经 3 个月的观察治疗，症状消失，带药出院。

1987 年 1 月 24 日来诊：无明显症状，体重增加，精神好转，可做家务劳动。

例 2：王 × 安，男，35 岁。工人。

初诊：1981 年 7 月 16 日。

主诉：胃脘胀满、嘈杂已半年。

现病史：于 1980 年 12 月 19 日因呕血，住 ×× 医学院第二附属医院。经检查，诊断为胃癌。病理报告：未分化腺癌。1981 年 1 月 24 日手术切除，并进行两个疗程化疗后出院。现上腹部不舒适，饭后上腹部胀满、嘈杂，身困乏力，头昏恶心，便稀溏，体重急骤下降。

辨证论治：形体消瘦，面色萎黄，精神疲倦，左腋下淋巴结大如蚕豆。

舌象：舌质淡红，无苔。

脉象：脉沉细数。

血象：白细胞 3100，血色素 8.6g。

证属：脾肾亏虚，胃气不和。

治则：益气，生津，养胃。

方药：

沙　参 30g　　麦　冬 10g　　石　斛 15g　　白　术 15g　　黄　芪 60g

郁　金 20g　　半　夏 10g　　茯　苓 10g　　元　胡 15g　　生甘草 3g

煎服法：一剂药煎两遍，合在一起，分 2 次服。

六诊后，服汤剂 48 剂，胃纳有增，胃脘嘈杂已除。仍有乏力身困。大便稀，呈糊状。1 日 2 次。

舌象：舌苔薄白。

脉象：脉濡。

证属：脾虚胃弱。

治则：健脾养胃，化痰散结。

方药：

（1）黄　芪 60g　　白　术 30g　　党　参 30g　　郁　金 15g

　　　瓦楞子 30g　　丹　参 60g　　山豆根 10g　　山慈菇 30g

　　　蜈　蚣 2 条　　生甘草 3g　　料姜石 60g

煎服法：同前。

（2）平消片：每次服 8 片，1 日 3 次。

又经 61 诊，服汤剂 366 剂，平消片 110 瓶，腋下淋巴结肿大消散，症状消除，体重增加，精神恢复，唯感腰酸困。

方药：上方加补骨脂 30g、女贞子 30g 以补益肾气。

现已上班，恢复工作。

第十二节 ▎肠癌

肠癌，是常见的癌瘤之一。在食管癌高发地区，肠癌发病率亦较高。在消化系统癌瘤中，肠癌仅次于食管癌、胃癌和肝癌。肠癌能发生在肠的任何部位，大肠部位的较多。大肠部位的癌瘤，在中医学里，又称"肠中积聚"。临证过程中，又可把肠癌分为"结肠癌"（肠风下血）、"直肠癌"（脏毒）、"肛管癌"（结阴）等多种名称。主要由于情志不舒，忧思郁怒，损伤脾胃，抵抗力减弱，长期的机械性刺激，或炎性刺激，或因血吸虫虫卵沉积，形成肉芽肿块。或慢性腺瘤性息肉或慢性溃疡，或肛瘘等恶变所致。肠癌发病，多在 30 ~ 50 岁，45 岁左右发生的最多，也有年龄很小而发生的。一般男性较女性多见。

肠癌在病理上多是腺癌。按细胞形态，有髓体癌、硬性癌、黏液腺癌及乳头状腺癌。

在类型上有：

巨块型：肿块如菜花状，突入肠腔表面，可早溃破，常伴坏死出血继发感染。多是分化较好的腺癌，浸润性较小，向深层组织侵蚀和转移较晚。多发生在盲肠、升结肠和直肠壶腹部。

溃疡型：肿块开始为扁平形，以后则为典型的火山口样溃疡，中心凹陷，边缘坚硬隆起，基底为结节状。多是分化较差的腺癌。淋巴结转移较早。

狭窄型：为癌内纤维组织收缩，造成肠腔环状狭窄，环绕肠壁在黏膜下生长蔓延。癌细胞分化极差，经淋巴与血液运行转移较早。多发生在乙状结肠及直肠上部，常发生肠梗阻。

黏液型：因癌细胞产生大量黏液，挤压细胞核，为戒指状。生长慢，转移晚，但局部侵犯大，彻底切除难，易复发。多发生在直肠，或乙状结肠，或盲肠，或升结肠。

一、症状

症状的出现，分为结肠癌、直肠癌、肛管癌等。结肠癌，按临证表现，有右侧结肠癌，病人多是精神疲倦，食欲不振，腹胀不舒适，右下腹部隐痛，经常腹泻或便秘，或是腹泻与便秘交替出现。病人逐渐发生贫血，并且体重逐渐减轻，形体消瘦。有时可以摸到结节坚硬的肿块，并伴有压痛。左侧结肠癌，病人经常是大便次数多，粪便带血和黏液。有的病人，由于粪块与癌瘤的肿块增大，容易发生肠梗阻。多数病人，有腹部阵阵疼痛，或是腹胀与便秘。用手触摸，有膨胀的感觉。

结肠癌晚期，也可发生肠穿孔，或合并腹膜炎，侵入膀胱或子宫，出现膀胱或子宫的相应症状。压迫输尿管时，能发生尿毒症。腹腔广泛转移时，能发生腹水，有时会阴与腹部放射性疼痛。

直肠癌：早期没有症状，也无疼痛。继续发展，黏膜受刺激，分泌物增加。刺激大时，病人感觉直肠内不舒服，或有便意。粪便表面有时有条状黏液，或便秘。癌瘤溃破时，大便稀薄，有时如水样，混有黏液和血液。在合并感染时，大便多是血液与黏液，次数也增加。有时肛门有下坠或不舒服的感觉。直肠癌的大便，多是粪条变细，次数增多。严重的发生里急后重，也有发生梗阻的。病情进一步发展，会出现剧烈的疼痛。有的时候尿频数，或排尿不畅，或是尿血。当癌瘤向近处转移，或是转移到肝脏的时候，会出现左锁骨上淋巴结肿大，并出现恶病质，或黄疸和腹水等。

肛管癌：主要症状是便血和疼痛，在排便的时候疼痛剧烈。当癌瘤侵犯到肛门括约肌的时候，会出现便意频数，里急后重，或大便失禁，或排便困难。在癌瘤侵犯到腹股沟的时候，出现腹股沟的淋巴结肿大，并且质硬。病情继续发展，大便如下利样，不分昼夜，次数增多，常有里急后重。病人逐渐形体消瘦，出现贫血和体重减轻，体力显著衰弱。

病情进一步发展，肠腔狭窄，可能出现慢性的不全性的肠梗阻，或粪便变细，或是粪便如羊粪样。有的时候，因为块状粪便堵塞肠腔狭窄的上端，或形成套叠，使病人腹部膨胀。严重的时候，出现呃逆和呕吐。

二、辨病要点

年龄在 30 岁左右的病人，根据以往大便正常，近来大便改变为腹泻或便秘，或腹泻与便秘交替出现，粪便带血和黏液，或全是血便。病人腹部不舒服，或隐痛，或有胀气。或是出现原因不明的贫血，形体消瘦，体重逐渐减轻，或出现腹部肿块。直肠癌，根据病人感觉，在直肠内有不舒适，或感觉有便意，并在粪便表面，有条状黏液。病人有时便秘，有时发生腹泻，大便含有黏液。有的大便稀薄如水样，混有血液和黏液，或全是血便，好像菌痢样等。进行肛门指诊检查，观察病变的形态、范围与周围情况，肿块离肛门远近，基底可否活动，并注意指套上有无血液和黏液。

三、舌象

舌质红或紫，或紫蓝，或黯青紫；舌苔白，或白腻，或舌有瘀点。上唇系带，有小米至绿豆大的小结节（疙瘩），色粉白或赤红，形扁平，质硬。

四、脉象

脉弦滑，或弦数，或沉滞，或沉涩。

五、辨证论治

肠癌（包括结肠、直肠和肛管的各种癌瘤），宜服平消片结合解毒消肿，润燥活血，软坚去腐，健脾强胃，涩肠止泻，止血止痛等辨证用药。

证见周身无力，面目浮肿，面黄不华，头晕目眩，嗜睡气短，四肢倦怠，腹鸣腹泻，有时便秘。大便变形变细，小便清长。舌淡，苔白。脉细无力。此属气虚血亏。治宜补气养血，用芪藤汤与平消片或金星散。

芪藤汤：

黄　芪60g　　党　参30g　　瓦楞子30g　　马齿苋30g　　薏苡仁30g

蜂　房10g　　全　蝎10g　　紫阳茶10g　　红　藤30g　　料姜石60g

煎服法：一剂药煎两遍，合在一起，分2次服。

方义：本方用黄芪、党参、薏苡仁补气健脾；紫阳茶强心兴奋，利水消肿；瓦楞子、料姜石软坚散结；马齿苋、红藤、蜂房、全蝎养血活血，解毒消肿。10种药综合配伍，有补气养血，软坚散结，健脾止泻，强心醒脑之功效。

证见面黄不华，胸闷不舒，疲倦气短，食欲不振。腹胀，满腹痛拒按。大便稀溏，或大便脓血，粪秽臭异常，有黏液，里急后重，舌苔黄腻。脉细数，或细滑，或细。此属脾虚湿热。治宜健脾利湿，清热理气。可用苍藤汤与平消片。

苍藤汤：

苍　术12g　　猪　苓60g　　薏苡仁30g　　红　藤30g　　石榴皮30g

焦山楂30g　　白头翁10g　　诃子肉15g　　藤梨根80g　　料姜石60g

煎服法：同芪藤汤。

方义：本方用苍术、薏苡仁燥湿健脾；石榴皮、焦山楂、诃子肉止泻止痢；红藤、白头翁、藤梨根清热解毒，活血养血；猪苓、料姜石利水消胀，降逆镇冲。诸药综合配伍，有健脾利湿，理气止痛，清热解毒，止泻止痢，消肿抗癌之功效。

证见腹部肿块，腹胀腹痛，痛有定处，腹痛拒按，矢气后胀减。大便脓血、黏液，或大便溏、便细，里急后重。舌黯红，有瘀斑，舌苔薄黄或腻，脉弦细。此属湿热瘀毒。治宜理气散结，清热利湿。可用齿参汤与平消片。

齿参汤：

马齿苋30g　　白头翁10g　　川楝子15g　　半边莲30g　　苦　参30g

石榴皮 30g　　蓬莪术 15g　　瓦楞子 30g　　香　附 15g　　料姜石 60g

煎服法：同芪藤汤。

方义：本方用苦参、白头翁、马齿苋清热利湿，消肿止痛；石榴皮杀菌止泻；川楝子、香附、蓬莪术理气止痛，软坚化瘀；半边莲利水消胀；瓦楞子、料姜石攻坚破积。各药配伍，有理气止痛，清热解毒，利湿消胀，止泻止痢，活血化瘀，软坚散结，消炎抗癌之功效。

证见面色苍白，形体消瘦，精神疲倦，嗜睡气促，腹痛喜热，腹鸣腹泻，泻痢频繁，泻后稍安，四肢厥冷。舌淡，苔白。脉沉滞细。此属脾肾塞结。治宜温肾健脾，祛寒散结。可用苡榴汤与平消片。

苡榴汤：

焦山楂 30g　　诃　子 15g　　红　参 10g　　补骨脂 30g　　石榴皮 30g
赤石脂 30g　　薏苡仁 30g　　苍　术 12g　　干　姜 15g　　料姜石 60g

煎服法：同芪藤汤。

方义：本方用干姜、苍术、薏苡仁、补骨脂温肾健脾，燥湿消肿；焦山楂、诃子、石榴皮、赤石脂止泻止痢；红参、料姜石补虚扶正。10味药配合，有温肾健脾，祛寒散结，利湿止泻，扶正祛邪之功效。

不分哪种肠癌，一般在症状初起，可服平消片，或金星散（均见前）。

在右侧结肠癌，病人精神疲倦，食欲不振，腹胀，右下腹部隐痛，并腹泻时，宜服楂榴汤与平消片。

楂榴汤：

焦山楂 18g　　山　药 30g　　诃子肉 12g　　石榴皮 21g　　山豆根 9g
蜂　房 9g　　赤石脂 15g　　莲子肉 30g　　蛇　蜕 9g　　地　榆 15g
炒谷芽 9g　　全　蝎 9g

煎服法：一剂药煎两遍，合在一起，分 2 次服。

方义：本方用山药、莲子肉、焦山楂、炒谷芽开胃健脾，帮助消化；蜂房、蛇蜕、全蝎、山豆根清热解毒，软坚化瘀；诃子肉、石榴皮、赤石脂、地榆涩肠止泻，止血止痢。诸药配合，有软坚化瘀，清热解毒，健脾止泻，帮助消化之功效。

如果出现便秘，粪便干燥时，可服豆黄丸与平消片。

豆黄丸：

蜂　房　　　　蛇　蜕　　　　全　蝎　　　　瓦楞子　　　　火麻仁
大　黄　　　　金银花　　　　鸡内金　　　　山豆根　　　　白扁豆各等份

制服法：共研为细粉，水泛为丸，如绿豆大小。每次服 6～9g，1 日 3
次，黄芪煎水送服，或开水送服。

方义：本方用蜂房、蛇蜕、全蝎、山豆根、金银花清热解毒，消肿化
瘀；瓦楞子、鸡内金、白扁豆助消化，健脾胃，攻坚破积；火麻仁、大黄润
肠泻下。诸药综合配伍，有消肿化瘀，活血止痛，清热解毒，攻坚破积，润
肠泻下，健脾开胃，助消化之功效。

如果便秘与腹泻交替出现的时候，可服豆楞汤与平消片。

豆楞汤：

紫石英 15g 　 花蕊石 15g 　 瓦楞子 30g 　 山豆根 9g 　 槐　角 15g
连　翘 30g 　 蒲公英 15g 　 牛蒡子 15g 　 大　黄 9g 　 木　通 9g
桃　仁 9g 　 金银花 30g

煎服法：一剂药煎两遍，合在一起，分 2 次服。

方义：本方以紫石英、花蕊石、桃仁、瓦楞子、槐角软坚破积，活血止
血；山豆根、连翘、蒲公英、金银花、牛蒡子清热解毒，润燥消炎；大黄、
木通泻下利尿。各药配伍，能清热解毒，软坚破积，活血止血，化瘀定痛，
通肠泻下，利尿消肿。

在摸到坚硬的结节状肿块，并有压痛的时候，可服硝马丸与豆楞汤
加减。

硝马丸：

火　硝 15g 　 制马钱子 15g 　 郁　金 15g 　 白　矾 15g 　 生甘草 3g

制服法：共研为细粉，水泛为丸，如绿豆大小。每次服 0.3～0.9g，1 日
3 次，黄芪煎水送服，或开水送服。

方义：本方用火硝、郁金、白矾攻坚破积，消炎解毒，活血止痛，推陈
致新；制马钱子、生甘草消痞块，通血脉。5 味药配伍，能软坚破积，活血
止痛，消炎消肿，消痞块，通血脉，清热解毒。

左侧结肠癌，病人经常大便次数多，粪便带血与黏液时，可服楂榴汤与
平消片（均见前）。

肿块大，有时发生肠梗阻，腹部阵痛，或腹胀便秘时，可服蛇龙汤与平
消片。

蛇龙汤：

龙　葵 15g 　 红　藤 30g 　 白花蛇舌草 30g 　 大　黄 9g
丹　皮 12g 　 鳖　甲 15g 　 瓦楞子 30g 　 黄　芪 30g

龟　甲 15g　　薏苡仁 30g

煎服法：一剂药煎两遍，合在一起，分 2 次服。

方义：本方用白花蛇舌草、龙葵、红藤、大黄畅塞通便，活血消炎，清热解毒；丹皮、龟甲、鳖甲、瓦楞子软坚破积，化瘀润燥，止痛止血；黄芪、薏苡仁补气健脾以扶正。各药配合，能畅血消炎，清热解毒，软坚破积，活血化瘀，健脾补气。润燥畅塞，通便扶正。

直肠癌病人，感觉肠内不舒服，并经常有便意，或粪块表面有条状黏液，或觉得便秘，可服豆黄丸与平消片或补金丸（均见前）。大便稀薄，混有黏液与血液，大便次数多。有时肛门下坠，或不舒服的时候，可服瓦榴汤与平消片。

瓦榴汤：

炒苡仁 30g　　石榴皮 21g　　焦山楂 30g　　诃子肉 12g　　山豆根 9g

瓦楞子 30g　　黄　芪 30g　　党　参 15g　　料姜石 30g

煎服法：一剂药煎两遍，合在一起，分 2 次服。

方义：本方用薏苡仁、石榴皮、诃子肉健脾止泻；焦山楂、瓦楞子、料姜石软坚开胃，助消化；山豆根清热解毒；黄芪、党参补气。各药综合配伍，有补中益气，开胃健脾，帮助消化，软坚化瘀，涩汤止泻，扶正强壮之功效。

如果粪条变细，次数增多，里急后重，或发生梗阻的时候，可服枳藤汤与平消片。

枳藤汤：

枳　实 9g　　红　藤 30g　　薏苡仁 30g　　地　榆 15g　　苦　参 30g

石榴皮 18g　　料姜石 30g　　焦山楂 30g

煎服法：一剂药煎两遍，合在一起，分 2 次服。

方义：本方用枳实利气宽肠；红藤、苦参、地榆活血止血，解毒消炎；薏苡仁、石榴皮、料姜石、焦山楂开胃健脾，除湿制痢。诸药配伍，能宽肠利气，活血止疼，除湿消炎，开胃健脾，软坚补虚，止泻止痢。

如果疼痛剧烈时，可加服金钱丸（方见前）。

肛管癌病人便血，排便时疼痛剧烈，可服青牛散与金钱丸（方见前），并用雄参膏外敷患处。

青牛散：

青　黛 5g　　紫硇砂 15g　　硼　砂 15g　　牵牛子 9g　　大　黄 15g

蜈　蚣 10 条　　红　参 15g　　料姜石 30g　　地　榆 30g

制服法：共研为细粉，每次服 1.5～3g，1 日 3 次，黄芪水送服，或开水送服。

方义：本方用青黛、硼砂、蜈蚣、紫硇砂消炎解毒，软坚化瘀；大黄、牵牛子利便；红参、地榆、料姜石止血消痞，补虚强壮。诸药配伍，有补虚强壮，活血止血，软坚化瘀，消炎解毒，化痞利便之功效。

雄参膏：

雄　黄 15g　　白　矾 15g　　紫硇砂 1g　　黄　柏 30g　　乳　香 15g

没　药 15g　　麝　香 2g　　蟾　酥 2g　　苦　参 30g　　冰　片 3g

制服法：将上药各研为细粉，合在一起，研匀，用蛋黄油调成膏，敷患处。每日换药 1～2 次。

方义：本方用雄黄、白矾、黄柏、苦参清热解毒，燥湿消炎；紫硇砂祛腐软坚；没药、乳香、麝香、蟾酥、冰片止痛消肿，祛瘀生新；蛋黄油生肌，保护创面。各药综合配伍，有消炎消肿，清热解毒，软坚化瘀，去腐生肌，活血止痛，燥湿润肤，保护创面之功效。

蛋黄油炼法：先将鸡蛋煮熟，去蛋白，将蛋黄放铁锅内炒炼至黑色，压油，去渣，用纱布过滤，即成。

如果里急后重较重，或大便失禁，或排便困难时，可服豆黄丸与平消片（均见前）。

不论哪种肠癌，到晚期发生转移时，按转移出现的症候，随症用药。

六、病例举要

例 1：张 ×，男，35 岁。职工。

初诊：1983 年 10 月 29 日。

主诉：1983 年 3 月 30 日，在某医院诊断为盲肠段肠癌，行切除手术。病理报告为盲肠未分化癌。7 月份开始用丝裂霉素、氟尿嘧啶 1 个疗程。

辨证论治：病人腹痛，食纳呆滞，大便稀，不成形。

舌象：舌白苔。

脉象：脉细沉滞。

血象：白细胞 1500 / mm^3

证属：脾胃虚弱，邪毒瘀结。

治则：健补脾胃，解毒散结。

方药：

（1）红　藤 60g　　蜂　房 10g　　全　蝎 10g　　马齿苋 30g

　　　瓦楞子 30g　　山豆根 10g

煎服法：一剂药煎两遍，合在一起，分 2 次服，连服 6 剂。

（2）平消片，每次服 8 片，1 日 3 次。

复诊：11 月 5 日，大便仍稀，腹痛。镜检片为未分化腺癌。舌脉同上。

方药：上方加薏苡仁 30g、黄芪 60g。

煎服法：同前。

三诊：1 月 12 日，头晕恶心，食欲尚可，大便已正常，舌脉同上。

方药：前方加料姜石 60g。

煎服法：同前。

四诊：11 月 21 日，近几日小腹胀，有肠鸣，恶心，干呕，舌脉同上。

方药：上方加焦山楂 30g、诃子肉 15g。

煎服法：同前。

五诊：11 月 26 日，近来恶心，不思饮食，肠鸣，小腹疼痛较前好转，仍头晕，大便稀，舌脉同上。

方药：上方加石榴皮 30g。

煎服法：同前。

六诊：12 月 3 日，病情稳定，睡眠差，仍大便稀，舌脉同上。

方药：上方加炒枣仁 30g。

煎服法：同前。

七诊：12 月 10 日，病情稳定，舌脉同上。

方药：

（1）原方继续服用。

（2）平消片继续服用。

患者共来诊 23 次。治疗历时近 4 年。共服汤剂 200 余剂，平消片 130 瓶。1987 年 9 月 19 日来诊，健壮如常人。

例 2：吴 × 秋，女。45 岁。

初诊：1981 年 3 月 9 日。

主诉：1979 年 3 月 9 日直肠癌手术后，症状消失，现在复发。纳食尚可，睡眠梦多，局部包块疼痛剧烈，精神难支。大便下血。

舌象：舌淡，苔白。

脉象：脉细滞。

证属：邪毒结聚，气滞血瘀。

治则：解毒散结，活血化瘀。

方药：

（1）马齿苋 30g　　山豆根 10g　　瓦楞子 30g　　山慈菇 40g

　　　蜈　蚣 2 条　　黄　芪 60g　　蜂　房 10g　　郁　金 15g

　　　料姜石 60g

煎服法：一剂药煎两遍，合在一起，分 2 次服。

（2）平消片：每次服 8 片，1 日 3 次，开水送服。

患者治疗历时 2 年半，服用上方加减，共服汤剂 50 余剂；平消片从开始共服 300 余瓶。至 1983 年 9 月 14 日来诊，包块已经全部消失，精神好，体重增加 4kg。

1985 年 6 月 7 日，随访健壮。

例 3：巩 × 江，男，62 岁。

初诊：1990 年 5 月 5 日。

患者于 2 个月前开始腹胀，大便秘结，一般为两天 1 次，小便尚可，经县医院诊断为结肠癌。未治疗。舌红少苔，脉沉滞。

（1）补金丸（片）2 瓶，每次 2 片，1 日 3 次。

（2）马齿苋 30g　　山豆根 10g　　瓦楞子 30g　　白头翁 10g

　　　蜂　房 10g　　土鳖虫 10g　　重　楼 10g　　料姜石 60g

煎服法：一剂药煎两遍，合在一起，分 2 次服。

复诊：5 月 9 日，症状无变化。

（1）上方加娑罗子 15g。连服 12 剂。

（2）补金丸每次 2 片，1 日 3 次。

三诊：5 月 30 日，近期因肾结石复发，腹胀加剧，大便干燥，腹痛，小便不利。

（1）上方加猪苓 60g、海金沙 30g、延胡索 15g，水煎服 12 剂。

（2）补金丸每次 2 片，1 日 3 次。

四诊：6 月 9 日，腹胀仍甚，大便干燥，小便不利，午后加剧，纳差，口淡无味。

（1）上方加白花蛇舌草 60g，水煎服 12 剂。

（2）补金丸每次 2 片，1 日 3 次。

五诊：6月25日，腹胀减轻，大便仍干燥，小便不畅。

（1）上方12剂水煎服。

（2）补金丸每次2片，1日3次。

六诊：7月15日，各症状均有减轻，精神好转。

（1）上方加地龙12g、黄芪60g，6剂，水煎服。

（2）补金丸每次2片，1日3次。

七诊：7月21日，各症均稳定。

（1）上方12剂水煎服。

（2）补金丸每次2片，1日3次。

八诊：8月27日，近来，会阴部疼痛，两胁疼痛，大便干，小便不利。

（1）5月5日方，加猪苓60g、白花蛇舌草60g、延胡索15g、半边莲30g，12剂水煎服。

（2）补金丸每次2片，1日3次。

九诊：10月13日，近来，胃脘部位不舒，右胁痛，大便干燥，小便不利。

（1）上方6剂，水煎服。

（2）补金丸每次2片，1日3次。

十诊：11月5日，病情稳定。

（1）上方12剂水煎服。

（2）补金丸每次2片，1日3次。

十一至十七诊：12月5日~1991年6月3日，腹痛阵作，腹胀。

（1）5月5日方，加延胡索15g，12剂水煎服。

（2）补金丸每次2片，1日3次。

十八至十九诊：8月2日~11月2日，腹胀痛阵作。

（1）上方12剂，水煎服。

（2）钱蓼散（丸）10瓶，每次服1丸，1日3次。

二十一至二十二诊：1992年1月13日~3月21日，药后，疼痛清除；精神好转，一切正常。

（1）5月5日方12剂，水煎服。

（2）钱蓼散（丸），每次服1丸，1日3次。

第十三节 ┃ 肝癌

一般所说的肝癌，大多指原发性肝癌。它包括细胞性肝癌、胆管细胞性肝癌和混合型肝癌三类。根据肉眼所见，又可分为：

结节型：即在肿大的肝内，可见许多散在的、大小不等的癌瘤结节。

巨块型：肝脏很大，癌瘤为单独的巨大包块，其邻近有小的续发癌，在右叶较多见。

弥漫型：是最少见的一种。肝大小正常，肝内弥漫浸润性结节，结缔组织广泛增生，类似肝硬化。

一、病因病机

1. 情志不舒，正气衰弱 肝主疏泄，性喜条达。心胸狭窄，或精神内向，事不随心，气郁于内，日久难解，恶性循环。或禀性刚烈，暴生怒气，致肝气郁结，难于畅达，积气留结，癌毒欲萌，日久正气渐衰，产生恶变。肝藏血，体阴而用阳。若思虑过度，劳伤心脾，血之化源不足。或劳倦太过，肝血被伤。或房劳伤肾，精亏及血，肝血不足，抵抗力低下，皆为肝癌病因。故癌瘤患者，常发现为阴虚火旺，肝血不足。

2. 气机逆乱，瘀血阻滞 怒则气上，思则气结而血聚；惊则气乱，离经之血，随处而停，阻塞经络。人动，血难流于诸经；人静，血不归于肝脏，血瘀日久，邪毒凝结，肝癌乃生。

3. 饮食不节，郁毒内结 嗜食炙煿肥腻，或饮酒无度，湿停脾胃，郁久化热，湿热阻滞于脾胃，肝之疏泄功能失常。或脾胃素弱，寒湿停聚于中，加之肝气失疏，气滞血瘀，水湿代谢障碍，郁毒内结不解，即生癌瘤。

癌毒乘虚而入人体，随着人体正气的不断衰退而恶变。癌体劫夺人体之精血，故人体日趋赢瘦。癌瘤证情复杂，必须具体分析，随证处理。

二、症状

一般早期症状多不明显，日常与慢性肝炎或肝硬化相混淆不易发现，一旦症状出现，多数已至晚期，故应注意早期诊断。若年龄在30岁以上，既往有肝炎病史，近来上腹部不舒，胃纳减退，肝区疼痛加重，身体明显消瘦，病情进展迅速，触摸则肝大且硬，有结节或1叶肝肿大显著，癌变可能性最大。

开始能见到的主要症状是：进行性的肝脏肿大，表面不平，可以摸到多数质硬的结节或大肿块。如果癌肿在肝右叶时，往往会使右膈肌抬高。如果癌肿在肝左叶时，多被误认为脾脏肿大。少数肝癌，因发生坏死或液化而呈囊肿样，表面柔软。癌肿组织侵袭，或牵引肝区肿时，常致两胁下疼痛，或使右上腹部，中、上腹部胀痛不舒，隐痛、钝痛或刺痛。少数病人，则类似剧烈的肠绞痛，或胁痛牵引少腹。如果癌组织侵犯肝脏，或结节压迫肝胆管则胁下满痛，并出现黄疸。当癌组织坏死，滋生物被血液吸收，或有并发感染时，热气相搏，郁蒸不散，常出现持续性的低热，或阵发性不规则的高热。当癌细胞侵入门静脉、肝静脉及下腔静脉时，又会形成癌栓塞。肝硬化或癌侵犯腹部时，多数出现腹水。肝癌病人，常伴有食欲不振，腹部胀闷，形体消瘦等症状。产生呕吐反应时，又会出现发热恶心，呕吐或腹泻。

晚期病人，多呈现进行性消瘦，体重减轻，疲乏无力，发热，下肢水肿，脚肿腹水，黄疸，消化道出血和昏迷等。伴有肝硬化时，可出现朱砂掌、蜘蛛痣、脾肿大、腹壁或食管静脉曲张。当癌瘤破裂时，常能引起腹腔出血，鼻衄、黑粪、急腹症和休克，当肝系膜下出血时，又会使肝区疼痛剧烈，压痛或肌痉挛，右下腹出现反射性的压痛和肌痉挛等。

三、舌象

舌质红，或红绛，且多黯，有瘀斑；舌苔白，或白腻，或黄腻。

四、脉象

脉弦，或弦细，或弦紧。

五、辨证论治

肝癌发生在肝的任何部位，均可用平消片或金星散配合清热解毒，软坚化瘀，疏肝散结，活血止痛，行气利湿，开窍逐水，随症治疗。

初起，肝肿大，表面不平，质硬，可服瓜蒌逍遥汤煎服与金星散，或平消片。

瓜蒌逍遥汤：

| 白　术 15g | 瓜　蒌 30g | 云茯苓 15g | 郁　金 15g | 白　芍 15g |
| 柴　胡 15g | 当　归 15g | 香　附 12g | 生甘草 3g | 薄　荷 15g |

鹿角霜 15g

煎服法：一剂药煎两遍，合在一起，分 2 次服。

方义：本方用郁金、柴胡疏肝解郁，化瘀活血；白芍、当归通经活络，柔肝止痛；茯苓、白术、生甘草和胃健脾；瓜蒌、香附、鹿角霜、薄荷以增强解郁疏肝，活血消肿等作用。诸药综合配伍，有疏肝止痛，化瘀活血，软坚散结之功效。

如果病情进一步发展，除服平消片或金星散外，尚要结合疾病所出现的不同证候，辨证用药。

证见右胁胀痛，或两胁胀痛，坠痛，胸闷，脘腹胀满，纳呆食少，生气或精神紧张后加重，肝脏肿大，表面不平，质地坚硬。舌质红，苔薄白。脉弦。此属肝气郁结。治宜疏肝解郁，软坚散结，理气止痛。可服平消片或金星散（方见前），并用柴楞汤煎服。

柴楞汤：

柴　胡 12g	白　芍 30g	白　术 20g	当　归 15g	茯　苓 30g
瓦楞子 30g	郁　金 12g	全　蝎 10g	蜂　房 10g	香　附 15g
丹　参 30g	生甘草 3g	料姜石 60g		

煎服法：一剂药煎两遍，合在一起，分 2 次服。

方义：本方用柴胡、郁金、香附疏肝理气，解郁止痛；白芍、当归养血柔肝；丹参、瓦楞子活血化瘀，软坚散结；白术、茯苓、生甘草、料姜石和中健脾；全蝎、蜂房解毒消积。诸药合用，有疏肝解郁，化瘀软坚，解毒消积之功效。

证见胁肋刺痛，痛有定处，疼痛剧烈，胁下包块，痛引腰背。舌质紫黯，有瘀斑、瘀块，少苔。脉沉细而涩。此属瘀血内阻。治宜消积化瘀，活血散结，理气止痛。可服平消片（见前）或金星散，或补金丸（见前），并用莪楞汤煎服。

莪楞汤：

三　棱 15g	莪　术 15g	白　芍 30g	蜂　房 10g	全　蝎 10g
郁　金 15g	丹　参 30g	土鳖虫 12g	当　归 15g	牡　蛎 30g
瓦楞子 30g	生甘草 3g	料姜石 60g	川楝子 15g	

煎服法：同柴楞汤。

方义：本方用三棱、莪术、瓦楞子、郁金、丹参、土鳖虫活血化瘀，软坚破积；当归、白芍养血柔肝；全蝎、蜂房、牡蛎解毒散结，消积祛瘀；川楝子理气止痛；生甘草、料姜石健胃和中，降逆镇冲。诸药综合配伍，有消积祛瘀，养血柔肝，健脾和胃，解毒散结之功效。

证见胁肋刺痛，脘腹胀满，发热出汗，烦躁易怒，口苦口干，恶心纳呆，眼球、皮肤发黄。大便干结，小便黄赤。舌黯红，或绛，舌苔黄腻。脉弦滑或数。此属肝胆湿热，瘀毒内结。治宜清热利湿，泻火解毒，利胆退黄。可用茵苓汤煎服，并服平消片，或金星散或补金丸（方见前）。

茵苓汤：

茵　陈 60g	郁　金 15g	猪　苓 60g	全　蝎 10g	蜂　房 10g
半边莲 30g	半枝莲 30g	金钱草 30g	大青叶 30g	大　黄 10g
大　枣 6 枚				

煎服法：同柴楞汤。

方义：本方用茵陈、郁金、金钱草清热利湿，疏肝解郁，利胆退黄；全蝎、蜂房、大青叶清热解毒，软坚消积；半边莲、半枝莲、猪苓利水消肿；大黄导滞通便；大枣健脾固脱。诸药合用，有泻火解毒，祛湿利胆，疏肝解郁，利水导滞，退黄退热之功效。

证见胁肋隐痛，绵绵不休，头晕目眩，五心烦热，低热盗汗，腹胀如鼓，食纳少，形体消瘦，眼球、皮肤发黄，呕血便血，皮下出血。小便黄赤。舌红，少苔。脉细数无力。此属阴虚内热，肝血不足。治宜滋阴清热，养血柔肝。可用地阿汤煎服，并服平消片，或金星散，或补金丸。

地阿汤：

生地黄 30g	白　芍 30g	玉　竹 30g	猪　苓 60g
丹　皮 10g	阿胶（烊化）30g	当　归 15g	仙鹤草 60g
石决明 30g	山萸肉 15g	骨碎补 15g	郁　金 15g
黄　芪 60g	料姜石 60g		

煎服法：同柴楞汤。

方义：本方用生地黄、山萸肉、骨碎补、玉竹、丹皮滋阴清热；当归、白芍养血柔肝；郁金、石决明疏肝解郁；仙鹤草、阿胶养血止血；黄芪、猪苓、料姜石补气利水，健脾和胃。诸药综合配伍，有滋阴清热，养血止血，补气利水，健脾和胃之功效。

随着证情的发展，矛盾纷繁，还可以对证处理。

不分哪一种肝癌，若肝大质硬，能摸到多数结节或肿块时，均可服金甲丸与平消片，或补金丸、参石丸，或蛋楞丸与平消片。

金甲丸：

| 龟 甲 | 鳖 甲 | 生牡蛎 | 大青叶 | 娑罗子 |
| 地 龙 | 青 皮 | 郁 金 | 蜂 房 | 蛇 蜕 |

全 蝎各等份

制服法：共研为细粉，水泛为丸，如绿豆大。每次食服 3～9g，1 日 3 次黄芪煎水送服，或开水送服。

方义：本方用龟甲、鳖甲、牡蛎软坚滋阴；大青叶、娑罗子、地龙、青皮、郁金清热解毒，解郁活络；蜂房、全蝎、蛇蜕消坚破积，化瘀消肿。诸药合用，有清热解毒，软坚化瘀，解郁止痛，通络消肿，滋阴柔肝，消炎化瘤之功效。

病情进一步发展，胁下疼痛，上腹部胀痛或不舒适时，可服青金三甲汤与平消片，或金星散（见前），或矾酥丸。

青金三甲汤：

牡 蛎 15g	龟 板 15g	鳖 甲 15g	山豆根 10g	地 龙 12g
郁 金 15g	红 花 9g	金铃子 18g	丹 皮 10g	大青叶 30g
贯 众 15g	丹 参 30g	大 枣 10 枚		

煎服法：一剂药煎两遍，合在一起，分 2 次服。

方义：本方用龟甲、鳖甲、牡蛎、地龙、金铃子软坚化瘀，滋阴活络；郁金、红花、丹皮、丹参活血补血，解郁除烦；大青叶、贯众、山豆根、大枣清热解毒，消炎健脾。各药相配合，有软坚化瘀，活血补血，解郁除烦，清热解毒，通络止痛，滋阴消炎之功效。

矾酥丸：

| 穿山甲 30g | 蜈 蚣 20 条 | 雄 黄 30g | 白 矾 30g | 龙胆草 30g |
| 仙鹤草 60g | 红 花 30g | 蟾 酥 3g | 桃 仁 30g | 鸡内金 30g |

制服法：共研为细粉。水泛为丸，如绿豆大。每次服 1.5～3g，1 日 3 次，黄芪煎水送服，或用开水送服。

方义：本方用雄黄、白矾、穿山甲、蟾酥清血解毒，消炎止痛；蜈蚣、龙胆草、仙鹤草泻肝息风，滋阴活血，强心解痉；桃仁、红花、鸡内金化瘀活血，开胃健脾，帮助消化。10 味药相伍，有消炎解毒，活血化瘀，健脾和胃之功效。

病情再进一步发展，肝包块很硬，并出现黄疸时，可服茵金丸与平消片、金星散或补金丸，或漆青散与平消片。

茵金丸

紫硇砂 9g　　白　矾 5g　　郁　金 45g　　滑　石 30g　　茵　陈 60g

黄　芩 30g　　火　硝 30g　　谷　芽 30g　　生甘草 30g

制服法：共研为细粉，水泛为丸，如绿豆大。每次服 1.5～3g，1 日 3
次，黄芪煎水送服，或用开水送服。

方义：本方用火硝、白矾、紫硇砂、郁金消坚破积，利胆消炎，止痛化
瘀；滑石、茵陈、黄芩、谷芽、生甘草利湿解热，健脾和中。诸药相配伍，
能消坚破积，活血化瘀，消炎止疼，利胆除湿，消肿解热，健脾和中。

漆青散：

干　漆（炒）30g　　仙鹤草 30g　　枯白矾 15g　　炒谷芽 30g

鸡内金 30g　　　　藏青果 15g　　蜂　房 30g　　全　蝎 30g

蛇　蜕 30g　　　　山豆根 60g　　料姜石 50g

制服法：共研为细粉，每次服 3g，1 日 3 次，黄芪煎水送服，或开水
送服。

方义：本方用干漆、藏青果、枯白矾攻坚破积，消炎润膈；鸡内金、炒
谷芽、仙鹤草、料姜石开胃健脾，强心滋养，帮助消化；蜂房、蛇蜕、全
蝎、山豆根清热解毒，软坚化瘀。各药综合配伍，有清热解毒，活血化瘀，
开胃健脾，滋养润膈，降逆镇冲，帮助消化之功效。

病情严重，出现腹水，形体消瘦时，可服苡莲汤与平消片。

苡莲汤：

半枝莲 30g　　半边莲 30g　　枳　壳 12g　　白　芍 18g　　川厚朴 9g

丹　参 30g　　薏苡仁 30g　　云茯苓 30g　　郁　金 15g　　茵　陈 30g

软柴胡 12g　　生甘草 3g　　车前子 30g　　大　枣 6 枚

煎服法：一剂药煎两遍，合在一起，分 2～3 次服，或徐徐服下。

方义：本方以白芍、柴胡疏肝止痛；半枝莲、半边莲、薏苡仁、茵陈、
车前子、云茯苓利水消肿，健脾除湿，软坚化瘀；枳壳、川厚朴、郁金、丹
参、生甘草、大枣止痛清肝，健脾扶正。各药配伍，能利水消肿，软坚化
瘀，宽肠顺气，清肝理脾、排水消炎，除湿利胆，扶正祛邪。

包块大，疼痛剧烈，可服硇茵丸，并外敷香蚣散，或香蓼子酒（方均
见前）。

硇茵丸：

茵　陈 200g　　黄　芩 150g　　炒谷芽 10g　　滑　石 200g　　生甘草 30g

制服法：上药加水煎两遍，去渣，熬膏，烘干为末；加紫硇砂粉9g，明白矾粉45g，火硝粉30g，红花粉30g，红参粉30g，鸡内金粉30g，郁金粉60g，制马钱子粉18g。合一起，研为极细粉，水泛为丸，如绿豆大。每次服1～2g，1日3次，开水送服。

方义：本方用茵陈、黄芩、炒谷芽、生甘草利湿解热，健脾和中，利胆消炎；郁金、火硝、白矾、紫硇砂消坚破积，利胆消炎；红花活血化瘀；红参、制马钱子粉强壮通络，消块止痛；鸡内金消积，助消化。诸药配伍，有燥湿利胆，健脾和中，消炎解热，攻坚破积，活血化瘀，消块利湿，强壮通络，止痛消肿，助消化之功效。

六、病例举要

例1：姚×才，男，28岁。农民。

初诊：1980年9月25日。

主诉：肝区疼，腹胀已半年。

现病史：半年来肝区不舒适，有时腹胀，乏力。1980年9月2日，在渭南地区医院进行检查：肝功能：黄疸指数10，凡登白延迟反应。转氨酶130。

9月8日同位素检查：肝位置正常，弥漫性增大，核素分布欠均匀，肝右叶上外可疑一放射性稀疏缺损区。

超声波检查：进出可见较密微小波及低中波，波型迟钝。偶见丛状波。

遂在省医院进一步确诊，超声波检查：肝上界6肋处，下界肋下7.5cm，剑下7cm，开大后，见密集微小波，反射波型迟钝，出波减弱。右侧胸腔7肋处，见液平段，侧卧可见2cm液平段。

9月13日，抽胸水600ml。检查：氯化物620mg，蛋白为3090mg，糖125mg，细胞计数150，淋巴细胞占优势。肝功能大致正常，AKP（碱性磷酸酶）：21.3，AFP（甲胎蛋白）：50ml。

同位素扫描：肝外形失常，肝位置明显下移。

结论：符合肝硬化、肝内占位疾病。

9月20日，又经某医学院第一附属医院检查：肝大，呈结节状。一般情况差，无手术指征。同意肝硬化、肝新生物诊断。

辨证论治：来诊时，腹胀，食欲不振，小便不利，形体消瘦，肝肋下7cm，质较硬，边缘不齐，脾大3cm，腹水征（+）。

舌象：舌质绛，舌苔白。

脉象：脉沉细。

证属：肝郁脾虚，水湿内停。

治则：疏肝健脾，利水散结。

方药：

（1）柴　胡 10g　　白　术 20g　　白　芍 15g　　茯　苓 60g

　　　猪　苓 50g　　半边莲 30g　　半枝莲 30g　　瓦楞子 30g

　　　郁　金 15g　　蜂　房 10g　　全　蝎 10g　　生甘草 3g

煎服法：一剂药煎两遍，合在一起，分 2 次服。

（2）平消片：每次服 8 片，1 日 3 次，开水送服。

经 3 个月连续治疗，症状消失。

1981 年 5 月 23 日，又至省医院复查，肝功能正常。超声波：肝肋下 0.5cm。AKP：13.2，AFP 阴性。以后，一直服平消片。

1986 年底随访，身体健壮，已参加劳动。

例 2：王 × 珍，女，42 岁。农民。

初诊：1982 年 12 月 18 日。

主诉：肝区痛、腹胀已 1 个多月。

现病史：1 个多月来，腹胀，纳差，消瘦，肝区痛。

1982 年 12 月 10 日，在县医院做同位素检查：肝位置正常，形态失常，肝内放射性分布不均匀，肝右叶顶部可见大片缺损，肝左叶也可见大片状缺损。

结论：肝内占位疾病。

超声波检查：肝密集微波，丛状呈堆。肝上界 6cm，下界肋下 6cm，剑下 10cm。脾大 3cm。

肝功能正常。AFP 阴性，AKP：12.6。

辨证论治：腹胀，纳差，消瘦，肝区痛。

舌象：舌质绛，舌下有瘀斑，舌苔白。

脉象：脉弦细缓。

证属：肝郁脾虚，瘀痰结聚。

治则：疏肝健脾，化瘀散结。

方药：

（1）白　术 15g　　郁　金 15g　　柴　胡 12g　　白　芍 15g

蜂　房10g　　全　蝎10g　　瓦楞子30g　　山豆根10g

猪　苓60g　　香　附15g　　生甘草3g　　料姜石60g

煎服法：一剂药煎两遍，合在一起，分2次服。

（2）平消片。每次服8片，1日3次，开水送服。

患者经过2年余治疗，症状消失，肝部肿块缩小。

1985年6月间回河南探亲，曾在当地医院复查。B超：肝部实质性肿块，但已无症状。

现可做一般家务劳动。

例3：张×，男，50岁。干部。

初诊：1981年8月19日。

主诉：肝区痛已2个多月。

现病史：1981年6月份在某大学第一附属医院检查，诊断为肝癌。因有肺气肿，未能手术切除。8月初出院。

辨证论治：肝区痛，腹胀，纳呆，体倦乏力，恶心，下肢水肿，喘咳，大便时稀，小便黄。

舌象：舌质绛，舌苔白。

脉象：脉弦细数。

证属：肝郁脾虚，水湿不化。

治则：疏肝健脾，化湿散结。

方药：

（1）白　术20g　　茯　苓15g　　白　芍15g　　郁　金15g

柴　胡10g　　山豆根10g　　瓦楞子30g　　蜂　房10g

全　蝎10g　　当　归15g　　料姜石60g　　生甘草3g

煎服法：一剂药煎两遍，合在一起，分2次服。

（2）平消片。每次服8片，1日3次。开水送服。

患者先后诊45次，服平消片未间断，汤剂共服274剂。1982年7月经CT复查，未见肝占位疾病。

例4：朱×贵，男，58岁。汉族。湖北省郧县人。

1986年8月6日门诊，10月5日入院。

患者于1986年7月发现手掌红，腹胀纳呆，腹痛难忍，腰背亦痛，进行性消瘦，睡眠不安。于7月29日在地区医院B超等检查，诊断为"肝内占位性病变、肝癌"。B超、CT可见8.2cm×9.2cm包块，边缘不清，血管受阻，诊断为肝癌，服"普鲁粉"，打"杜冷丁"无效。于 8 月 6 日到西安先门诊治疗，于同年 10 月 5 日入院。入院后，右上腹痛剧，侧卧疼痛加重，朱砂掌明显，大便正常，小便黄赤，形瘦，面不华，肌肤甲错。舌质红绛，舌下瘀点，苔薄白，语音低微，肌肤弹性差，右侧上腹摸到鲜核桃大（鸡蛋大）包块，肝脾增大。脉细数（诊断肝癌）。

（1）补金丸（片），每次 2 片，每日 3 次。

（2）硇茵丸，每次 2g，每日 3 次。

（3）　白　术 20g　　猪　苓 60g　　郁　金 15g　　白　芍 30g

　　　　瓦楞子 30g　　山豆根 10g　　娑罗子 15g　　山慈菇 30g

　　　　蜂　房 10g　　全　蝎 10g　　蛇　蜕 10g　　柴　胡 12g

　　　　佛　手 15g　　炒枣仁 30g　　料姜石 60g

一剂药煎两遍，合在一起，分 2 次服。每日 1 剂，连服 7 天，休药 1 天再服。服至 12 月 26 日，带药出院，返回郧县继续服药。

1987 年 1 月 6 日，其爱人来函告知，原腰背痛已消除，精神好转，有时肝区微感不适，睡眠仍不实，其他均已正常。

改方：

　　蜂　房 10g　　全　蝎 10g　　柴　胡 12g　　白　芍 30g　　郁　金 15g

　　佛　手 15g　　白　术 20g　　当　归 15g　　山豆根 10g　　娑罗子 15g

　　瓦楞子 30g　　炒枣仁 30g　　茯　苓 30g　　料姜石 60g

煎服法：同前。每日 1 剂，并服补金丸，每次 2 片，每日 3 次，开水送服。

4 月 28 日来函告知，现在已无症状，精神很好，于 4 月 18 日在地区医院检查，肝部包块消失，已将原肝癌病情告知本人，他嘱特别感谢。身体无任何不适，精神很好，体温、食纳均正常，大便、小便亦正常。

1992 年 12 月来人告知，身体健壮。

第十四节 ▎胰腺癌

胰腺癌，与中医学"伏梁"相类。一般起于胰管、腺泡和胰岛 3 个部位。起于胰管的较多见，位于胰头部，由胰管上皮柱状细胞组成，浸润性强，容易阻塞胰管，使胰管肿大，产生纤维化病变，质地坚硬，属硬化型癌，称胰腺癌。

由球状细胞组成，质地柔软，较少见，属肉质型癌，称腺泡癌。

胰岛细胞癌很坚韧，能增生，并保持其结构特征。鳞状上皮细胞癌亦少见。

胰腺癌，发病年龄多在 40～60 岁，男性多于女性，约是 3：1。发生部位，在胰腺头颈部的，约占 80%，称胰头癌。在体部的，称胰体癌。在尾部的，称胰尾癌。

一、症状

一般为上腹部疼痛，黄疸，体重减轻。胰头癌黄疸出现较早，程度较深，常是绿黄，或灰黄色，为持续性及进行性，并常伴皮肤瘙痒。尿色深黄，粪便多是白陶土色。肝右叶肿大明显，胆囊亦肿大。

胰体和胰尾癌，早期上腹部闷胀感，或连续性隐痛；有时可出现剧烈疼痛，并延至背部及放射至肩部。屈腰坐起，可减轻疼痛。体重减轻，肌肉萎缩。胰岛细胞癌，因血糖过低，出现面色苍白，冷汗，心跳，并有饥饿感。全身无力，食欲不振，腹泻或便秘。根据临证表现，胰腺癌的主要症状：上腹部胀痛牵引到背部，平卧时痛剧，屈腰时痛减；或上腹部灼痛，反酸，有时伴有顽固性腹泻。若伴发胰管梗阻，则引起胰腺肿大，或形成潴留性囊肿，或化脓性炎症，横架于后上腹部，形似长条，上下左右均有固定，故病人不能平卧，平卧腹痛，状似伏梁的感觉，胃排空时可触知。

二、辨病要点

上腹部疼痛，平卧痛剧，屈腰痛减。病人明显消瘦，皮肤与眼球黄染，肝脏肿大，胆囊肿大。严重时，上腹部可摸到不规则结节状肿块，出现腹水。

三、舌象

舌红或绛紫，有瘀斑，舌苔白或厚腻。

四、脉象

脉弦缓，或弦数。

五、辨证论治

胰腺癌（包括胰脏部位的各种癌瘤），宜疏肝利胆，活血化瘀，健脾和胃，理气止痛，软坚散结。

症状初起，病人精神疲倦，食纳呆滞，有时恶心，呕逆。舌苔白。脉弦缓。治宜疏肝理气，和胃降逆，软坚散结。可用柴姜汤与平消片，或补金丸或参楼散。

柴姜汤：

柴　胡 12g　　白　术 20g　　茯　苓 15g　　郁　金 15g　　白　芍 20g

蜂　房 10g　　全　蝎 10g　　瓦楞子 30g　　山豆根 10g　　娑罗子 15g

生甘草 3g　　料姜石 60g

煎服法：一剂药煎两遍，合在一起，分 2 次服。

方义：本方用柴胡、娑罗子疏肝利胆，理气止痛；料姜石、瓦楞子、白术、生甘草降逆镇冲，和胃止呕，软坚散结；茯苓、郁金、白芍利水消胀，解郁利胆；蜂房、山豆根、全蝎清热解毒。诸药综合配伍，有疏肝利胆，理气止痛，降逆镇冲，健脾和胃，清热解毒，软坚散结，活血化瘀之功效。

病情发展，黄疸出现，疼痛增强，包块明显。舌红，底有瘀斑，白苔。脉弦细。治宜活血化瘀，软坚散结。可用豆莪汤加减与平消片、或金星散或补金丸、参石丸。

豆莪汤加减：

三　棱 10g　　莪　术 10g　　白　芍 15g　　当　归 15g　　柴　胡 12g

龟　甲 20g　　鳖　甲 20g　　郁　金 15g　　山豆根 10g　　佛　手 15g

煎服法：同柴姜汤。

方义：本方用三棱、当归、莪术活血化瘀；柴胡、佛手、白芍、郁金疏肝解郁，解热止痛；龟甲、鳖甲、山豆根软坚散结，清热解毒。诸药配伍，有软坚散结，活血化瘀，疏肝理气之功效。

如果病情进一步发展，黄疸加重，包块坚硬，疼痛剧烈。舌红绛，有瘀斑，舌白苔，或黄腻苔。脉弦。治宜攻坚破积，活血化瘀，理气止痛，利胆退黄。可用茵硝丸与平消片，或秦茵汤加减与平消片和茵硝丸。

茵硝丸：

紫硇砂（水飞）9g　　白　矾 45g　　郁　金 30g　　滑　石 30g

茵　陈 60g　　　　　黄　芩 30g　　火　硝 30g　　炒谷芽 30g

生甘草 30g

制服法：共研为细粉，水泛为丸，如绿豆大。每次服 3～6g，1 日 3 次，开水送服。

方义：本方用紫硇砂消坚破积；白矾、郁金、火硝疏肝解郁，软坚散结；滑石、生甘草、黄芩泄热消炎，消肿止痛；茵陈利胆退黄；炒谷芽和胃健脾，助消化。诸药配伍，有攻坚破积，活血化瘀，理气止痛，利胆退黄，消炎消肿，疏肝健脾之功效。

秦茵汤加减：

秦　艽 15g　　茵　陈 60g　　半枝莲 60g　　全　蝎 10g　　蜂　房 10g

山豆根 10g　　金钱草 30g　　生黄芪 60g　　大　枣 6 枚　　料姜石 60g

煎服法：同柴姜汤。

方义：本方用秦艽、茵陈、金钱草利胆退黄；蜂房、全蝎、山豆根清热解毒；半枝莲利水消胀；生黄芪、大枣、料姜石健脾和胃，补气扶正。诸药配伍，有清热解毒，活血化瘀，利胆退黄，软坚散结，健脾和胃之功效。

六、病例举要

例 1：杨 × 水，男，45 岁。干部。

初诊：1981 年 11 月 21 日。

主诉：上腹部疼痛、纳呆已半年之久。

现病史：1981 年 6 月份，以上腹部疼痛，纳呆，两胁胀，身困乏力，住某大学第一附属医院，行剖腹探查，证实为胰头癌。病理报告：高分化腺癌。由于粘连无法手术，且胆汁排泄不畅，置 T 形引流管，并进行化疗。

辨证论治：现仍有腹胀，纳差，乏力，两肩背沉困，动则出虚汗，说话感到气短。大便稀糊状，1 日 2～3 次，呈灰白色，小便黄。引流物，每天 600ml 左右。

舌象：舌体胖，有瘀斑。

脉象：脉弦细数。

证属：肝郁脾虚，瘀痰结聚。

治则：理气健脾，软坚散结。

方药：

（1）柴　胡 10g　　白　术 10g　　白　芍 15g　　云　苓 15g

　　　郁　金 15g　　瓦楞子 30g　　山豆根 10g　　娑罗子 15g

蜂　房 10g　　全　蝎 10g　　生甘草 3g　　　料姜石 60g

煎服法：一剂药煎两遍，合在一起，分 2 次服。

（2）平消片：每次服 8 片，1 日 3 次，开水送服。

复诊：11 月 30 日，症状有所减轻。舌脉同上。

方药：原方继续服。

三诊：12 月 21 日，仍有两肩沉困，口干，乏力，出虚汗多，大便不成形。

舌象：舌质绛，舌苔花剥。

脉象：脉沉细。

证属：中气虚弱，胃阴不足。

方药：上方加黄芪 60g、玉竹 30g。

服法：同前。

四诊：1982 年 1 月 10 日，被邀，去患者单位会诊。据说，服上药后诸症减轻，但仍有口干，少气，乏力。舌脉同上。

方药：上方加人参 10g。

煎服法：同前。

五诊：9 月 6 日，服上方百余剂，平消片一直服，腹痛、口干、两肩沉困等症状已消除。唯动则出虚汗，有时腹胀。舌苔白。脉弦细。

方药：上方加麻黄根 12g。

煎服法：同前。

六诊：9 月 15 日，药后汗出已少，舌脉同上。

方药：原方继续服。

七诊：9 月 29 日，停药 1 周，两胁不舒服，少腹结滞。舌有瘀斑，舌苔白。脉弦细。

方药：上方加川楝子 15g。

煎服法：同前。

八诊：10 月 11 日，药后，上述症状消失，但有时头晕，耳鸣，目涩，舌脉同上。

证属：肝阴不足，虚阳上浮。

方药：初诊时方，加川楝子 15g、牡蛎 30g、石决明 30g、菊花 30g。

煎服法：同前。

九至十三诊：10 月 20 日～12 月 6 日，相继来诊 5 次，连服汤剂 30 剂，症状缓解，舌脉同上。

方药：原方继续服。

十四诊：12月15日，纳差，腹胀，少气，乏力，仍有耳鸣，出虚汗，近1周，大便稀，1日3次。舌质红，舌苔白。脉沉涩。

证属：脾胃虚弱。

方药：

黄　芪60g　白　术12g　云　苓15g　白　芍15g　郁　金15g
柴　胡10g　瓦楞子30g　蜈　蚣2条　山豆根10g　料姜石60g
红　参10g

煎服法：同前。

十五诊：12月20日，药后，精神较好，舌脉同上。

方药：上方，加野菊花30g。

煎服法：同前。

十六诊：12月25日，纳差脘痞，身困倦怠，大便仍稀，1日3次。舌脉同上。

方药：上方，加薏苡仁30g。

十七至十八诊：1983年1月5日～10日，服上药后，大便已正常，仍出虚汗，肌肉酸困，舌脉同上。

方药：上方，加麻黄根15g。

煎服法：同前。

十九至二十六诊：1983年1月19日～3月12日，服上方后，精神好转，胆汁引流不畅，现在大便白色，小便黄，舌脉同上。

方药：上方去红参，加茵陈60g、金钱草30g。

煎服法：同前。

二十七诊：3月16日，服汤剂48剂。近日，夜间低热，体温37.3℃左右，身困乏力，纳差，有时盗汗。舌质红。脉弦细而数。

证属：湿郁化热。

方药：上方加大青叶30g、败酱草30g。

煎服法：同前。

二十八至三十诊：4月4日～5月16日，来诊4次，低热消除，饮食增加。仅引流时伤口处疼痛，舌脉同上。

方药：初诊时方，加延胡索15g、重楼10g、板蓝根30g。

煎服法：同前。

三十五诊：5 月 23 日，近来睡眠差，腰痛，出虚汗，身困。舌脉同上。

方药：上方，加夜交藤 30g。

煎服法：同前。

三十六诊：6 月 4 日，前症好转。近来恶心，大便稀糊状。舌质绛。脉细缓。

方药：上方中料姜石量加至 100g。

煎服法：同前。

三十七诊：6 月 13 日，近日，饮食减退，乏力，大便稀，1 日 2～3 次。舌苔白。脉细缓。化验：大便有黏液（++），脓球少许。

方药：上方加焦山楂 30g、石榴皮 30g、诃子肉 15g。

煎服法：同前。

三十八至四十诊：6 月 20 日～7 月 8 日，来诊 3 次，服汤剂 18 剂后，症状好转。舌脉同上。

方药：原方继续服。

四十一诊：7 月 12 日，恶心，呃逆，两胁不舒，腹胀。舌质红，舌苔白。脉弦细。

方药：初诊时方，加半夏 15g、桑椹 30g、人参 10g。

煎服法：同前。

四十二诊：7 月 23 日，引流管处疼痛，有时恶心，舌脉同上。

方药：上方加三七 6g。

煎服法：同前。

四十三至五十二诊：9 月 5 日～10 月 31 日，来诊 10 次。服药后，诸症好转。舌脉同上。

方药：原方继续服。

五十三诊：11 月 5 日，耳鸣，腰酸，下肢酸困，舌脉同上。

方药：上方加石决明 30g、杜仲 20g。

煎服法：同前。

五十四至七十七诊：11 月 26 日～1984 年 6 月 19 日，来诊 24 次，仍有耳鸣，腰痛，舌脉同上。

方药：上方加补骨脂 30g、生地 30g。

煎服法：同前。

七十八诊：10月24日，上药，服140余剂，症状减轻，精神恢复。患者6月中旬，去北京某医院复查，肿块较前明显缩小，经手术切除。病理报告：高分化腺癌。术后恢复较好。11月返回西安。现腰疼，耳鸣，小便频数，伤口处隐隐作痛，大便初干，后稀。舌质绛，舌苔白。脉虚细。

证属：脾肾亏虚。

治则：补益脾肾。

方药：

补骨脂30g	生 地30g	枸 杞30g	白 术20g	茯 苓15g
白 芍15g	柴 胡10g	瓦楞子30g	蜂 房10g	全 蝎10g
山豆根10g	料姜石60g	生甘草3g		

煎服法：同前。

七十九诊：11月5日，乏力，身困，舌脉同上。

方药：原方继续服。

八十至八十七诊：11月17日～1985年2月15日，来诊8次。近来纳差，舌脉同上。

方药：上方加山楂30g、太子参30g。

煎服法：同前。

八十八诊；3月6日，伤口处作痛，睡眠差，时有腹胀，舌脉同上。

方药：上方加三七6g、没药10g、枳壳10g。

煎服法：同前。

方药：上方继续服。

八十九至一百零四诊：4月1日～10月30日，来诊15次。服上药后，症状逐渐减轻，舌脉同上。

一百零五诊：11月6日，近日，又有低热，左腹部有时痛，大便正常。舌苔白。脉弦细。

方药：上方加野菊花30g、大青叶30g。

煎服法：同前。

一百零六诊：11月13日，热退，身困，纳差，舌脉同上。

方药：上方去大青叶，加紫苏10g。

煎服法：同前。

一百零七至一百三十诊：1986年1月6日～12月29日，治疗历时1年，B超复查多次，无复发迹象，舌脉同上。

方药：

白　术20g	黄　芪60g	补骨脂30g	郁　金15g	清半夏15g
佛　手15g	瓦楞子30g	薏苡仁30g	白　芍15g	蜂　房10g
全　蝎10g	丹　参30g	料姜石60g		

煎服法：同前。

患者连续来诊23次，已上班工作。

第十五节 ｜ 乳腺癌

乳腺癌，又称"乳房癌"，中医学曾有"乳岩""乳痛坚""妒乳"及"乳石痈"等名称。中医学很早提到"乳岩"与"乳痈"的病变不同，"乳石痈"与"妒乳"不同。对于乳腺癌的预后，则提出有能治的，有不能治的。并且已经认识到乳腺癌不是一个类型，对治疗乳腺癌，不宜手术，应当补气养血、扶正祛邪，是很值得我们注意的。

一、病因病机

由于哀、哭、忧、惊、恐、郁结等七情所伤，情志不遂，致使体内气血失调，脏腑功能紊乱。或忧郁积忿，精神情绪损伤，使机体内分泌改变。而内分泌失调，引起细胞分裂失去控制，出现癌变。或七情内伤，导致气血紊乱，冲任失调，脏腑功能紊乱，降低机体对癌细胞的监视和抵抗力。《外科正宗》记载"忧郁伤肝，思虑伤脾，积想在心，所愿不得志者，致经络痞涩，聚结成核"。或由于长期应用雌二醇，或体内雌二醇过剩，乳腺生理紊乱，局部组织异常，内分泌失调性增生，继而转变为癌。妊娠早期中断，或人工流产，或寡居不嫁，或不哺乳，或哺乳不正常，或停经后等，神经系统正常的调节作用发生障碍，致使正常的神经系统与内分泌的活动失调。或由于精气虚，正气不足，风寒外袭，或遗传等毒邪内蕴，气滞血瘀，痰浊交凝，结滞而成，或由于患有其他疾病所致。

乳腺癌的病理，分为腺癌、硬癌、髓样癌（软癌）、单纯癌等。这几种分化差，发展快，占乳癌的多数。还有粉刺样癌、乳头状癌、黏液腺癌、湿疹样癌，这几种分化较好，发展较慢。又有乳腺肉瘤和癌肉瘤，极为少见。

二、症状

乳腺癌早期，多数没有全身症状，最重要的表现是肿块。一般多不痛，偶有沉重感觉，或觉得腋下有疙瘩感，个别的有疼痛。肿块初起，在乳房上方，靠近乳头，或隔乳头稍远一些部位出现。这类肿块，边缘不整，摸起来较硬，常是圆形，与周围组织界限不清，皮肤大部分没有变化，早期多不疼痛，有一部分有钝痛的感觉。肿块位置浅的，上面的皮肤为点状凹陷（好像橘子一样），用手推动肿块，皮肤也跟着移动。有一部分病人，在推动肿块的时候，从乳头流出少许的血样分泌物。这种肿块常常是逐渐扩大，一般是向深处及向四周发展，多与皮肤粘连。严重的时候，往往要穿破皮肤而溃烂，并且流出脓血。同时，有恶臭气，而且疼痛。肿块上面的皮肤，往往发硬、变紫，病人全身发热，食欲不振，身体消瘦。

有一部分病人，可见淋巴结肿大，初起多数是患侧腋下淋巴结肿大。继续发展到晚期的时候，可出现锁骨上淋巴结肿大。或者是对侧的锁骨上和腋下淋巴结肿大。癌瘤继续发展，转移到肺、或肝、或骨的时候，就会出现相应的症状。有一部分病人，转移严重的时候，尤其是腋下淋巴结过度肿大后，胳膊肿胀疼痛，活动受限。

三、辨证论治

乳腺癌（包括乳房部位各种癌瘤）初起，仅发现肿块时，宜服平消片（见前），每次服4~8片，1日3次，或服金星散或补金丸或参石丸（见前）。

如果肿块偶尔感觉沉重，或有微痛时，可服瓜蒌银蜂丸或补金丸或参石丸（瓜蜂丸）与平消片。

瓜蒌银蜂丸（瓜蜂丸）：

全瓜蒌 90g　　丹　皮 60g　　金银花 60g　　蜂　房 60g　　蛇　蜕 60g
全　蝎 60g

制服法：共研为细粉，水泛为丸，如绿豆大小。每次服3~6g，1日3次，黄芪煎水送服，或开水送服。

方义：本方以蜂房、蛇蜕、全蝎软坚化积，活血解毒；全瓜蒌、丹皮、金银花消炎解郁清热，润肺抑肝消肿。各药配伍，有疏郁解毒，软坚化瘀，消肿止痛之功效。

如果肿块发展，可推动时，从乳头流出少许带血的液体，发热，肿块疼痛时，可服蒌菊慈菇汤（蒌菇汤）与平消片或金星散。

蒌菊慈菇汤（蒌菇汤）：

夏枯草 138g　金银花 18g　菊　花 15g　连　翘 18g　瓜蒌皮 30g

山慈菇 12g　陈　皮 9g　乳　香 9g　没　药　9g　山豆根 9g

煎服法：一剂药煎两遍，合在一起，分 2 次服。

方义：本方用陈皮、夏枯草、乳香、没药疏肝理气，解毒软坚，止痛消炎；山豆根、山慈菇、金银花、连翘清热解毒，消肿祛痰；菊花、瓜蒌皮柔肝息风，利气化痰。综合配伍，有理脾清肝，清热解毒，开结消积，利气化痰，柔肝息风之功效。

病情进一步发展，症状复杂时，除服平消片和金星散外，要结合疾病出现的不同证候，辨证用药。

证见肿块不痛不痒，皮色不变，质地较硬，胸胁不舒，闷痛或窜痛，食纳呆滞，情绪忧郁。舌红，舌苔薄黄，或白苔。脉弦沉。此属肝郁气滞。治宜理气解郁，疏肝散结。可用瓜蒌逍遥汤加减与平消片，或金星散（方均见前）。

证见肿块坚硬不平，胀木不痛，初起如棋子，胸闷胁胀，精神不爽，咳嗽咳痰，消化不良，食纳减少，面色萎黄，身体沉重，腋下疙瘩。舌黯红，舌苔厚腻。脉弦数，或弦滑。此属脾阳不振，痰湿瘰疬。治宜温阳利湿，软坚散结。可用桂星汤加减与平消片，或金星散。

桂星汤：

桂　枝 20g　黄　芪 60g　郁　金 15g　天南星 10g　重　楼 10g

苍　术 10g　当　归 15g　柴　胡 10g　瓦楞子 30g　藤梨根 60g

莪　术 10g　白　芍 15g　生甘草 3g　料姜石 60g

煎服法：一剂药煎两遍，合在一起，分 2 次服。

方义：本方用桂枝、天南星、生甘草、料姜石、苍术温阳利湿，健脾和胃，祛痰消肿；莪术、白芍、柴胡、郁金、瓦楞子软坚散结，疏肝理气；藤梨根、重楼清热解毒，消积破坚；黄芪、当归补气养血。各药配伍，有健脾和胃，温阳利湿，软坚散结，活血化瘀，清热解毒，消肿止痛，疏肝理气，祛痰通经之功效。

证见肿块坚硬灼痛，边界不清，周围固定，推之不移，皮色青紫，头痛眼红，面红易怒，心烦失眠，大便干秘，小便黄赤。舌质紫绛，舌底瘀块。脉弦数。此属肝郁毒蕴。治宜疏肝解郁，消毒散结。可用柴金汤加减与平消片，或金星散，或补金丸。

柴金汤：

郁　金 15g	香　附 15g	山豆根 10g	柴　胡 12g	丹　参 30g
蜂　房 10g	瓦楞子 30g	全　蝎 10g	云茯苓 15g	白　芍 20g
生甘草 3g	料姜石 60g			

煎服法：一剂药煎两遍，合在一起，分 2 次服。

方义：本方以山豆根、全蝎、蜂房清热解毒，软坚散结，消坚破积；郁金、柴胡、香附、丹参、白芍疏肝解郁，理气止痛；瓦楞子消肿利水；生甘草、云茯苓、料姜石健脾和胃。各药互相配合，有疏肝理气，软坚散结，活血化瘀，健脾利水，消肿止痛，清热解毒之功效。

证见面色㿠白，头晕目眩，心悸气短，失眠盗汗，腰酸腿软，体倦无力。大便溏稀，小便清长。舌质淡，舌苔白腻。脉沉细弱。此属正虚邪盛，血不养肝。治宜补气养血，扶正培本。可用芪苡汤加减与平消片，或金星散，或补金丸。

芪苡汤：

黄　芪 60g	党　参 30g	郁　金 15g	当　归 15g	墨旱莲 30g
白　术 20g	白　芍 15g	重　楼 10g	丹　参 30g	薏苡仁 50g
料姜石 60g				

煎服法：一剂药煎两遍，合在一起，分 2 次服。

方义：本方用黄芪、当归、党参补气养血；白芍、白术、薏苡仁、墨旱莲、郁金疏肝养肝，益心健脾；料姜石、重楼、丹参清热解毒，消坚散结。诸药综合配伍，有补气养血，疏肝解郁，健脾补肾，养心安神，扶正祛邪之功效。

不分哪一型乳癌，癌肿溃烂，流出脓血或疼痛。肿块上面皮肤发硬，变紫，全身发热时，可服矾酥丸与平消片，并用雄参膏外敷（见前）。

伤口不愈合的时候，可用矾倍散撒患处。或用蛋黄油调膏，敷患处。每日换药 1～2 次。

矾倍散：

| 苦　参 50g | 白　矾 20g | 五倍子 50g |

制用法：以上 3 味药，各研为粉，合在一起，再研为极细粉。按伤口大小适量撒患处，或用蛋黄油调膏，敷患处。每日换药 1～2 次。

方义：本方用苦参清热解毒；白矾消炎止血；五倍子生肌收敛。诸药配伍，有清热解毒，消肿消炎，止血止痛，燥湿收敛，生肌长肉，保护创面之功效。

如果伤口疼痛时，可撒七香散。或用胆汁（猪胆汁、牛胆汁均可）加香油少许调膏，敷患处。每日 1～2 次。

七香散：

重　楼 20g　　金银花 15g　　三　七 10g　　血竭花 30g　　乳　香 15g
没　药 15g　　麝　香 1g　　冰　片 1.5g　　牛　黄 1g

制用法：将上药各研为粉，合在一起，再研为极细粉，按伤口大小适量撒患处。

方义：本方用重楼、金银花清热解毒，消肿消炎；三七、血竭花、乳香、没药活血止痛，软坚祛瘀；牛黄、冰片、麝香止痛散结，化浊祛秽。9味药配伍，有解毒消炎，止痛活血，化瘀散结，祛秽除臭，去腐生肌，燥湿清热，消肿敛疮之功效。

病人食欲不振，忧郁，消瘦时，可服瓜蒌逍遥汤加减（见前）与平消片。

病情进一步发展，转移，淋巴结肿大时，可服金硝丸。

金硝丸：

千金子 6g　　绿　矾 3g　　干　漆 9g　　郁　金 3g　　花蕊石 3g
山慈菇 3g　　白　矾 3g　　火　硝 9g　　枳　壳 10g　　五灵脂 6g
制马钱子 9g

制服法：共研为细粉，水泛为丸，如绿豆大小。每次服 1.5～3g，1 日 3次，黄芪煎水送服，或开水送服。

方义：本方用白矾、火硝、郁金、干漆、五灵脂软坚消炎，化瘀活血，消积攻坚，推陈致新；马钱子、枳壳通络提神，消痞祛风，顺气，宽肠胃，疏滞，以通血脉；千金子、绿矾、花蕊石、山慈菇利气止血，清热解毒，止痛消肿。诸药配伍，有攻坚破积，生肌长肉，推陈致新，强壮神经，养血消炎，健胃强脾，宽肠理气之功效。

四、病例举要

例 1：海 × 兰，女，41 岁。住西安市北关正街。

初诊：1982 年 9 月 18 日。

主诉：左乳房肿块，发现 2 个多月。

现病史：2个月前，发现左乳头溢出黄水。生气后，乳房胀痛，经前，亦感到乳房胀，睡眠多梦，但饮食正常，月经正常。

辨证论治：左乳房外侧可触及3cm×3cm肿块，边缘不清，质软，腋下淋巴结不大，左乳可挤出黄色分泌物。

舌象：舌质绛，舌苔白。

脉象：脉弦细。

证属：肝郁气滞，瘀痰结聚。

治则：理气化痰，通络散结。

方药：

瓜　蒌 30g　　白　术 12g　　瓦楞子 30g　　郁　金 5g　　当　归 15g

白　芍 15g　　皂角刺 20g　　土贝母 20g　　生甘草 3g

煎服法：一剂药煎两遍，合在一起，分2次服。

经过半年34次来诊的治疗观察，左乳房肿块有明显缩小，左腋下淋巴结稍大，乳腺癌仍不能排除，动员手术切除，患者拒绝。

1983年6月，追踪随访，经说服后，于7月份在某医学院第二附属医院行手术切除。病理报告：单纯性乳腺癌。

术后，行化疗1个疗程，中药扶正养血。

11月9日来诊：发现左锁骨上淋巴结肿大，建议再行放疗。

舌象：同前。脉象：同前。

治则：补气养阴，软坚散结。

方药：

黄　芪 60g　　瓜　蒌 30g　　全　蝎 10g　　蜂　房 10g　　郁　金 15g

重　楼 10g　　山豆根 10g　　生　地 30g　　白　术 15g　　瓦楞子 30g

生甘草 3g

煎服法：同前。

经放疗及服上方28剂后，锁骨淋巴结肿大消退。但有咳嗽，左胸痛。

舌象：同前。脉象：同前。

方药：上方加贝母15g。

煎服法：同前。

又经10次来诊，服上方96剂后，左锁骨上淋巴结再度肿大。

舌象：同前。脉象：同前。

上方加黄药子15g、桑椹子30g、山慈菇30g。

煎服法：同前。

方药：经服 54 剂后，淋巴结肿大完全消退，症状消除，已上班工作。

例 2：斯 × 虎，男，48 岁。

初诊：1983 年 8 月 8 日。

患者于 1983 年 5 月 7 日行右乳房肿块切除，术后病理诊断乳腺癌。进行放疗后纳差，疲倦，头痛咳嗽，上腹部不舒，腹胀，睡眠不安，大便正常但矢气多，小便正常。舌红紫，白苔，脉弦细。治宜疏肝解郁，软坚散结，清热解毒，活血化瘀。

方药：

（1）瓜　蒌 30g　　白　术 12g　　瓦楞子 30g　　白芍药 20g

　　　郁　金 15g　　山豆根 10g　　蜂　房 10g　　全　蝎 15g

　　　料姜石 60g

煎服法：一剂药煎两遍，合在一起，分 2 次服。每日服 1 剂，连服 6 剂，休药 1 天，再服。

（2）平消片：每次服 8 片，每日 3 次，开水送服。

1984 年 9 月开始化疗后，背部出现丘疹，痒甚，9 月 19 日因白细胞与血小板低，纳差，停止化疗。上方加生黄芪 60g、桑椹子 30g、补骨脂 30g、生甘草 3g 继续服用。平消片继续服用。

上方加减服至 200 余剂后，改为间断服，平消片继续服一段时间停药。

第十六节 ┃ 肾癌

肾癌，多由于忧思郁怒，情志不舒，过于劳累，抵抗力减弱所引起。发病年龄为 20～70 岁，以 40～60 岁较多，男性较女性为多。发展较慢，但是很容易转移。

在病理上，多来自肾小管上皮细胞，一部分由腺癌瘤变而引起。常见于肾的两极，以上极较为常见。肾癌常见症状是血尿，腰部或上腹部包块与腰痛。

肾癌的细胞，主要有两种：一种是癌细胞的胞浆内富含类脂质和糖原的大透明细胞，排列成管状、乳头状和片块状，称为肾腺癌。一种是癌细胞体小，胞浆为颗粒状，排列与透明细胞相同。另外，还可见到多角形或棱形，大小不等，形状不同的未分化细胞。

肾癌，主要通过血行转移至肺、骨等部位，有的也可以向脑或肝转移，也有淋巴转移的。

一、症状

肾癌一般初起没有自觉症状，当癌瘤发展到一定时期，首先出现血尿，但没有疼痛的感觉。血尿常是间歇性的反复发作，也就是连续尿血几次，或是连续尿血几天以后自行停止，经过几天或几十天的时间再发作，尿血反复出现。血尿量常是很大的，多是全程血尿，有时尿血可出现条状血块。一部分病人，可腰部或上腹部查出包块。有的病人，出现腰部疼痛，发热，饮食不振，消瘦，贫血等症状。

上腹部或腰部的包块，也是肾癌瘤的一种重要症状。多见于小儿肾母细胞瘤（小儿包块是常见的，但血尿较少）。大部分肾癌瘤的病人，有腰部钝痛；少部分病人是绞痛。有的病人，在左侧可发生精索静脉曲张。

血尿、包块、疼痛等三个征象，是肾癌瘤常见的。但是，一般不会同时出现。当癌瘤发展到晚期的时候，才能全部出现。

二、辨病要点

主要应根据血尿、疼痛及包块等症状，最主要的是根据无痛性间歇性血尿的特征以判断。一般正常肾脏很难触及，当有癌瘤时，仔细进行触摸，就能发现包块。有条件的以 X 线检查，并且以细胞学检查癌瘤细胞以确诊。

三、辨证论治

肾癌瘤（包括肾部位的各种癌瘤），宜用平消片，或补金丸，或破石丸，或芪仙丸。并结合清热解毒，活血化瘀，补肾强腰，养血止血，滋阴利尿，消肿止痛，辨证用药。

症状初起，小便有血，或大量尿血，无其他症状，或尿血反复发作时，宜用平消片，或补金丸，或破石丸，或芪仙丸。结合补肾养阴，止血降火，用鹤仲汤加减。并服平消片或补金丸。

鹤仲汤：

仙鹤草 60g	焦杜仲 30g	补骨脂 30g	生地黄 30g	白茅根 30g
焦地榆 30g	知　母 10g	黄　柏 10g	干荷叶 15g	山慈菇 30g

料姜石 60g

煎服法：一剂药煎两遍，合在一起，分 2 次服。

方义：此方用仙鹤草、生地黄、白茅根、焦地榆、干荷叶滋阴强心，止血养血；焦杜仲、补骨脂补肾强腰；知母、黄柏、山慈菇、料姜石降火泻热，解毒软坚。各药综合配伍，有补肾滋阴，止血养血，泻热降火，清热解毒之功效。

尿血反复发作，腰腹痛，或腰部或上腹部出现包块时，可服茅地汤加减与平消片，或补金丸，或破石丸，或芪仙丸。

茅地汤：

白茅根 60g	生地黄 30g	黄药子 20g	生薏苡仁 30g	半枝莲 30g
半边莲 30g	小　蓟 30g	猪　苓 60g	全　蝎 10g	蜂　房 10g
仙鹤草 60g	山豆根 10g	瓦楞子 30g		

煎服法：一剂药煎两遍，合在一起，分 2 次服。

方义：本方内以白茅根、生地黄、小蓟、仙鹤草养阴止血；黄药子、山豆根、蜂房、全蝎、瓦楞子、生薏苡仁清热解毒，燥湿强腰，软坚化瘀；半边莲、半枝莲、猪苓利水消肿。诸药综合配伍，有活血止血，燥湿养阴，清热解毒，软坚化瘀，利水消肿，补肾强腰之功效。

尿血量大，腰或上腹部包块明显并疼痛、发热，食欲不振，消瘦，贫血时，可服莪蓟汤加减与平消片或补金丸，或芪仙丸。

莪蓟汤：

莪　术 10g	大　蓟 20g	小　蓟 20g	三　棱 10g	五灵脂 10g
生蒲黄 10g	三　七 10g	郁　金 20g	蜂　房 10g	全　蝎 10g
延胡索 15g	猪　苓 60g	白　芍 15g	薏苡仁 30g	龙　葵 30g
料姜石 60g				

煎服法：一剂药煎两遍，合在一起分 2 次服。

方义：本方用莪术、三棱活血化瘀；大蓟、小蓟止血；五灵脂、生蒲黄、郁金止痛解郁；三七、延胡索活血止血，祛瘀止疼；蜂房、全蝎、龙葵清热解毒，消坚祛积；猪苓、白芍、薏苡仁、料姜石燥湿健脾，补肾利水，攻坚破积，清热解毒，祛瘀生新。

病情进一步发展转移扩散时，按所出现不同证候，辨证用药。

证见腰酸痛，精神疲倦，身体虚弱，有低热，或术后复发。舌淡红，舌薄苔。脉细滑，或沉滑。此气虚肾亏，邪毒瘀滞。治宜滋肾补气，解毒通淋。用海猪汤加减煎服，并用平消片或补金丸，或参石丸。

海猪汤：

生地黄 30g　　补骨脂 80g　　生黄芪 60g　　白　术 20g　　海金沙 30g

党　参 30g　　半枝莲 30g　　仙　茅 15g　　淫羊藿 15g　　蜂　房 10g

全　蝎 10g　　猪　苓 60g　　料姜石 60g

煎服法：同莪蓟汤。

方义：本方用补骨脂、仙茅、淫羊藿壮腰补肾；生黄芪、白术、党参健脾补气。用半枝莲、海金沙、猪苓利水通淋；全蝎、蜂房清热解毒；仙鹤草、生地黄、料姜石止血益阴，强心滋补，增强免疫。综合配伍，有补气健脾，壮腰强肾，清热解毒，利水通淋，提高免疫之功效。

证见血尿不止，腰疼剧烈，腰腹部包块增大，发热口渴，纳少，恶心呕吐。舌暗红，舌苔白。脉滑数，或弦数。此湿热结毒，气血瘀滞。治宜清热利湿，活血散结。用葵蕊汤加减，并服平消片，或补金丸。

葵蕊汤：

龙　葵 30g　　半枝莲 30g　　猪　苓 60g　　黄　柏 10g　　小　蓟 30g

仙鹤草 60g　　花蕊石 30g　　全　蝎 10g　　蜂　房 10g　　重　楼 10g

虎　杖 20g　　苦　参 30g

煎服法：同莪蓟汤。

方义：本方内以苦参、龙葵、黄柏利湿泻热；全蝎、蜂房、重楼、虎杖清热解毒，消坚散结；小蓟、仙鹤草、花蕊石活血止血，强心滋阴；猪苓、半枝莲利水滋阴。综合配伍，有泻热利湿，解毒散结，活血化瘀，止血养血，软坚散结，清热滋阴之功效。

证见咳嗽气促，口干低热，心悸烦躁，面黄不华，贫血消瘦，身困气短，包块增大，疼痛，舌质淡，有瘀斑，舌苔白，或黄苔，脉沉细数，或虚大数。此气血双亏，毒热瘀结。治宜补气养血，解毒化瘀。用芪蛭汤加减，并服平消片或参石丸。

芪蛭汤：

大　蒜 20瓣　　黄　芪 60g　　猪　苓 60g　　全　蝎 10g　　蜂　房 10g

半枝莲 30g　　党　参 30g　　生　地 30g　　白　术 20g　　当　归 30g

杏　仁 15g　　仙鹤草 60g　　料姜石 60g　　水　蛭（焙研末冲）2g

煎服法：同上。

方义：此方用黄芪、党参、白术健脾补气；大蒜、杏仁宣肺止咳；蜂房、全蝎、水蛭化瘀解毒；当归、生地黄、仙鹤草滋阴补血，活血养血；猪苓、半枝莲、料姜石利水通淋，降逆镇冲。诸药配合，有补气补血，活血化瘀，宣肺止咳，清热解毒，软坚散结，扶正祛邪之功效。

四、病例举要

患者田×兰，女，24岁。陕西省米脂县人。

1973年7月26日就诊。

患者于1973年7月23日，在某中心医院切除左侧肾包块，病理诊断为乳头状腺癌，伤口愈合后出院。9月21日因头昏，睡眠不安，甚至失眠，惊怕，食纳呆滞，继之下腹部下坠，排尿困难，尿血，腰痛，到中心医院检查，当时医生认为是肾癌复发转移至腹腔、子宫，并且认为病人精神异常，嘱服中药，未进行治疗。

近几日，腰疼剧烈，不能伸展，大量尿血，尿急，尿道痛，右侧下腹下坠严重，睡眠不安，失眠，纳呆，消瘦，面黄不华，大便秘结，小便不畅，舌绛紫，有瘀斑，苔少，脉细濡。

治疗：

（1）平消片，每次服8片，1日3次。

（2）三　棱10g　　莪　术10g　　大　蓟30g　　小　蓟30g

　　　三　七10g　　蜂　房10g　　全　蝎10g　　猪　苓60g

　　　元　胡15g　　龙　葵30g　　生薏米30g　　炒枣仁30g

　　　料姜石60g

煎服法：一剂药煎两遍，合在一起，分2次服。

本患者共服平消片100余瓶，汤药200余剂，症状消除，精神好转。

1976年生了孩子，1980年随访，母子健康。

第十七节 ▎前列腺增生与前列腺癌

前列腺增生，又称前列腺肥大，是男性老年人常见的、多发性的疾病，属良性疾病。前列腺癌，也是发生于男性老年人，以往在欧美发病率高，我国发病率较低。近年来随着社会老龄化的进程，前列腺癌的发病率逐渐增高，或因空气污染，生活的节奏，饮食的高胆固醇等致发病率上升。

前列腺位于后尿道的周围，为分泌精液的一种生殖腺。分为前、后、左、右、中 5 叶。发生增生肥大的部分，是围绕在尿道周围的腺体。常见的病变为左右 2 叶和中叶增生肥大。故在发病后小便点滴，排尿不畅，以至不能排尿。一般来说，男性在 45 岁左右，前列腺的发育完成，到了 45 岁以后，逐渐出现腺体增生肥大，并且随年龄递增而逐渐加重，出现排尿不畅，小便淋沥，甚至出现尿潴留，小便短少点滴，以至闭塞不通，中医学称此为"癃闭"证。

前列腺癌的症状，也是排尿困难，尿流变细，尿频或无痛性血尿等。

一、病因病机

前列腺增生，多数人认为本病由于老年人睾丸萎缩，体内性激素平衡失调所引起，中老年人到更年期以后，人体激素明显下降，分泌激素的器官萎缩，性激素调节的器官发生病变，前列腺是受累及的主要组织。在以往由于性生活过于频繁，情欲放纵，肾阴亏损，虚火自炎，阳无以化，水液不能下注，导致前列腺反复充血，引起睾丸萎缩。肾阳不足，命门衰微，气不化火，无阳则阴无以化，或肾气不充，气化不及州都，膀胱转送无力。湿热下注或痰瘀交阻，痰浊败精，瘀血内停阻塞膀胱，经络痹塞，气化不利，诱发前列腺增生。或经常患尿路感染未彻底治愈及膀胱炎症，细菌由前列腺的排泄管侵入腺体内部，引起细菌性前列腺炎，长期遭到炎症刺激，导致纤维增生肥大，尿道梗阻，睾丸功能异常，或常饮酒，或多吃刺激性食物而诱发。前列腺癌，除上述因素外，有高胆固醇饮食、工业化污染等所致者。

二、症状

早期一般多无症状，身体无异常感觉，发病缓慢，逐渐加重，病史可持续数年至数十年，最常见的症状是尿频，夜间尿多，尿流缓慢无力，排尿困难，尿射程不远，尿线变细分叉（老年女性尿频，多是膀胱颈硬化所致，症状与预后类似男性前列腺增生肥大证，治疗原则同男性前列腺增生）。症状进一步发展，出现间歇性排尿，到晚期出现严重的尿频、尿急、尿流不能成线而成点滴状，尿潴留甚至梗阻严重，亦有出现尿血及充盈性尿失禁，全身出现肾衰竭等，产生尿中毒，危及生命。

前列腺癌的主要症状，亦是排尿困难，尿流变细，尿频，滴沥不净，有的有腰部、骶部、髋关节疼痛，甚至胸痛，咳嗽等。

前列腺增生与前列腺癌，都是发生于男性老年人，两种病变均原发于前列腺腺体内。临床症状，都是由于前列腺所致的尿道梗阻引起排尿困难。前列腺增生肥大，是一种良性疾病，经过合理的治疗，一般预后良好。前列腺癌，为恶性肿瘤病，预后较差。因此，对前列腺增生与前列腺癌，这两种疾病要准确区分，早期诊断，加强治疗。

前列腺增生在临床上，肥大的病变主要部位是尿道黏膜下腺体，靠近尿道，容易引起尿道梗阻，早期出现夜尿次数增多，随后就出现排尿困难及尿血等。

前列腺癌，早期没有明显的症状，血尿的发生率不高。这主要是由于癌肿的部位，在离尿道较远的腺体外层，到前列腺癌侵犯到尿道引起症状的时候，多数已到晚期。主要症状是排尿困难，尿液变细，尿频尿痛，或尿滴沥不净，或出现无痛性尿血，下尿路梗阻等。

前列腺增生肥大的症状，仅局限于泌尿系统。前列腺癌的症状，除了泌尿系统外，癌细胞还可能转移到其他系统引起症状，如腰部、骶部与髋部疼痛，或出现坐骨神经痛，有时还可出现胸痛、咳嗽等，甚至有些病人首先出现其他系统的症状，而暂时没有泌尿系统的症状，故容易被误诊。直肠指诊前列腺增生，可触到前列腺表面光滑，质地较硬，中央沟变浅或消失。发生癌变的前列腺触到很硬的结节，结节很小；也可以触到大而固定的结节。因此，男性中老年人出现排尿困难时，应考虑前列腺增生。但是，不能忽视有前列腺癌的可能，对怀疑前列腺癌的中老年人，应进一步用特殊的检查，如尿路、膀胱镜、前列腺区的 B 超、CT，最后活组织检查，或针吸细胞活检以确诊。

三、辨证论治

补肾壮阳，促进性激素分泌，加速激活参与性功能活动的器官，促进脑垂体 - 肾上腺 - 性器官激素分泌和调节，强壮和调节整体性功能活力，促进性腺分泌，增加性功能，阻止和抵抗人体衰老，对人体睾丸功能激素加强，促进睾丸组织活力增强，分泌增加，组织细胞更生，防止萎缩，使前列腺功能恢复。据此，拟定仙娥丸为主，结合不同情况辨证治疗。

仙娥丸：

| 仙　茅 60g | 淫羊藿 60g | 雄蚕蛾 60g | 海金沙 60g | 穿山甲 30g |
| 王不留行 60g | 肉苁蓉 60g | 蒲公英 60g | 蛇床子 30g | 水　蛭 20g |

虎　杖 30g

制服法：上药各为细粉，合在一起，研匀，水泛为丸，如绿豆大小。每次服 3～6g，1 日服 3 次，开水送服（如果无雄蚕蛾，可用海马 20g）。

方义：本方以仙茅、淫羊藿、雄蚕蛾、蛇床子壮腰补肾，兴阳强精，且雄蚕蛾含有蜕皮激素，产生蜕皮活性物质，可促进细胞生长，刺激细胞分裂，产生新的细胞更生，对胰脏细胞有激活再生作用；肉苁蓉，滋阴润便；海金沙、穿山甲、王不留行、水蛭活血化瘀，软坚散结，调节分泌；蒲公英、虎杖清热解毒。11 味药综合配伍，有补肾温阳，滋阴益精，清热解毒，活血化瘀，软坚消积，加速会阴部血液循环，止痛利尿，兴阳利湿，润便强腰，促进细胞生长，刺激细胞分裂，产生新的细胞更生，促进性激素分泌，加强睾丸功能，促使前列腺恢复等功效。

如怀疑前列腺癌变，用仙娥丸与平消片，或金星散或补金丸，或参楼散内服。

已诊断为前列腺癌时，宜用仙娥丸与平消片，或补金丸，并结合软坚散结，活血化瘀，清热解毒，壮阳利水，用虎甲汤加减煎服。

虎甲汤：

补骨脂 30g	山豆根 10g	瓦楞子 30g	半边莲 30g	穿山甲 30g
蛇床子 20g	露蜂房 10g	全　蝎 10g	猪　苓 60g	莪　术 20g
虎　杖 30g	王不留行 30g			

煎服法：一剂药煎两遍，合在一起，分 2 次服，每日服 1 剂。

方义：此方用蜂房、全蝎、虎杖、山豆根清热解毒，消肿止痛；猪苓、补骨脂、半边莲、蛇床子壮阳利水，强腰祛湿；穿山甲、王不留行、莪术活血化瘀，消坚破积，调节内分泌；瓦楞子软坚散结。12 味药配伍，有补肾壮阳，软坚散结，活血化瘀，攻坚破积，清热解毒，壮阳利水，消肿止痛，调节内分泌，加强免疫之功效。

病情进一步发展，可根据不同证候，辨证用药。

证见尿道灼热，小便黄赤，淋沥不畅，少腹胀满，欲尿难解，甚至小便不能，点滴难行，隐痛拒按，口干不欲饮水，大便秘结。舌质红，舌少苔。脉数。此湿热下注，膀胱积热，气化失利。治宜清热利湿，利尿解毒。用舌苓汤加减煎服，并用仙娥丸。

舌苓汤：

蓬莪术 15g	三　棱 15g	猪　苓 60g	赤芍 15g

建泽泻 10g   车前子 30g   王不留行 30g   蒲公英 30g

海金沙 30g   穿山甲 15g   大叶金钱草 30g   白花蛇舌草 60g

煎服法：一剂药煎两遍，合在一起，分 2 次服。每日服 1 剂。

方义：方中以猪苓、泽泻、车前子利水通淋；蓬莪术、三棱、穿山甲、王不留行活血化瘀，解毒清积，调节内分泌；蒲公英、海金沙、大叶金钱草、白花蛇舌草、赤芍清热利湿，通便止痛，消肿消炎。12 味药相伍，有清热解毒，祛瘀利尿，活血止痛，除湿消肿，促使会阴部血流畅通，调节内分泌，增强气化功能，加快消积通便之功效。

前列腺癌，湿热下注，膀胱积热。治宜用舌苓汤加全蝎 10g、蜂房 10g 煎服，并服用补金丸，或平消片与仙莪丸同时服。

证见小便频数，点滴不畅，时发时止，遇劳即作，头晕耳鸣，口舌干燥，久治不愈。舌质红，舌苔少。脉细数。此阴虚火旺，膀胱燥热，气化失调。治宜滋阴降火，润燥泻热。用蓉苓汤加减煎服，并用仙娥丸。

蓉苓汤：

肉苁蓉 30g   车前子 30g   木　贼 30g   生地黄 30g   山萸肉 15g

云茯苓 30g   福泽泻 10g   蓬莪术 30g   黄　柏 10g   藁　本 10g

煎服法：一剂药煎两遍，合在一起，分 2 次服，每日服 1 剂。

方义：本方用肉苁蓉、生地黄、山萸肉滋阴润燥，补肾强腰；车前子、云茯苓、木贼、福泽泻利水泻热，柔肝息风；蓬莪术活血化瘀；黄柏清热降火；藁本止痛，引药直达膀胱。诸药综合配伍，有滋阴降火，润燥泻热，补肾强腰，活血化瘀，调理气化功能，利水畅便，柔肝息风之功效。

前列腺癌，证见阴虚火旺，膀胱燥热。治宜蓉苓汤加全蝎 10g、蜂房 10g、鱼鳔珠 30g 煎服，并用仙娥丸与平消片，或补金丸，或参石丸同时内服。

证见病人疲倦无力，畏寒气弱，腰膝疲困，四肢厥冷，面色㿠白，小便排出无力，淋沥不爽，尿液澄清。舌质淡，舌苔白。脉沉细无力。此肾阳虚衰，气阴双亏，气化无权。治宜温补肾阳，益气利水。用地桂汤加减煎服，并用仙娥丸。

地桂汤：

生黄芪 30g   熟地黄 24g   怀山药 12g   山萸肉 12g   车前子 30g

鹿角霜 10g   附　子 10g   肉　桂 6g   仙　茅 15g   蛇床子 20g

福泽泻 10g

煎服法：用开水煎两遍，第1遍，煎20分钟；第2遍，煎40分钟。两遍合在一起，分2次服。

方义：方内以附子、肉桂、熟地黄、怀山药、山萸肉温阳补肾，益阴助阳；生黄芪、福泽泻补气利水；车前子、鹿角霜、蛇床子、仙茅补肾利尿，兴阳壮腰。各药综合配伍，有温补肾阳，补气利水，益阴强阳，加强气化，恢复分泌，增强免疫之功效。

前列腺癌，证见肾阳衰微，气阴双亏。治宜地桂汤，加蜈蚣2条加减煎服，并用仙娥丸与平消片，或补金丸同时服。

证见小便点滴不畅，尿如细线，或小便梗塞不通，小腹胀满隐痛，舌质黯蓝，瘀斑，少苔。脉涩滞，或细数。此浊瘀内停，阻塞膀胱，气化失利。治宜散瘀行水，软坚散结，活血消积，祛浊畅塞。用杖苓汤加减煎服，并服仙娥丸。

杖苓汤：

| 虎　杖 30g | 琥　珀 10g | 当　归 15g | 猪　苓 60g | 蓬莪术 20g |
| 车前子 30g | 穿山甲 15g | 娑罗子 15g | 桃　仁 10g | 半边莲 30g |

煎服法：同舌菱汤。

方义：本方用蓬莪术、穿山甲、桃仁、琥珀活血化瘀，消积散结；虎杖清热解毒；猪苓、车前子、半边莲利水通塞；用当归、娑罗子活血养血，理气止痛。诸药相合，有散瘀行水，清热解毒，消炎消肿，软坚破积，逐瘀通塞，祛浊利尿，理气止痛之功效。

前列腺癌，证见浊瘀内停，阻塞膀胱，治宜杖苓汤加王不留行30g、全蝎10g、皂角刺20g，加减煎服，并用平消片，或补金丸与仙娥丸同服。

证见病人时欲小便，欲解不出，或小便量少不爽，似欲大便，腹重肛坠，体倦气短，精神难支。舌质淡，舌苔白，脉弱滞。此脾虚气弱，气化无权，排泄无力。治宜健脾益气，温肾强精，利尿通便，加强气化。用芪留汤加减煎服，并用仙娥丸内服。

芪留汤：

生黄芪 60g	云茯苓 30g	车前子 30g	吴茱萸 10g	党　参 15g
白　术 20g	猪　苓 60g	肉　桂 6g	王不留行 15g	生甘草 3g
银　杏 10g				

煎服法：一剂药煎两遍，合在一起，分2次服，每日服1剂。

方义：方中用生黄芪、党参、白术补气健脾；茯苓、车前子、猪苓利尿通便；王不留行调节内分泌；吴茱萸、肉桂、生甘草、银杏温阳补肾，调节气化。各药相配，有健脾益气，温阳补肾，固本培元，温化利水，增强免疫之功效。

前列腺癌，证见脾虚气弱，气化无权，排泄无力。治宜芪留汤，加全蝎10g、土鳖虫10g，加减煎服，并用仙娥丸与补金丸，或平消片，或参石丸同服。

第十八节 ▎膀胱癌

膀胱癌，中医学有"尿血""溺血"之称。膀胱癌为泌尿系统的癌瘤病之一。一般在血吸虫病流行的地区发病率较高。年龄 50～80 岁均有发病，男性较女性为多。

一、病因病机

肾气不足，不能摄血，气血双亏，气化不利，湿热邪毒，蕴结膀胱。

二、症状

间歇性血尿，或大量无痛性尿血，排尿困难，尿频。血块堵塞尿道时出现溢出性尿失禁。有感染后尿痛，还有出现肾感染症状等。

三、辨证论治

膀胱癌（包括膀胱部位的各种癌瘤）的治疗，宜滋肾利湿，补气摄血，清热解毒，消积养血，软坚散结，燥湿利尿；用平消片，或茶贞丸，或参楼散，或补金丸，并用茅仙汤加减煎服。

茅仙汤：

白茅根30g　补骨脂30g　淫羊藿15g　仙鹤草60g　山豆根10g

海金沙30g　猪　苓60g　生地黄30g　苦　参30g　生黄芪60g

煎服法：一剂药煎两遍，合在一起，分2次服，每日服1剂。

方义：本方以补骨脂、淫羊藿滋肾纳气；生黄芪、生地黄补气摄血，滋阴养血；以白茅根、仙鹤草强心止血；山豆根、猪苓、苦参、海金沙利湿解毒，利水通淋。各味药相伍，有滋肾利湿，补气摄血，清热解毒，软坚散结，滋阴养血，利水通淋，活血止血之功效。

病情进一步发展，根据不同的证候，辨证用药。

证见无痛性血尿，间歇性发作，腰酸腿软，疲倦无力，头昏眼花。舌质淡红，舌白苔。脉沉细无力。此肾气亏虚，气不摄血。治宜滋肾益气，收敛摄血。用平消片，或茶贞丸，或参楼散，并用仙床汤加减煎服。

仙床汤：

蛇床子 15g　菟丝子 10g　枸杞子 20g　生地黄 30g　山萸肉 15g
墨旱莲 30g　仙鹤草 60g　生黄芪 60g　大党参 30g　补骨脂 30g

煎服法：一剂药煎两遍，合在一起，分 2 次服，每日服 1 剂。

方义：方内用菟丝子、枸杞子、补骨脂、蛇床子滋肾益气，壮腰强筋；生黄芪、大党参补气摄血；墨旱莲、仙鹤草强心益肾，活血养血；生地黄、山萸肉滋阴强肾。10 味药相合，有补气摄血，壮腰强肾，活血止血，强心利尿之功效。

证见尿频尿急，尿道灼痛，血尿时作，少腹胀满，食欲不振，有时低热。舌苔白腻，或舌苔黄腻。脉滑数。此湿热下注，膀胱血淋。治宜清热利湿，解毒通淋。用平消片，或金星散（片），或补金丸内服，并用苦根汤煎服。

苦根汤：

海金沙 30g　白茅根 30g　萹　蓄 12g　瞿　麦 12g　小　蓟 30g
猪　苓 60g　苦　参 30g　全　蝎 10g　蜂房 10g　滑　石 30g
生甘草 3g

煎服法：一剂药煎两遍，合在一起，分 2 次服。

方义：此方以海金沙、白茅根、全蝎、蜂房解毒通淋；以萹蓄、瞿麦、猪苓、苦参消热利湿；小蓟、滑石、生甘草泻热除湿，和中消毒。诸药相伍，有清热利湿，解毒散结，利水通淋，消炎止痛之功效。

证见血尿成块，尿中腐肉，恶臭难闻，排尿困难；或癃闭堵塞，少腹坠胀，疼痛难忍。舌黯瘀斑，舌苔白或少苔。脉沉弦。此瘀毒内阻，蕴结膀胱。治宜解毒祛瘀，清热通淋。用金星散（片），或补金丸，或参楼散内服并用水根汤加减煎服。

水根汤：

半枝莲 30g　白茅根 30g　龙　葵 30g　苦　参 30g　重　楼 10g
全　蝎 10g　赤小豆 30g　冬葵子 10g　蜂　房 10g　猪　苓 60g

水　蛭（焙研冲）6g

煎服法：一剂药煎两遍，合在一起，分2次服，每日服1剂。

方义：本方用重楼、龙葵，清热解毒；全蝎、水蛭、蜂房、冬葵子祛瘀消坚，软坚破积，活血止痛；半枝莲、白茅根、苦参、赤小豆、猪苓利水通淋，止血利湿。综合诸药，有清热解毒，活血化瘀，软坚散结，攻坚破积，利水通淋，消肿止痛之功效。

四、病例举要

例1：马×图，男，58岁。西安市某厂干部。

初诊：1989年10月28日。

患者于1989年8月6日出现无痛性血尿，到西安某大学第二附属医院住院。经病理诊断为膀胱移行细胞癌，Ⅱ级，即行手术切除。术后，膀胱灌注3次，血尿停止。后因全身疲倦无力，于9月30日复查为乳头状癌，于10月16日第2次手术切除。近来全身疲倦乏力，腰痛，出现血尿，经复查为膀胱癌复发，未治疗。

舌质黯红。舌苔黄腻，脉沉无力。

（1）白茅根30g　　生黄芪60g　　猪　苓60g　　全　蝎10g
　　　蜂　房10g　　山豆根10g　　瓦楞子30g　　料姜石60g
水煎服12剂。

（2）平消片4瓶，每次服8片，每日3次。开水服下。

复诊：11月11日，病情无变化。

（1）上方连服12剂，煎服法同上。

（2）平消片4瓶，每次8片，1日服3次。

三至四诊：11月25日～12月6日，精神好转，腰疼痛减轻，血尿消除。

（1）上方连服6剂，煎服法同上。

（2）平消片4瓶，每次8片，1日服3次。

五诊：12月16日，病情稳定。

（1）上方继续服6剂，水煎服。

（2）平消片4瓶，每次8片，1日3次。

六诊至十七诊：1990年1月6日～6月27日，共来诊12次，服汤药102剂，症状逐渐消除，精神好转。

（1）上方继续服12剂，水煎服。

（2）补金丸（片）4瓶，每次2片，每日3次。

十八至三十一诊：7月11日～12月19日，共来诊14次，服汤药150剂，病情稳定。

（1）上方12剂，水煎服。

（2）补金丸（片）10瓶，每次2片，每日3次。

三十二至三十九诊：1991年2月2日～6月5日，共来诊8次，服汤药96剂，精神好，食纳正常。

（1）上方12剂，水煎服。

（2）补金丸（片）10瓶。每次2片，每日3次。

四十至四十三诊：7月29日～10月21日，共来诊4次，服汤药36剂，症状转好，精神好转。

（1）上方12剂，水煎服。

（2）补金丸（片）10瓶，每次2片，每日3次。

四十四至四十七诊：11月11日～1992年1月13日，精神好，症状稳定。

（1）上方12剂，水煎服。

（2）补金丸（片）10瓶，每次2片，每日3次。

四十八至五十三诊：2月12日～4月18日，来诊6次，服汤药60剂，症状消失，精神好，食纳正常。

（1）上方12剂，水煎服。

（2）补金丸（片）10瓶。每次2片，每日3次。

五十四至五十六诊：8月1日～11月28日，来诊3次，服汤药36剂，一切均好。身体健壮。

（1）上方12剂，水煎服。

（2）补金丸（片）10瓶，每次2片，每日3次。

例2：赵×，男，51岁。干部。

初诊：1987年8月21日。

患者于3个月前开始间断性尿血，伴有小便不利，腰痛体倦，食纳不佳，形体消瘦，经某大学第一附属医院B超检查：膀胱后壁2.5cm×4.1cm，肝右叶3.5cm×8cm菜花状包块，诊断为膀胱癌、肝实质占位疾。CT报告：膀胱癌肝脏转移。膀胱镜检查：乳头状细胞癌。面黄不华，形体消瘦，精神萎靡不振，情绪抑郁，舌质绛，瘀斑，舌白苔。脉细数。

（1）白茅根 30g　　补骨脂 30g　　瓦楞子 30g　　猪　苓 60g

　　　羌　活 10g　　郁　金 15g　　蜂　房 10g　　全　蝎 10g

　　　小　蓟 30g　　清半夏 15g　　仙鹤草 60g　　生甘草 3g

一剂药煎两遍，合在一起，分 2 次服，每日服 1 剂。

（2）补金丸（片），每次 2 片，每日 3 次，开水送服。

以上方，经 3 年加减治疗，症状消失，恢复工作。

1993 年 4 月 22 日，随访身体健康。

例 3：邵 ××，男，80 岁。兰空干休所。

初诊：1992 年 12 月 19 日。

患者于 1992 年 4 月行膀胱癌电灼。病理检查乳头状癌。术后 4 个月，又出现尿血，化疗 2 次，因反应大，停止。近日血尿多，少腹不舒，疼痛。一般小便开始尚可，夜间不畅，次数多，血尿在夜间亦多。检查患有前列腺增生、糖尿病、高血压，常头晕，大便干燥。舌红瘀斑，舌薄苔。脉细，关弦。

（1）藁　本 10g　　全　蝎 10g　　猪　苓 60g　　蜂　房 10g

　　　瓦楞子 30g　　山豆根 10g　　半边莲 30g　　料姜石 60g

　　　半枝莲 30g

一剂药煎两遍，合在一起，分 2 次服，每日 1 剂。

（2）平消片，每次 8 片，1 日 3 次。

复诊：12 月 26 日，尿血减少，小便稍畅，小腹仍痛不舒，大便干，头晕。

（1）上方加白茅根 30g、白花蛇舌草 60g。

煎服法：同上。

（2）补金丸（片），每次服 2 片，1 日 3 次。

三诊：1993 年 1 月 9 日，腹痛消除，血尿少，夜间小腹仍不舒，仍头晕，臂内痛感，大便干。

（1）上方 12 剂，水煎服。

（2）补金丸（片），每次 2 片，每日 3 次。

四诊：2 月 6 日，症状同前。

补金丸（片），每次 2 片，每日 3 次。

五诊：3 月 6 日，血尿已无，纳可。

（1）12 月 19 日方，加地骨皮 30g、补骨脂 30g。

煎服法：同前。

（2）补金丸（片）继续服用。

六诊：3月20日，症状稳定。

（1）12月19日方，加地骨皮30g、白花蛇舌草30g。

煎服法：同前。

（2）补金丸（片）继续服用。

七诊：4月3日，症状稳定。

（1）上方继续服用。

（2）补金丸（片）继续服用。

八诊：4月29日，一切症状消失，精神正常。

（1）上方继续服用。

（2）补金丸（片）继续服用。

第十九节 ┃ 子宫癌

子宫癌，在中医学有"石瘕""瘕聚""血枯""血癥""倒开花""倒血经""崩漏"及"带下"等名称。其中包括了子宫的各种癌瘤。妇女子宫，分宫颈、宫体、宫底3个部分。发生在子宫最下端的癌瘤，称宫颈癌；发生在子宫腔里边的癌瘤，称宫体癌。子宫癌，也就包括宫颈癌与宫体癌。一般临证，对绝经后又出现阴道不规则的出血，或未停经而阴道不规则的出血，多数是癌瘤。所以，凡阴道不规则的出血，不分宫颈癌瘤或是宫体癌瘤，均称"倒开花"。

子宫癌，是妇女常见的、多发的癌瘤病之一。占妇女癌瘤的首位，占全部癌瘤的2~3位。

子宫癌，多发生在20岁以上，发病率随年龄而增加，35~55岁为最多。60岁以上，发病率有下降趋势，但也不是绝对的。

子宫癌，外观上有：菜花型（乳头状）、溃疡型、弥漫浸润型、结节型等4种类型。病理有：鳞状细胞癌（占多数）、腺癌与混合癌（较少见）。

一、病因

多数由于长期忧思郁怒，七情内伤，六淫病毒，或由于胎产、性交的刺激，损伤脾胃及冲、任二脉，致使内分泌紊乱，或宫颈糜烂（上皮组织的病灶性增殖），或早婚多产，宫颈撕裂、外翻，病毒侵及，或丈夫包茎或包皮过长（含有皮垢），长期刺激引起炎症而诱发，或长期服用雌激素及长期受放射线刺激等所致。

二、症状

初起，多数没有症状。个别人，在性交后有点状出血。一般妇女，在绝经后出血，或在月经前后阴道出现滴血，就要注意发生宫颈或宫体癌。年近绝经的妇女，如果发现月经量反而增多，或不规则的阴道出血，或1个月月经来几次，或是在性交中排便，或劳动以后就有阴道出血等现象，必须注意子宫癌。子宫颈癌往往能引起大出血和多次的出血，并且因为出血而造成病人衰竭和严重的贫血。多数子宫癌病人，白带增多。如果癌瘤继续发展，有感染和组织坏死时，往往会排出混有血丝或血液的白带，或是有恶臭气的白带。有时候，病人的满房间都是恶臭气。有的在白带内混有坏死脱落的癌组织块物。病情进一步发展，出现尿频或尿失禁，或由阴道流出血臭水，并且表现出恶病质。

病情发展到晚期，就要发生不同性质的疼痛（轻痛、剧痛、锐痛），有时痛得不能忍耐，有时候疼痛向腹壁和背部放射。一般癌瘤病人的疼痛多在腰部，或是在下腹部位。有的病人，因为癌瘤侵犯部位的不同，而发生不同部位的疼痛。癌瘤发展越到晚期，疼痛就会越剧烈，症状就越严重。

当癌瘤侵犯膀胱以后，病人的小便次数增多，或是尿不出来，或是尿道疼痛。严重时，可出现脓尿或是血尿。更严重时，就要出现尿闭，而发生尿毒症。

当癌瘤侵犯直肠的时候，病人的大便次数增多，或是便秘。一部分病人，在解大便的时候疼痛或便血。癌瘤晚期病人，大部分有食欲不振，面黄消瘦，体重减轻。

子宫体癌，一般开始有稀薄的白带，以后变成污黄臭带。病人的下腹部疼痛，同时有腰痛。有的病人，经常由阴道流出像米汤样的臭液体。50岁以后的妇女，如果逐渐或突然的发生阴道出血，并且出血不规律，就要及时注意检查。子宫体癌病人在绝经前，往往是月经期间大量出血，或淋漓不断地出血，并且没有周期，无规律性，或是有周期的大量出血。有的病人，在绝经以后1~2年，或是好几年，突然阴道出血，逐渐血量增多。有一部分病人，由于子宫排出坏死组织或排出血块，引起不规则的收缩时，病人感觉腰疼，但是，当坏死组织或血块排出以后，这种疼痛就能减轻，或者疼痛停止。这种疼痛多数是阵发性的不规则的疼痛，疼痛的时间是 1～2 日或 3～5 日疼痛 1 次。有些病人，是持续性的隐痛，或是剧烈性的疼痛。

多数子宫体癌瘤病人，身体消瘦，体重减轻，食欲不振，精神疲倦。这些症状大部分是逐渐加重。

子宫颈癌或子宫体癌，如果转移扩散到锁骨上淋巴结，或肺、或骨、或肝等远处器官的时候，可能发生各该部位相应的症状。

三、辨病要点

30 岁以上的妇女，有不规则的阴道出血；或是在性交以后出血；或闭经后，突然出血；或是白带增多，或是白带有血丝，或是白带伴有恶臭气，或出现疼痛症状。

四、舌象

舌质嫩红，或红色，或黯青紫，或有瘀点，或黯红；有的舌胖，舌苔白或润白，或薄白，或白厚，或黄腻，或剥脱。

五、脉象

脉滑数，或沉细，或细数，或弦细，或弦，或涩，或沉涩，或滑紧，或细数无力等。

六、辨证论治

对子宫癌的治疗，宜清热解毒，补中益气，活血化瘀，滋阴软坚，止血止痛，辨证用药。

症状初起，月经前后出血或滴血，或在性交后出血，可用椿甲丸与平消片（见前）或金星散（见前）内服。

椿甲丸：

蛇床子 60g	蜂　房 30g	鳖　甲 60g	龟　甲 60g
生牡蛎 60g	椿根白皮 30g	仙鹤草 60g	炒小茴香 30g
蛇　蜕 30g	全　蝎 30g		

制服法：共研为细粉，水泛为丸，如绿豆大。每次服 6～9g，1 日 3 次，

黄芪煎水送服，或开水送服。

方义：本方以蜂房、全蝎、蛇蜕清热解毒；龟甲、鳖甲、牡蛎滋阴软坚；椿根白皮、仙鹤草、炒小茴香、蛇床子止血活血，强心补虚。诸药综合配伍，有清热解毒，活血化瘀，软坚滋阴，补虚止血之功效。

病情发展，白带增多，或白带有血丝，或绝经后出血，或大量出血时，可用三甲榆蜂汤与平消片，或金星散。

三甲榆蜂汤（三蜂汤）

生黄芪 60g	党　参 15g	龟　甲 15g	鳖　甲 15g	牡　蛎 15g
蜂　房 10g	蛇　蜕 10g	全　蝎 10g	地　榆 15g	荷　叶 15g
仙鹤草 30g	茜　草 15g			

煎服法：一剂药煎两遍，合在一起，分2次服。

方义：本方用生黄芪、党参补气扶正；龟甲、鳖甲、牡蛎滋阴软坚；蜂房、全蝎、蛇蜕清热解毒，软坚消炎；地榆、荷叶、仙鹤草、茜草滋阴止血。诸药综合配伍，能补中益气，滋阴软坚，清热解毒，活血化瘀，止血止痛，扶正祛邪。

在年龄已近绝经，而月经量反而增多，或不规则的阴道出血，或一月内有月经来几次，宜服仙蕊汤与平消片，或金星散。

仙蕊汤：

生黄芪 30g	当　归 15g	党　参 15g	生牡蛎 20g	龟　甲 15g
大小蓟各 15g	鳖　甲 15g	白　术 12g	仙鹤草 30g	贯　众 15g
山豆根 10g	花蕊石 30g	紫石英 15g		

煎服法：同三甲榆蜂汤。

方义：本方用黄芪、党参、当归补气补血；龟甲、鳖甲、牡蛎、花蕊石、紫石英滋阴软坚；大蓟、小蓟、白术、仙鹤草、贯众、山豆根止血凉血，健脾强心，清热解毒。诸药综合配伍，有健补心脾，软坚化积，滋阴强壮，止血定痛，利气活血，清血解毒，消炎消肿之功效。

病情继续发展，病情复杂时，可根据证候，辨证用药。

证见情绪忧郁，胸胁胀满，全身窜痛，口苦咽干，心烦易怒，少腹胀痛，阴道接触出血，出血鲜红或夹血块，月经提前，白带稍多，色黄，局部轻度糜烂，或小菜花样损伤，大便干秘，小便黄赤。舌稍黯，舌苔薄白，或微黄。脉弦细。此属肝郁气滞。治宜疏肝解郁，理气止痛，活血止血，清热解毒，调理冲任。可用佛参汤与平消片，或金星散。

佛参汤：

丹　参 30g　　柴　胡 12g　　当　归 10g　　猪　苓 60g　　郁　金 15g

白　术 12g　　半枝莲 30g　　蜂　房 10g　　蜈　蚣 2 条　　娑罗子 15g

仙鹤草 60g　　白花蛇舌草 80g　　　　　　佛　手 15g　　料姜石 60g

煎服法：同三甲榆蜂汤。

方义：本方用柴胡、郁金、佛手疏肝解郁；当归、仙鹤草、丹参活血止血；猪苓、半枝莲、白花蛇舌草利水润便；娑罗子理气止痛；白术、料姜石和胃健脾；蜂房、蜈蚣清热解毒，软坚散结。诸药配伍，有疏肝理气，软坚化瘀，解郁除烦，养血活血，止痛止血，健脾利水，清热解毒，调理冲任之功效。

证见脘闷腰痛，少腹胀痛，食纳不佳，上肢沉痛，月经量多，带色黄赤，或赤白相杂，带下黏稠，腥臭难闻，局部有空洞，或菜花样坏死溃疡，大便秘结，小便短少，色黄赤，或小便频数，或尿急。舌绛，或黯红，舌苔黄燥，或黄腻。脉弦数，或弦滑。此属瘀毒湿热。治宜清热解毒，疏肝理气，利水止痛，活血化瘀。可用柏苓汤与平消片，或金星散。

柏苓汤：

黄　柏 10g　　苍　术 10g　　重　楼 10g　　猪　苓 60g　　当　归 20g

郁　金 15g　　龙　葵 30g　　薏苡仁 30g　　蜂　房 10g　　全　蝎 10g

料姜石 60g　　白花蛇舌草 30g

煎服法：同三甲榆蜂汤。

方义：本方用苍术、薏苡仁、黄柏清热利湿；蜂房、全蝎、龙葵、重楼、白花蛇舌草清热解毒，软坚破积，润便抑癌，消炎消肿；猪苓利水消胀；当归、郁金、料姜石活血养血，疏肝解郁，祛瘀散结。诸药配伍，有利水消肿，清热解毒，养血润便，理气止痛，消毒抑癌之功效。

证见头晕目眩，心悸气短，多梦失眠，脘闷纳呆，腰酸腿软，少腹胀痛，带多质稀，色似米泔，淋漓不断，腥臭难闻，体倦无力，不耐劳累，月经过多，大便干，或大便溏，小便混浊色黄，局部有空洞或菜花溃疡。舌苔白腻，或黄腻。脉沉细。此属瘀毒蕴结，脾虚湿浊。治宜活血化瘀，健脾利湿，清热解毒。可用苡欢汤与平消片，或金星散。

苡欢汤：

党　参 15g　　苍　术 12g　　蓬莪术 15g　　瓦楞子 30g　　猪　苓 60g

薏苡仁 30g　　蜂　房 10g　　全　蝎 10g　　生黄芪 60g　　骨碎补 15g

合欢皮 30g　　料姜石 60g

煎服法：同三甲榆蜂汤。

方义：本方以莪术活血化瘀；苍术、薏苡仁健脾燥湿；瓦楞子软坚散结；猪苓利水排浊；蜂房、全蝎、料姜石清热解毒，和胃降逆，消坚破积；黄芪、党参、骨碎补、合欢皮补气养心，扶正强壮，除烦安眠。各药综合配伍，有健脾利湿，软坚散结，燥湿排浊，利水通淋，活血化瘀，清热解毒，补气扶正之功效。

证见头晕眼花，失眠耳鸣，腰酸膝冷，饮食纳差，手足心热，下肢冷痛，夜卧盗汗，午后低热，五心烦热，阴道出血，带下清稀，腥臭难闻，大便先干后稀，夜间尿多，小便频数。舌胖红，少苔，或舌苔白润。脉沉细无力。此属阴虚内热。治宜健脾补肾，扶正培本。可用珠补汤与平消片，或金星散。

珠补汤：

生黄芪 60g　　党　参 20g　　白　术 20g　　女贞子 30g　　猪　苓 60g

骨碎补 15g　　珍珠母 30g　　补骨脂 30g　　蜂　房 10g　　蜈　蚣 2 条

淫羊藿 15g　　夜交藤 30g　　料姜石 60g

煎服法：同三甲榆蜂汤。

方义：本方用白术、骨碎补、女贞子、补骨脂、淫羊藿补肾壮腰，健脾培本；生黄芪、党参补气扶正；猪苓利水消肿；珍珠母、夜交藤柔肝息风，养心安眠；蜂房、蜈蚣、料姜石滋阴清热，软坚散结，消肿解毒。综合诸药，有健脾补肾，清热解毒，滋阴益阳，补气养心，壮腰益肾，软坚散结，利水消肿，除烦安眠，扶正培本之功效。

病情更进一步发展，在性交或排便或活动后出血，或白带多，并且臭气大，疼痛严重时，可服三蛭丸与平消片，或金星散。

三蛭丸：

鸡内金　　　水　蛭　　　三　七　　　蟅　虫　　　　白　矾

三　棱　　　莪　术　　　红丽参　　　干　漆（炒）　蛇床子

制服法：上药各等份，研为细粉，水泛为丸，如绿豆大小。每次服3～6g，1 日 3 次，黄芪煎水送服，或开水送服。

方义：本方用水蛭、三棱、莪术、干漆、蟅虫化瘀活血，消肿定痛；鸡内金、红丽参健胃强脾，补虚扶正；三七、白矾、蛇床子止痛止血，消炎解毒。诸药综合配伍，能止血止痛，健胃强脾，活血化瘀，扶正祛邪。

凡病人身体虚弱，出血量多，出现衰竭或严重贫血，宜服参芪三甲汤与平消片，或三蛭丸，或金星散。

参芪三甲汤（参甲汤）：

生黄芪 60g　　党　参 30g　　薏苡仁 30g　　龟　甲 15g　　丹　参 30g
鳖　甲 15g　　牡　蛎 15g　　蛇　蜕 10g　　蜂　房 10g　　天南星 10g
料姜石 30g

煎服法：同三甲榆蜂汤。

方义：本方以黄芪、党参、丹参、薏苡仁、天南星补气补血，健脾除湿；龟甲、鳖甲、牡蛎软坚滋阴；蛇蜕、蜂房、料姜石解毒消肿，去瘀止血。诸药综合配伍，有补气补血，活血化瘀，软坚滋阴，消肿止痛，止血扶正之功效。

癌瘤发展到晚期，出现尿频数，或尿失禁，或阴道流臭水，或出血过多时，宜服三甲榆蜂汤与芪酥丸（方见前）。

晚期病人，发生不同性质的疼痛，或疼痛难忍耐的时候，可服三蛭丸与仙蕊汤加减，或服芪酥丸与参芪三甲汤加减。

晚期癌瘤，发生不规则的、阵发性的疼痛，1～2天或3～5天痛1次，或持续性的隐痛，或剧烈疼痛时，可服芪酥丸与参芪三甲汤加减。

晚期子宫癌的各种癌瘤，均可用砂雄丸内服，青硼散外擦，或用香蓼子酒（见前）外敷，或将平消栓塞入子宫。

砂雄丸：

制马钱子 18g　　雄　黄 60g　　青　黛 60g　　乌　梅 60g　　硼　砂 60g
紫硇砂 60g

制服法：共研为细粉，水泛为丸。每次服 1.5g，1 日 2 次，黄芪煎水送服，或开水送服。

方义：本方用制马钱子、硇砂开通经络，攻坚破积，除湿止痛；乌梅、雄黄、青黛清血解毒，消炎蚀腐；硼砂消痞除污。诸药配伍，能清血解毒，消痞除污，攻坚破积，消炎止疼，通络去瘀，推陈致新。

青硼散：

黄　柏 15g　　紫　草 15g　　硼　砂 30g　　枯　矾 30g　　冰　片 30g
青　黛 30g

制用法：共研为细粉，撒患处，或用凡士林配膏擦患处，1 日 1～2 次。

方义：本方用青黛、黄柏、紫草消炎解毒，除湿去瘀；硼砂、枯矾、冰片蚀腐杀菌。诸药综合配伍，有去腐生肌，消炎解毒，杀菌除湿之功效。

平消栓：

明雄黄 30g　　枯　矾 15g　　乳　香 30g　　没　药 30g　　蛇床子 30g

五倍子 10g　　炒乌梅 50g　　炒蒲黄 30g　　山豆根 30g　　冰　片 15g

制用法：上药各研为细粉，合在一起，研匀，制为栓锭，塞入子宫，每日 1 次。

方义：本方以明雄黄、枯矾消炎解毒，燥湿蚀腐；乳香、没药、乌梅消肿止痛；山豆根、蛇床子清热解毒；炒蒲黄、五倍子生肌去腐，保护创面；冰片，芳香去秽，生肌去腐，消炎利湿。

癌瘤晚期，疼痛剧烈，或局部肿胀，或局部溃疡，除内服药外，并宜用雄参膏（见前）外敷。

七、病例举要

李 × 玲，女，58 岁。

初诊：1980 年 11 月 12 日。

主诉：近几个月，经常腹胀、腹痛。

现病史：1980 年 5 月，因为腹痛，住进西安某医院做剖腹探查。诊断：双侧卵巢乳头状浆液性腺癌，大网膜及肠管转移。超声波检查：子宫靠上方 8.5cm×9cm 肿块，波型迟钝，出波衰减，呈丛状。意见①盆腔肿瘤；②子宫癌。

辨证论治：3 个月来，腹胀，腹刺痛，无月经，阵发性腰痛等。

舌象：舌绛，少苔。

脉象：脉沉细数。

证属：脾肾虚弱，气瘀搏结。

治则：滋补脾肾，软坚散结。

方药：

（1）黄　芪 60g　　丹　参 60g　　蜂　房 10g　　全　蝎 10g

　　瓦楞子 30g　　山豆根 10g　　补骨脂 20g　　山慈菇 30g

　　党　参 30g

煎服法：一剂药煎两遍，合在一起，分 3 次服。

（2）平消片，每次服 8 片，1 日 3 次，开水送下。

复诊：12 月 1 日，症状无变化。

舌象：同前。脉象：同前。

方药：上方加料姜石 60g。

煎服法：同前。

三诊：1981 年 1 月 26 日，近几日，食纳差，盆腔部位疼痛，胸部刺痛，尿道疼痛，大便尚可。

舌象：舌白苔。脉象：脉弦缓。

方药：

蜂　房 10g　　全　蝎 10g　　蛇　蜕 10g　　黄　芪 60g　　瓦楞子 30g

娑罗子 15g　　延胡索 15g　　料姜石 60g

煎服法：同煎。

平消片继续服用。

四诊：9 月 9 日，精神好转，食纳增加。昨日，经西安某医院扫描：直肠、胃、肝等均已正常。

第二十节 ▎骨瘤与骨癌

骨瘤，包括原发性骨瘤与转移性骨瘤两大类。原发性骨瘤良性较多，预后较好。转移性骨瘤均是恶性癌瘤，一般来自甲状腺、乳腺、肺、前列腺及肾等部位的癌瘤，是晚期癌瘤的一种。软骨瘤，或骨肉瘤、骨囊肿，多发于 10 ～ 20 岁；骨巨细胞瘤，多发于 20 ～ 40 岁；多发性骨髓瘤、脊索瘤和转移癌，多发于 40 ～ 50 岁及以上。成骨肉瘤、软骨肉瘤，多见于男性，一般多发于青少年，男性多于女性，下肢多于上肢。恶性骨瘤，以骨肉瘤为最常见的一种。

骨肉瘤，中医学又称骨生"阴毒"，属"骨痨""肾虚劳损"的范围，是恶性极强的癌瘤之一。进展快，转移早，常转移于肺。所以，对骨肉瘤的早期发现，早期治疗，是很重要的。

一、病因病机

多由于先天禀赋不足，骨髓空虚。肾主骨，骨生髓，肾虚骨病，肾亏内伤或遗传。外感寒湿，下陷肌肤，毒攻于内，伤筋蚀骨，或气血凝滞，经络受阻，日久不化，蕴结成毒，耗阴腐骨，结聚而成。

现代认为与先天残存胚胎组织瘤化，发育异常，遗传因素，外因化学致癌物质甲基胆蒽诱发或感染，电离辐射，放疗等因素有关。

二、症状

软骨瘤，常发于指或趾，呈不规则的圆形，或纺锤形、畸形。骨巨细胞瘤，早期有间断性隐痛，局部肿胀，压痛，或关节受限，皮肤红，温度高，静脉曲张，红色斑点。

软骨瘤，幼儿多见，肿块表面光滑，质硬，基底与骨相连。如果位于关节或肌腱附近，有碍活动，有时有局部摩擦，压迫疼痛，但多数是自行停止生长。如果发现有继续增长，应注意恶变可能。

骨肉瘤早期，间歇性疼痛，继之，变为持续性剧痛。有的病人，因疼痛剧烈抱腹辗转，彻夜不能安眠，疼痛有如针刺、刀割、火烧、钻痛，有时临近关节有放射性疼痛，不能活动，甚至服用镇痛药无效。因位置不同，症状不一。软骨肉瘤，半数以上发生于股骨下端与胫骨上端，大多数是长骨干骺端的骨膜深层。有的骨瘤，是良性恶变而成，发展缓慢，有长期病史，钝痛开始间断，逐渐加重而变为持续。如果生于骨端，邻近关节受限，局部肿块坚硬，周围皮肤红，温度增高。骨肉瘤，多发于四肢，包块坚硬如石，难消难溃。

三、辨证论治

笔者对骨瘤的治疗是：活血化瘀，软坚散结，止痛消肿，提高免疫功能。一般开始服平消片或金星散。发生于上肢的（包括上肢部位各种癌瘤），宜结合用补肾养血，化瘀消肿，行气通络，软坚导滞。可用平消片或金星散，并服海藤丸，或藤枯汤。

海藤丸：

海　藻 30g　　昆　布 30g　　全　蝎 10g　　桂　枝 30g　　山豆根 30g

鸡血藤 60g　　补骨脂 60g　　威灵仙 60g　　当　归 60g

制服法：共研为细粉，水泛为丸，如绿豆大。每次服 3～10g，1 日 3 次，开水送服。

方义：本方用海藻、昆布、当归、鸡血藤行瘀消肿，活血通络；全蝎、山豆根软坚散结，清热解毒；桂枝、威灵仙、补骨脂通阳补肾，增强机体免疫功能。9 味药综合配伍，有活血化瘀，补肾养血，通络导滞，软坚散结，止痛消肿之功效。

藤枯汤：

桂　枝 12g　　夏枯草 80g　　姜　黄 15g　　三　棱 12g　　当　归 15g
同蒺藜 12g　　生牡蛎 30g　　丹　参 30g　　丝瓜络 12g　　鸡血藤 30g
料姜石 60g

煎服法：一剂药煎两遍，合在一起，分 2 次服。

方义：本方以桂枝、夏枯草、姜黄助阳通络，行气消肿；三棱、丹参、鸡血藤活血化瘀，软坚散结；当归、同蒺藜补肾养血；丝瓜络、生牡蛎、料姜石降逆镇冲，活络消坚。诸药配合，有补肾养血，活络导滞，软坚散结，行气解郁，活血化瘀之功效。

发生于下肢（包括下肢部位各种癌瘤）的，宜结合补肾养血，软坚散结，行气活血，导滞通络。可用平消片或金星散，并服海豆丸，或茋膝汤煎服。

海豆丸：

海　藻 30g　　昆　布 30g　　全　蝎 10g　　山豆根 30g　　川牛膝 60g
补骨脂 60g　　威灵仙 60g　　焦杜仲 60g　　鸡血藤 60g　　乌梢蛇 30g

制服法：共研为细粉，水泛为丸，如绿豆大。每次服 3~10g，1 日 3 次，开水送服。

方义：本方用海藻、昆布、鸡血藤软坚散结，活血化瘀；全蝎、乌梢蛇、山豆根清热解毒，止痛通络，消炎散肿；川牛膝、补骨脂、威灵仙、焦杜仲补肾养血，通经活络，壮腰强筋。各药综合配伍，有补肾养血，活血化瘀，消肿止痛，软坚散结，通经活络，增强机体免疫力之功效。

茋膝汤：

山豆根 10g　　同蒺藜 15g　　生牡蛎 30g　　全　蝎 10g　　川牛膝 12g
蓬莪术 15g　　当　归 15g　　补骨脂 30g　　丝瓜络 20g　　乌　蛇 10g
生甘草 3g

煎服法：同藤枯汤。

方义：本方用山豆根、乌蛇、全蝎清热解毒，消肿止痛；同蒺藜、补骨脂补肾壮腰，增强机体免疫功能；生牡蛎软坚散结；川牛膝、蓬莪术、当归活血化瘀，消坚通络；丝瓜络、生甘草活络消炎，止痛消肿。各药配合，有补肾养血，软坚散结，消炎止痛，导滞通络，解毒活血之功效。

症状复杂，治疗效果不显时，按所出现的不同证候，辨证用药。

证见下肢近端骨痛，时痛时止，逐渐加重，好像针刺、刀割一般疼痛，肿胀隆起，患部压痛，辗转难眠，彻夜不安，活动障碍，甚至全身不舒适。舌淡。脉沉细。此属阴寒凝结，阴毒壅滞。可用平消片或金星散，并用灵骨汤煎服。

灵骨汤：

五灵脂 10g　　地　龙 12g　　补骨脂 30g　　骨碎补 15g　　蜈　蚣 2 条

川牛膝 15g　　透骨草 30g　　桂　枝 12g　　乌梢蛇 10g

煎服法：一剂药煎两遍，合在一起，分 2 次服。

方义：本方以五灵脂活血化瘀；地龙、透骨草通络舒筋；补骨脂、骨碎补补肾壮腰，坚骨益精；蜈蚣、乌梢蛇疏风止痛，除湿解凝；川牛膝、桂枝通阳解肌，消肿止血。9 味药相配，有疏风通络，温阳解凝，活血化瘀，软坚散结，补肾益精，解毒消肿，坚骨止痛，增强机体免疫力之功效。

证见上肢肿胀，骨瘤增大迅速，皮肤色黯或变紫，灼痛、刺痛、压痛，似火烧电击，转侧艰难，胳膊不能上举，大便干燥。舌绛，有瘀斑。脉细数，或弦数，或涩。此属气滞血瘀，毒热蕴结。治宜活血化瘀，祛毒散结。可用平消片或金星散，并用透仙汤煎服。

透仙汤：

红蓼子 10g　　䗪　虫 10g　　刘寄奴 30g　　透骨草 30g　　地　龙 12g

柳　枝 30g　　蓬莪术 15g　　威灵仙 30g　　乌梢蛇 10g　　料姜石 60g

煎服法：同灵骨汤。

方义：本方用红蓼子、䗪虫、刘寄奴、蓬莪术活血化瘀，攻坚破积；透骨草、地龙、乌梢蛇除湿解凝，祛风止痛；柳枝、威灵仙、料姜石祛湿通络，和胃降逆。各药配伍，有活血化瘀，软坚散结，疏风通络，除湿止痛，清热解毒，消炎消肿之功效。

证见上肢或下肢肿块隆起，皮肤青紫，肿胀疼痛，发热贫血，活动障碍。朝轻暮重，疼痛难忍，身热口干，全身衰弱，咳嗽，唇淡，大便干秘，小便不畅。舌质黯，舌苔腻，或少苔，或黑苔。脉沉细。此属肾虚髓伤，骨骼瘀毒，火毒瘀结。治宜补肾填髓，活血化瘀，扶正止痛。可用平消片或金星散，并用寄补汤或芪补汤加减煎服。

寄补汤：

补骨脂 30g　　骨碎补 15g　　郁李仁 30g　　透骨草 30g　　猪　苓 60g

生　地 30g　　桑寄生 15g　　蜂　房 10g　　全　蝎 10g　　乌梢蛇 10g

薏苡仁 30g

煎服法：同灵骨汤。

方义：本方用补骨脂、骨碎补、生地黄补肾填髓，凉血补血，增强机体免疫功能；透骨草、桑寄生、薏苡仁疏风止痛，祛湿健脾；郁李仁、猪苓润便利水；蜂房、全蝎、乌梢蛇软坚散结，清热解毒。诸药配伍，有补肾填髓，活血化瘀，润便利水，软坚散结，除湿止痛，养血润燥，增强机体免疫功能，扶正祛邪之功效。

四、病例举要

患者：张×业，男，24岁。工人。住陕西省西安市某厂。

初诊：1980年2月6日。

主诉：左臀下部肿块，已1年多。

现病史：1年来左腿痛，进行性加剧，活动受限，坐时感到左臀有肿块。经西安市某医院检查，病理报告：软骨肉瘤。患者拒绝手术治疗。出院后，经放射治疗，肿块未见消退。X光片显示：左侧坐骨软组织块影，骨膜受累，有溶骨破坏现象。

辨证论治：现左腿仍痛，行走困难，持双拐可走动，伴有腰痛，乏力，饮食欠佳，局部可叩及直径5cm肿块，大便正常，小便频数。

舌象：舌质红，有瘀斑；舌苔白。

脉象：脉弦。

证属：瘀痰结聚，肾气不足。

治则：补肾化瘀，通络散结。

方药：

（1）黄　芪 100g　　威灵仙 30g　　补骨脂 30g　　元　胡 15g

　　　瓦楞子 30g　　山豆根 10g　　仙鹤草 60g　　蜂　房 10g

　　　全　蝎 10g　　蜈　蚣 2条　　枸杞子 30g　　生甘草 3g

煎服法：一剂药煎两遍，合在一起，分2次服。

（2）平消片，每次服8片，1日3次，开水送服，连续服用。

患者经过两月余治疗，来诊8次。服汤剂48剂后，局部肿块明显缩小。但仍有腿痛，活动受限。

舌象：同前。脉象：同前。

方药：上方加三七 6g、乌蛇 10g。

煎服法：同前。

患者经过 2 年多治疗，服汤剂 520 余剂。X 光片复查：骨膜已修复，肿块消失，行走如常，并可跳跃活动。但下蹲仍有些不便。

又经过一年，间断服汤剂，身体完全恢复，已上班工作。

1986 年 8 月 16 日，复查均正常。

[附] 一位曾患"成骨肉瘤"患者的来信

尊敬的贾大夫：

您好！工作忙吧？全家人都好吗？使我时刻想念。

敬爱的贾大夫，您是否记得我的名字？我就是 1961～1962 年，西安红十字会医院肿瘤科住院患者——刘××，男，当时 21 岁。

1962 年 10 月 1 日，我拿着您研制的"平消片"中成药出院回故乡。在疗养期间，自己刻苦攻读中医、药、针灸书籍。您（的）药服完后，（我再）亲自配制些中药（主要是丸药）继续服用，直至 1964 年 12 月 30 日病获痊愈，才停止服用药。

我先教民小数年，1970 年转正。1988 年全家人户口农转非，吃商品粮，成为城镇户口。因我学会开中药方，并能用针灸治病，所以，本年县教育局和卫生局协商，调我到延长县张家滩中学担任校医工作。这样，更有利钻研医药方面的书。

……

1961～1962 年，我是一个青年学生，还未结婚，不幸患右股骨"成骨肉瘤"，属恶性肿瘤（西安第四军医大学附属医院活体组织化验确诊的）。即来西安，经过 6 个大医院大夫诊治。西医大夫说："截肢后可活 5 年，不截肢生命难保"。中医大夫说"无良方可治"的悲观情况下，您对我热情鼓励，各方支持，耐心诊治（如给我中成药"平消片"服用），避免了截肢，挽救了生命，使我获得了痊愈。您对我恩深似海，德重如山，拜您亲如再生父亲，使我永远不会忘记您，终生对您感恩不尽。

1961～1991 年，已过 30 年了，我想来西安看望您老人家，但不知您退休了，还是在哪个研究院或哪个医院上班工作？特向陕西省卫生厅和西安市卫生局负责同志写信询问您的工作地址或家庭地址。

请您替我代问当时的医务人员同志们好！如：西安市卫生局马秘书、朱大夫（女），红十字会医院刘院长、中医科主任李继先、姚树林大夫、于宜芳大夫（女）、赵怀芝大夫（女），女护士长阎桂英、男青年护士苏志经等人好！他们各自在哪个医院上班？烦请用信回答。

敬请您在百忙之中，给我回信。说明您老人家情况和住址。

最后，我在此向您致以崇高的敬礼！衷心感谢！

祝您身体永远健康！全家人生活幸福！

邮政编码：717108 延长县张家滩中学　刘 ××

1991 年 12 月 1 日

第二十一节 ▏皮肤癌瘤

皮肤癌瘤的种类多，症状复杂。大部分皮肤癌瘤发生在身体的表面，一般容易被发现。但是，很多的皮肤癌瘤，初起多与一般普通的皮肤病相同，而又容易被误诊。皮肤癌瘤，最主要的症状是：皮肤的颜色变化。中青年以后的人，如果发现皮肤的一部分出现好像墨汁般的漆黑色，或形成痣样，并且逐渐增大（痣是与生俱来的），有时出现灰色或淡褐色扁平的瘤状物，不痛不痒，表面粗糙，或一部分发黑，或发灰色，或发淡褐色甚至红肿，或如瘤痣，茧及烫伤后出血，伤口扩大，或形成硬块，疣状物出现，多数易变为癌瘤。有时感染细菌，发生特有的恶臭气，有的在皮肤，尤其在人的阴部，或乳房部位皮肤上出现发红，而且不断地扩大，应加以注意癌变。

一、病因病机

由于风毒燥热，久羁留恋，内耗阴血，夺津灼液，肺气失调，皮毛不润；肝阴血虚，肝血枯燥，难荣于外，皮肤不荣；脾胃虚弱，肌肤失养。老年人因脏腑气衰，气血渐亏，皮肤暴露于外，日久受风毒燥热之邪，留而不去，变生恶疮。皮肤癌瘤，与日照的影响有关，如明·申斗垣"三伏炎天，勤苦之人，劳于任务，不惜身命，受酷日晒曝，先疼后破，而成疮者。"现代认为在头面部的皮肤癌瘤与日照有关，且多见于农民。又认为"癌发，四十岁以上，血亏气衰，厚味过多所生，十全一二。"薛己"若劳伤肺气，腠理不密，外邪所搏而壅肿者，其自皮肤肿起。"一般认为很多的皮肤癌瘤，是由于在各种慢性皮肤病的基础上角化，着色性干皮病，慢性溃疡与瘘管，放射线、化学物质长期刺激等所引起。

二、症状

主要是皮肤颜色的异常，首先观察与生俱来的黑痣、烫伤的伤痕、茧、痣及其他皮肤异常部位。若突然出血、糜烂范围扩大时，为恶变成癌的征兆。有的皮肤癌瘤，出现肿起现象，而皮肤的颜色不变。大多数皮肤癌瘤，初起不痛不痒，容易被忽略。

皮肤癌瘤，可发生在身体任何部位，但多见于眼睛周围、嘴周围、手臂、指甲、乳房、阴部、脚背等。

为了早期发现，早期诊断，早期治疗，将皮肤癌瘤的易发部位简要列出，以便根据不同的种类辨证治疗。最常见的一种是"基底细胞癌"（常发生在老年人萎缩的皮肤上），容易在眼旁、嘴旁等颜面上发生，初起形成好像黑痣一般，很快扩展黑色的隆起物，有时可发生在头皮上。

"棘细胞癌"，除颜色外，容易发生在手臂处，形成瘤状粗糙表面。若不及时治疗，会溃烂出现恶臭气。

由于皮肤干巴、烫伤或放射性引起的皮肤炎症而导致的皮肤癌，发生部位不定。

恶性黑色瘤，是进行较迅速型的皮肤癌，多发生在脚底，状如鸡眼、茧的黑色瘤，突然增大、溃烂、出血，有时先形成黑褐色的斑点，而后扩散。此种癌瘤，容易形成于黏膜和手臂，但在指甲的较多，很多是因夹伤而流血，指甲面形如黑褐色瘀血，一般病人有感觉，同时流血部位形成圆圈状，若在指甲生长的方向，有黑色的带状物，是癌的先兆。此种癌瘤，有时四处分泌，或向周围扩散。在乳房部位与阴部的皮肤癌，初起如湿疹，涂抹软膏无效，日久发红糜烂。

幼年与青春期的人容易患皮肤癌，症状是与生俱来的黑痣忽然变粗糙，或皮肤变为红褐色，看来像湿疹。发生在手、脚与躯体上，和一般的皮肤病极为类似，容易被人忽视。

三、论治

治疗皮肤癌瘤（包括皮肤的各种癌瘤），早期均宜局部手术切除，放疗、化疗及中药内服、并用软膏外敷。病至晚期，宜滋肝养血，疏风润燥，清热解毒，祛风消炎，活血化瘀，软坚散结，和胃健脾，理气止痛，扶正祛邪，辨证用药。

一般症状初起，可用平消片，或补金丸，或参楼散及桑贞丸内服，山甘膏外敷。

桑贞丸：

女贞子 120g　补骨脂 70g　桑椹子 80g　黑芝麻 60g　当　归 50g

白　芍 50g　白蒺藜 30g　紫阳茶 40g　无花果叶 50g　淫羊藿 50g

制服法：共为细粉，水泛为丸，如绿豆大。每次 3～6g，1 日 3 次，开水送服。

方义：本方用女贞子、补骨脂、淫羊藿、桑椹子、黑芝麻滋补肝肾，养血祛风，强壮腰膝，悦泽肌肤，乌须黑发；当归、白芍补血养血，活血止痛；白蒺藜、紫阳茶、无花果叶祛风行气，条达气机，抵抗辐射，增强免疫功能。各药综合配伍，有补血养血，活血化瘀，滋补肝肾，壮腰健体，悦泽肌肤，祛风止痛，抵抗辐射，加强免疫等功能。

山甘膏：

山豆根 20g　五倍子 40g　明雄黄 20g　煅炉甘石 40g

蟾　酥 14g　冰　片 6g

制用法：各研为细粉，合在一起，研为极细粉，用凡士林油调为 20% 软膏，按病灶大小适量外敷，每日 1 次。

方义：方中以山豆根、明雄黄消炎解毒，燥湿杀虫，软坚散结；五倍子、煅炉甘石解毒止血，燥湿收敛，杀菌护创；蟾酥、冰片清热化湿，散郁止痛，解毒消肿。诸药配伍，有活血化瘀，软坚散结，消炎杀菌，消肿止痛，清热解毒，燥湿收敛，保护创面之功效。

病情进一步发展，症状复杂时，按出现的不同证候辨证用药。

证见颜面部位或其他部位的皮肤隆起，出现如米粒或绿豆大的丘疹硬结，或扁平似蜡样光泽的斑点，上覆有黄褐色或黯灰色痂皮，继续扩大，甚至浸润溃烂，边缘陡隘，并有坚硬的堤状隆起，表面盖脓性痂皮，揭去时出血，长久不愈，并向深、向广侵蚀破坏，流出血液，气味恶臭。舌绛，舌苔白腻。脉弦滑，或弦数。此属血热湿毒，结于皮肤。治宜清热解毒，活血凉血，祛湿健脾，软坚散结。用平消片或参楼散与五贞丸内服，或参楼散与水丁汤加减煎服、山甘膏外敷。包块未破时，用土倍散外敷。

五贞丸：

土白术 60g　云茯苓 40g　东山楂 70g　生黄芪 70g

红　参 30g　龟　甲 70g　五味子 100g　补骨脂 60g

无花果叶 70g　　女贞子 70g　　龙　骨 50g　　牡　蛎 50g

制服法：共研为细粉，水泛为丸，如绿豆大。每次 3 ~ 6g，每日服 3 次，开水送服。

方义：方中用红参益气生津；生黄芪、无花果叶、女贞子补气安神，固表止汗，且生黄芪与女贞子的有效成分，可促进巨细胞和 T 淋巴细胞功能，祛除癌瘤病人过量的 T 抑制细胞的活性，有抗氧化、抗病毒作用，与细胞介素 -2 有协同作用；白术、云茯苓、东山楂开胃健脾，增进食欲；五味子酸敛养阴；龟甲、补骨脂益精和髓，补肾荣发，除烦宁心；牡蛎、龙骨安神镇惊，调和阴阳。各药相伍，有补元气，健脾胃，益精生髓，养阴生津，宁心除烦，补肾滋水，安神定惊，祛湿养血，增强免疫之功效。

水丁汤：

薏苡仁 30g　　水　蛭 10g　　山豆根 10g　　土茯苓 30g

白鲜皮 15g　　无花果叶 30g　　紫花地丁 30g　　连　翘 30g

重　楼 10g　　蜂　房 10g

煎服法：一剂药煎两遍，合在一起，分 2 次服，每日 1 剂。

方义：本方以水蛭、紫花地丁、山豆根活血化瘀，通经消肿，止痛散结，解毒消坚；薏苡仁、无花果叶、白鲜皮祛湿健脾，软坚散结；土茯苓、连翘、重楼、蜂房清热解毒，且蜂房含挥发油、蜂蜡、钙、铁、蛋白质等，有促进血液凝固，强心利尿，抑制癌细胞等作用。诸药配伍，有清热解毒，活血化瘀，养血凉血，软坚散结，消炎消肿，祛湿健脾之功效。

证见皮肤小结节斑丘，逐渐扩大，表面糜烂，边缘不规则，稍微隆起，中间萎缩，呈瘢痕状，或为斑块状，边缘有好像蜡样结节，发展较慢，最后，出现侵蚀性溃烂且难收口。舌质黯，舌白苔。脉沉滑，或沉数。此风毒血燥，结于皮肤。治宜疏风解毒，活血润燥，养阴补血，软坚散结。用参楼散或补金丸与水楼汤加减煎服，山甘膏外敷。

水楼汤：

水　蛭 10g　　丹　参 60g　　重　楼 10g　　莪　术 15g　　土茯苓 30g

白鲜皮 15g　　山慈菇 30g　　全　蝎 10g　　淫羊藿 10g　　无花果叶 30g

蜂　房 10g

煎服法：一剂药煎两遍，合在一起，分 2 次服。

方义：本方内用水蛭、莪术、丹参调经行气，破血生新，消积止痛，活血化瘀，养血润燥；重楼、白鲜皮、无花果叶、山慈菇清热解毒，祛风消肿，止痛散结；土茯苓、淫羊藿、蜂房、全蝎疏风祛湿，软坚散结。各种药互相配伍，有疏风解毒，活血化瘀，清热消炎，软坚散结，养血润燥，消肿除湿之功效。

证见皮肤囊状肿块，块如蜡色，内含黏液，逐渐增大，或破溃流液，气恶臭。舌质黯，舌苔黄。脉滑数，或弦数。此湿毒不化，瘀结皮肤。治宜祛湿解毒，化瘀散结，软坚消积。用平消片，或参楼散并用白蛤汤，或山楼汤加减煎服。一般包块未破用土倍散，或山甘膏外敷。已破烂流液，用甘硼散外敷。痛痒甚时，先用龙床汤洗，后用甘硼散外敷。

白蛤汤：

山豆根 10g	白鲜皮 15g	莪 术 15g	蜂 房 10g	全 蝎 10g
重 楼 10g	蛤 粉 30g	瓦楞子 30g	淫羊藿 10g	薏苡仁 30g
丹 参 30g	无花果叶 30g			

煎服法：一剂药煎两遍，合在一起，分 2 次服，每日服 1 剂。

方义：此方用山豆根、白鲜皮、重楼清热解毒；无花果叶、淫羊藿、薏苡仁祛湿软坚，开胃健脾，润肺祛湿；瓦楞子、蛤粉散结消积；莪术、丹参活血化瘀，消积止痛，杀菌升白；蜂房、全蝎消炎解毒。诸药配合，有祛湿解毒，软坚散结，活血化瘀，补肾滋肝，增强免疫之功效。

山楼汤：

重 楼 10g	苍 术 12g	山豆根 10g	山慈菇 30g	全 蝎 10g
蛇 蜕 10g				

煎服法：一剂药煎两遍，合在一起，分 2 次服。

方义：此方以重楼、山豆根清热解毒；苍术燥湿健脾；山慈菇消肿消炎；全蝎、蛇蜕息风解毒，解痉定惊，软坚散结。诸药合用，有祛湿解毒，软坚散结，消炎止痛，活血化瘀，消积消肿之功效。

土倍散：

土贝母 30g	五倍子 30g	山慈菇 30g	制香附 30g	羌 活 30g
生南星 15g	生半夏 15g			

制用法：各研为细粉，合在一起，研为极细粉。按包块大小，适量米醋调敷，每 2~3 日，换药 1 次。

方义：方中以土贝母、山慈菇解毒消肿；五倍子、制香附、羌活、生南星、生半夏软坚消积，活血化瘀，解毒止血，祛湿消炎。各药配用，有燥湿消肿，软坚散结，消炎止痛，活血化瘀之功效。

龙床汤：

蛇床子 30g　　龙　葵 30g　　五倍子 10g　　败酱草 30g　　苦　参 30g

蒲公英 30g　　花　椒 6g　　白鲜皮 30g

煎服法：一剂药煎两遍，合在一起洗疮后外敷。

方义：本方用蛇床子、花椒、白鲜皮、苦参燥湿止痒；龙葵、五倍子、败酱草、蒲公英清热解毒，活血消肿，消炎止痛，利湿祛风。各药配用，有祛湿解毒，消肿止痛，消炎止痒，软坚散结之功效。

甘硼散：

煅炉甘石 20g　　硼　砂 20g　　枯白矾 5g　　青　黛 20g　　冰　片 3g

制用法：各研为细粉，合在一起，研匀细。按瘤伤大小适量撒患处，或香油调搽患处，每日换药 1 次。

方义：方中以煅炉甘石燥湿消肿，生肌收敛。其含成分氧化锌防腐收敛，保护创面；青黛清热解毒，抑菌防腐；硼砂降火散瘀，软坚散结；枯白矾燥湿解毒，杀虫消肿；冰片化湿消风，散瘀止痛。各药配伍，有燥湿收敛，化腐生肌，消肿止痛，清热解毒，促进溃疡面愈合等效能。

皮肤良性肿瘤，可按不同类型用药外敷，一般不用内服药。但病久或病人体弱，在外敷药的同时，宜服平消片，或桑贞丸，或五贞丸等药，以增强免疫，促进药效。

皮肤血管瘤，证属血分瘀滞，经络受阻。治宜活血化瘀，软坚散结，消肿通络。用冰红散外敷。

冰红散：

冰　片 50g　　川　芎 100g　　红　花 140g　　巴　豆 20g　　制草乌 100g

生大黄 150g　　青木香 150g　　土鳖虫 150g　　威灵仙 300g　　五倍子 300g

制用法：各研为细粉，合在一起，研匀，按瘤大小适量，用米醋调敷，或用桐油，或香油，或蓖麻油，调膏外敷。每 1~3 天换药 1 次。

方义：本方中用生大黄、威灵仙、土鳖虫、五倍子、巴豆祛瘀活血，燥湿消炎，消积散结，杀菌收敛；青木香、制草乌、冰片理气止痛，温化辛散、解阴疽冷毒；红花、川芎软坚化瘀，消肿止痛，疏通微循环。综合配伍，有活血化瘀，软坚散结，祛瘀消肿，消炎止痛，温化解毒，增强皮肤免疫之功效。

皮肤纤维瘤，证属风寒凝络，结于皮肤。治宜祛风散寒，软坚散结，用冰蛇散外敷。

冰蛇散：

| 冰　片50g | 白花蛇75g | 细　辛40g | 羌　活50g | 巴　豆10g |

制草乌50g　生大黄75g　青木香75g　土鳖虫75g　五倍子150g

威灵仙150g

制用法：各研为细粉，合在一起，研匀，按瘤大小适量，用桐油，或凡士林油，或香油，或蓖麻油调膏外敷，或用米醋调敷。每1～3天，换药1次。

方义：本方用白花蛇、五倍子、细辛、羌活祛风散寒，燥湿消炎，杀菌收敛；制草乌、青木香、冰片散寒止痛，软坚散结，且本药香窜直达病所；巴豆、生大黄、威灵仙、土鳖虫活血化瘀，消坚破积。诸药配伍，有祛风散寒，活血化瘀，软坚散结，消炎止痛，通络解凝之功效。

皮肤脂肪瘤，证属痰浊凝滞，经络受阻，凝结成块。治宜温化痰湿，软坚散结，通络解凝，用冰草散外敷。

冰草散：

草果仁90g　炒苍术75g　莱菔子105g　冰　片25g　巴　豆10g

制草乌50g　生大黄75g　青木香75g　土鳖虫75g　五倍子150g

威灵仙150g

制用法：各研为细粉，合在一起，研匀，研极细粉，按瘤大小适量，用蓖麻油，或桐油，或凡士林油，或香油调膏，外敷，或用米醋调敷。每1～3天，换药1次，瘤消为止。

方义：本方中以草果仁、莱菔子、炒苍术温化痰湿；制草乌、青木香、冰片、五倍子杀菌收敛，消炎止痛，温化解毒，软坚散结；巴豆、生大黄、威灵仙、土鳖虫活血化瘀，消坚破积，消肿止痛。各药综合配伍，有祛湿解凝，软坚散结，燥湿祛痰，温化消积，活血化瘀，杀菌收敛之功效。

如果皮肤良性瘤，有恶变可能时，可用黄冰膏外敷。

黄冰膏：

生大黄250g　生石膏250g　五倍子60g　明白矾30g

制马钱子30g　冰　片20g　黄　丹30g　皂角刺粉30g

蟾　酥6g

制用法：各研为细粉，合在一起，研极细粉，加桐油500g调膏。按瘤大小适量，外敷。

方义：此方用生大黄、生石膏消炎消肿；五倍子、明白矾、黄丹解毒祛湿，止血收敛，保护创面；制马钱子、皂角刺粉软坚破积，活血化瘀，消肿止痛；冰片、蟾酥止痛散结。诸药相合，有软坚散结，活血化瘀，消肿止痛，清热解毒，燥湿消炎，杀菌消积之功效。

第二十二节 ▎重发癌瘤

癌瘤经过治愈后，过了一段时间，或是过了若干年之后，又发现了第二个癌瘤，它不是第一次癌瘤的复发或转移，而是新生长的另外一个癌瘤，即重新发生的癌瘤病。这种重发癌瘤，如肝癌治愈后，经过较短时间，或很长的时间，又出现了食管癌。胃癌切除后症状消失，经过一段时间，在残胃上又生长出第二个癌瘤。有的胃癌治愈后，又生了肝癌。有的乳腺癌治愈后，又发现肠癌。或是患双侧乳腺癌，而两侧细胞类型不同等；有的还会出现三次或四次癌，均称重发瘤，即二重发，或三重发癌瘤。

生二次、三次癌瘤的病人，主要是机体存在对癌瘤的易感性内因，即具有发生癌瘤的内在条件。所以，预防癌瘤，也必须注意曾经患过癌瘤治愈后的癌瘤病人的易感性内因。例如：

例1：患者刘×，男，39岁。

初诊：1961年4月18日。

患者于1961年2月间，自觉平时发冷，下午发热，盗汗，服中药好转，但仍有全身不舒，困乏无力，食欲不振，上腹部胀满，疼痛。至4月间症状加重，面黄肌瘦，常欲解大便，入厕后又解不下，小便黄，上腹及右肋包块，经市某医院诊断不明，到某大学第一附属医院，经化验，钡剂拍片，超声波检查，抽胃液等，诊断为肝癌。住院10天，因不能手术，未治疗出院。于同年4月18日，到市某医院癌瘤研究组诊治。

检查：发育营养中等，精神萎靡不振，面黄肌瘦，肝大，在肋下5横指，包块坚硬，有触痛，肝边缘不整齐，表面凹凸不平，有腹水征，心尖可闻及收缩杂音，脾未摸到。舌淡，舌苔白。脉弦细。

（1）平消片：每次服8片，每日3次。

（2）蛇　蜕 10g　　瓦楞子 30g　　丹　参 30g　　蜂　房 10g

　　　山豆根 10g　　郁　金 15g　　全　蝎 10g　　大青叶 30g

　　　贯　众 15g　　娑罗子 15g　　大　枣 10枚

一剂药煎两遍，合在一起，分 2 次服。

复诊：5 月 20 日，药后，一般情况好转，症状减轻，包块缩小，肋下 3 横指。

处理：

（1）平消片继续服用。

（2）继续服原方。

10 月 16 日开始上腹部疼痛，呕吐，并逐渐加重，吐出物很黏，呈黄色稠液状；最后两天，一次竟吐大半痰盂。大便秘结，经灌肠后，仅有干粪少许。7 天半饮食不进，注射葡萄糖共 40 支，并给阿片汀。上方加延胡索、三七等药。于 10 月 23 日吐停，稍能进食，每次吃汤面半碗，身体逐渐恢复，饮食逐渐增加。1 周后，身体基本恢复。

12 月 2 日复查，一般情况均好，心肺已无异常，腹软，肝稍大，无压痛，质较软，12 月底停药，开始半日轻工作。

1977 年 11 月 12 日，询访身体健壮，全日工作。"文革"后，每次饮酒 3 两左右，且大量吸烟。

1988 年 3 月，开始右肋及背部疼痛，用止痛药无效。10 月，开始吃饭嗓子不利，到市某医院用金嗓灵、喉片等药无效；继之，吃饭发噎，1 周左右，呕吐 1 次，到西安某大学第二附属医院钡餐透视、拍片，发现食管癌。10 月 28 日转院到某大学唐都医院住院，11 月 4 日手术切除，证实鳞状细胞癌。11 月 28 日出院，断断续续服药。经常腹泻，最多一夜 8 次，腹不痛，很少大便正常。

1990 年 1 月 22 日经某大学西京医院 CT 检查为：

（1）第十胸椎椎体转移癌（食道癌转移）。

（2）下腔静脉改变（栓塞"癌栓"或"血栓"）。

（3）胰腺周围改变（术后粘连）。

1990 年 2 月 1 日，胸腰部位疼痛加剧，经西安某大学附属二院放钴 -60 6 次，稍有好转，但不能活动，其他尚好（食管癌术后酒烟已忌）。舌淡，苔白。脉细濡。

（1）平消片。每次服 8 片，每日 3 次。

（2）补骨脂 30g　　枸杞子 30g　　乌梢蛇 10g　　桑寄生 15g

　　　山豆根 10g　　全　蝎 10g　　蜂　房 10g　　焦杜仲 20g

　　　料姜石 60g

煎服法：一剂药煎两遍，合一起，分两次服。

2月6日复查：症状稍轻。

（1）原方继续服用。

（2）平消片继续服用。第2日，到某医科大学第一附属医院进行化疗。

3月16日来人谈，化疗半个疗程，因精神疲倦，白细胞下降，暂休药。

1992年10月31日，随访尚存。

例2：王×昌，男，72岁。住甘肃省平凉市。

初诊：1990年11月2日。

患者于1964年开始咳嗽，1965年经诊断为肺癌（小细胞燕麦细胞癌）。1965年2月10日，开始服中药及平消片，至同年10月5日，症状消除。

1988年，尿血1次自愈。于1990年3月初，开始尿血，尿时浊时清，有时有瘀血块，无疼痛，无苦楚。5月，经膀胱镜检查，未见异常。10月，B超检查，双肾无异常，血尿时作。10月29日，经肾造影为膀胱癌，尿血时作。有时尿如浓茶，有时尿血块，无其他症状。气喘发作时，用咳特灵或注射氨基酸后缓解。其他未发现异常。

舌白苔。脉细弦。

（1）平消片：每次服8片，每日3次。

（2）羌　活10g　　猪　苓60g　　全　蝎10g　　土　鳖10g

　　　白茅根30g　　瓦楞子30g　　半边莲30g　　山豆根10g

　　　料姜石60g

一剂药煎两遍，合在一起，分2次服，每日1剂。

复诊：11月10日，尿血已停，精神好。

（1）上方继续服6剂。

（2）金星散750片，每次服2片，1日3次。

三诊：1991年2月6日，病情稳定。

（1）因公疗报账困难，以原方24剂，共研为细粉，水泛为丸，如绿豆大。每次服3g，每日3次，开水送服。

（2）金星散继续服用。

四诊：4月29日，病情稳定，血尿已除，尿正常。上药继续服用。

5月16日，其子带人来诊病，其父一切正常。

1992年2月3日（即腊月三十），因心肌梗死逝世。

例3：王×如，男，67岁。西安市骡马市某食堂工人。

初诊：1980 年 7 月 14 日。

患者于 1964 年因上腹部疼痛，经西安市某人民医院、某大学第一附属医院，诊断为胃癌。当时，两院均认为已是晚期，失去手术机会。即服中药平消丹，每次 6g，后加至每次 9g，每日服 3 次。并服：

苍　术 12g　　陈　皮 9g　　瓦楞子 30g　　山豆根 10g　　郁　金 15g
生甘草 6g　　料姜石 60g

每剂药煎两遍，合在一起，分 4 次服。每日服 1 剂，共服药近 6 个月，症状消失，停服。

1980 年春节后，开始阵发性胃部嘈杂不舒，7 月初，开始阵发性胃部疼痛，逐渐加剧；4 日前，突然呕吐，并疼痛剧烈。到西安市某医院检查，诊断为胃癌、食管贲门癌，嘱即手术，因患者未同意，就在门诊治疗。舌白苔，舌底瘀斑。脉细弦。

（1）苍　术 12g　　陈　皮 10g　　佛　手 15g　　瓦楞子 30g
　　娑罗子 15g　　川厚朴 10g　　白　芍 30g　　龙　骨 30g
　　牡　蛎 30g　　生甘草 3g

一剂药煎两遍，合在一起，徐徐服下，每日服 1 剂，连服 3 剂。

（2）平消片。每次服 8 片，每日 3 次开水送服。

复诊：7 月 19 日，药后呕吐、剧疼均稍减轻。舌脉同上。

（1）上方加大枣 6 枚，每日服 1 剂。

（2）平消片：每次服 8 片，每日 3 次。

三诊：7 月 25 日，症状同上。上方去龙骨、牡蛎、大枣，加丹参 30g、干姜 10g，继续服用。

四诊：8 月 3 日，症状同上。

（1）上方去干姜、丹参，加龙骨 30g、牡蛎 30g、清半夏 15g，水煎服。

（2）平消片，每次服 8 片，每日 3 次。

五诊：8 月 6 日，疼痛剧烈，精神乏力，呕吐，已不能进食。舌脉同上。
改方：

（1）生黄芪 60g　　牡　蛎 30g　　白　芍 20g　　三　七 10g
　　旋覆花 10g　　代赭石 30g　　元　胡 15g　　娑罗子 15g
　　生甘草 3g

水煎服。

（2）平消片，每次服 8 片，每日 3 次。

六诊：8月8日，药后，稍可进食，精神稍好。

（1）上方去牡蛎、白芍、陈皮，加仙鹤草60g。

（2）平消片，每次服8片，每日3次。

例4：刘×，女，46岁。

初诊：1991年4月28日。

患者于1982年9月中旬，在本厂职工医院普查，发现左侧乳房有小肿块。当时，认为是良性肿瘤，第2天，到某军医大学第一附属医院住院，9月28日上午手术切除肿块后，经活检冷冻切片，发现有恶性肿瘤可能，又于10月18日进行根治手术，活检冻干切片为左侧乳腺癌。病理为左乳腺小叶浸润癌。用5-FU进行化疗6次，由于白细胞下降，停止。3个月后，到西安医学院第一附属医院两次，并进行2次化疗（1983年1月）。同年4月，开始在陕西省中医药研究院诊治，至1984年7月，共服平消片及汤药15个月，一切正常，停药。

1991年，突然腰痛、腿痛、脖子、肩膀及背部疼痛，胳膊肌肉疼痛，因腿软痛，已站不起来，强扶站起，腿外侧发抖、剧痛，不能活动。疼痛多是持续性，有时不能活动。腿肿胀有重坠感，指压凹陷，心慌气短，剧烈咳嗽，痰多，喉疼痛，干呕，有时呕吐，心口胀，食纳呆滞，出汗多。大便可，小便亦可。舌黯瘀斑，舌苔白。脉细濡。

（1）平消片。每次服8片，每日3次。开水送下。

（2）补骨脂30g　　生艾叶20g　　骨碎补15g　　薏苡仁30g
　　　乌　蛇10g　　陈　皮10g　　全　蝎10g　　郁　金15g
　　　蜂　房10g　　瓦楞子30g　　生甘草3g　　　干　姜10g

一剂药煎两遍，合在一起，分2次服，每日1剂。

复诊：5月5日，服药后，咳嗽减轻，其他如故。

（1）原方加川牛膝12g。

煎服法：同前。

（2）平消片，每次服8片，每日3次，继续服用。

三诊：5月9日，咳嗽已除，腿疼仍剧烈。

（1）上方去生艾叶、生甘草、干姜、陈皮，加苍术12g、防己12g、威灵仙30g、白芍30g、娑罗子15g。

煎服法：同前。

（2）平消片，继续服用。

（3）重参丸，每次服3粒，每日3次。

四诊：5月19日，疼痛减轻，其他如故，咳嗽又作。

（1）改方：

补骨脂30g	生艾叶20g	骨碎补15g	薏苡仁30g	乌梢蛇10g
陈　皮10g	全　蝎10g	娑罗子15g	生黄芪60g	蜂　房10g
川牛膝12g	生甘草3g	干　姜10g		

煎服法：同前。

（2）平消片，每次服8片，1日3次。

（3）重参丸，每次服3粒，1日3次。

五诊：5月26日，服药后，已可活动，咳嗽除，但口干。上方去干姜、生艾叶、生甘草，加黄精30g、天花粉30g。

煎服法：同前。

六诊：6月2日，服药后，精神好转，各症状均减轻，站起后，腿外侧筋痛，仍发抖，膝后侧痛，坐在床上，可以将腿伸屈，腿稍有劲，腿肿已消，肩及胳膊肌肉仍稍痛，睡眠好转，每日可睡8～10小时，心慌减轻，次数减少，吐痰、干呕减少，喉仍干，纳差，饭后有时胃胀，但亦较前轻。以往月经乱，一般为25天左右来潮1次，现已过60天未来。上药继续服用。

七诊：6月30日，病情稳定，上方继续服用。

八诊：7月7日，病情稳定，月经来潮，量大（两月未行），精神好转，脖子、肩及胳膊已不痛，但出汗凉。上方加减继续服用。

附：平消胶囊近期研究成果摘录

平消胶囊用于肿瘤协同治疗的临床证据

花宝金[1] 杜亮[2] 唐荣欣[3]

1. 中国中医科学院广安门医院（北京 100053）；2. 四川大学华西医院中国循
证医学中心（成都 610041）；3. 上海市长宁区妇幼保健院（上海 200051）

摘要 目的： 系统检索平消胶囊用于肿瘤协同治疗的临床证据，以期为临床应用提供参考。**方法：** 计算机检索 CBM、CNKI、VIP、WanFang Data 和 MEDLINE 数据库，检索时限均为从建库至 2013 年 2 月，查找平消胶囊用于肿瘤协同治疗的随机和非随机临床对照研究，而后分病种进行证据综述。**结果：** 共检出文献 1097 篇，最终纳入随机对照研究 41 篇，非随机对照研究 15 篇。现有证据显示：平消胶囊已用于多种肿瘤的协同治疗，可提高放化疗疗效，降低放化疗毒副反应，且能提高患者生存质量。**结论：** 当前证据显示，在放化疗的基础上，应用平消胶囊辅助治疗肿瘤，其疗效和安全性优于单纯放化疗。但由于纳入研究质量有待提高，上述结果仍需进一步高质量研究验证。

关键词 平消胶囊；肿瘤辅助治疗；临床证据

平消胶囊是根据《金匮要略》中"硝石矾石散"化裁而成，为我国自主研发的纯中药抗肿瘤制剂[1]，收载于 2010 年版《中国药典》第一部成方制剂中。平消胶囊遵循中医配伍特点，方中郁金活血止痛，行气解郁，为君药；五灵脂、干漆活血破瘀，散结止痛；枳壳理气消滞，以加强君药活血行气之功，共为臣药；白矾解毒；硝石攻坚破积，解毒消肿；马钱子粉通络止痛，散结消肿；仙鹤草补虚，扶正祛邪，共为佐药，既活血化瘀，又解毒止痛。诸药合用具有活血化瘀、散结消肿、解毒止痛、扶正补虚、通络的功效[2]。

现有的大量临床研究证实，平消胶囊对于提高放化疗疗效，降低放化疗毒副反应，缓解肿瘤患者的痛苦、提高生存质量和延长生存期起到了积极作用；且其毒副反应轻微，可长期服用，为中、西医结合治疗肿瘤提供了有效途径。目前，国内临床医生广泛应用该药治疗各种实体肿瘤。现将其应用于肿瘤协同治疗的研究情况进行综述，以期为临床工作提供参考。

1. 证据检索

计算机检索 CBM、CNKI、VIP、WanFang Data 和 MEDLINE 数据库，查找平消胶囊用于肿瘤协同治疗的随机和非随机对照研究，检索时限均为从建库至 2013 年 2 月。中文数据库以"平消胶囊"为检索词，英文数据库以"pingxiao capsule"为检索词。

2. 结果

初检出相关文献 1097 篇，EndNote 去重后剩余文献 740 篇，通过阅读文题、摘要初筛出相关临床研究 287 篇，进一步阅读全文纳入平消胶囊协同治疗肿瘤的临床随机对照试验 36 个，非随机对照研究 14 个，涉及女性生殖器官、乳房、呼吸和胸内器官、喉、消化器官、其他和未明示部位的胆道、唇、口腔和咽喉等恶性肿瘤的协同治疗。其基本特征见表 1。

表 1　平消胶囊用于肿瘤辅助治疗临床随机和非随机对照试验的基本特征

纳入研究	研究类型	研究对象	患者例数 (T/C)	治疗情况	
				T	C
刘晖 2011[3]	随机对照	中晚期宫颈癌	42/42	平消胶囊 + 同步放化疗	单纯同步放化疗
王敏 1995[4]	非随机对照	中晚期宫颈癌	70/55	平消胶囊 + 放疗	单纯放疗
赵俐 1996[5]	随机对照	宫颈癌	48/48	平消胶囊 + 放疗	单纯放疗
金政男 2012[7]	非随机对照	乳腺癌	31/29	平消胶囊 + 化疗	单用化疗
迟彩 2011[8]	随机对照	乳腺癌	72/54	平消胶囊 + 放化疗	单纯放疗或化疗
刘朝阳 2009[9]	随机对照	中晚期乳腺癌	28/26	平消胶囊 + 化疗	单纯化疗
张敏 2008[10]	随机对照	乳腺癌后期	54/54	平消胶囊 + 三苯氧胺	单纯三苯氧胺
高峰 2007[11]	随机对照	浸润性乳腺导管癌	50/46	平消胶囊 + 化疗	单纯化疗

续表

纳入研究	研究类型	研究对象	患者例数(T/C)	治疗情况	
				T	C
张清媛 2005[13]	随机对照	晚期乳腺癌	27/27	平消胶囊+内分泌药物	单纯内分泌药物
			44/44	平消胶囊+化疗	单纯化疗
李豫江 2005[14]	随机对照	乳腺癌	30/30	平消胶囊+CTF 方案	单纯 CTF 方案
赵健 2011[15]	随机对照	中晚期肺癌	31/30	平消胶囊+化疗	单纯化疗
兰守丽 2011[16]	随机对照	非小细胞肺癌	42/42	平消胶囊+GP 方案	单纯 GP 方案
韩忠诚 2010[17]	非随机对照	晚期非小细胞肺癌	35/35	平消胶囊+GP 方案	单纯 GP 方案
耿传信 2009[18]	随机对照	晚期非小细胞肺癌	46/40	平消胶囊+化疗（NP 或 TP 方案）	单纯化疗（NP 或 TP 方案）
赵予军 2007[19]	随机对照	晚期非小细胞肺癌	37/36	平消胶囊+NP 方案	单纯 NP 方案
万里新 2007[20]	随机对照	中晚期非小细胞肺癌	63/55	平消胶囊+TP 方案	单纯 TP 方案
李红 2007[21]	随机对照	中晚期肺癌	54/52	平消胶囊+化疗	单纯化疗
王素萍 1999[22]	随机对照	Ⅲ期非小细胞肺癌	40/40	平消胶囊+放疗	单纯放疗
程志斌 1999[23]	非随机对照	Ⅲ期非小细胞肺癌	122/124	平消胶囊+放疗	单纯放疗
李浩 2001[24]	非随机对照	声门上型喉癌	44/40	手术加单纯口服平消胶囊	手术加辅助放疗

续表

纳入研究	研究类型	研究对象	患者例数 (T/C)	治疗情况	
				T	C
孙秋实 2012[25]	随机对照	中晚期肝癌	30/30	平消胶囊+介入栓塞化疗（TAE）	单用 TAE
周炳刚 1999[26]	随机对照	中晚期肝癌	31/25	平消胶囊+TAE	单用 TAE
吴万垠 2001[27]	非随机对照	原发性肝癌	25/25	平消胶囊+经肝动脉灌注化疗栓塞（TACE）	单纯 TACE
王伟中 2010[28]	随机双盲对照	肝癌	40/40	平消胶囊+射频消融	安慰剂+射频消融
周炳刚 2002[29]	随机对照	中晚期肝癌	26/20	平消胶囊、苦参素注射液+TAE 术	单用 TAE 术
范志刚 2011[31]	随机对照	进展期胃癌	47/46	平消胶囊+化疗	单纯化疗
宁廷禄 1996[33]	非随机对照	进展期胃癌	142/123	平消胶囊+化疗	单纯化疗
陈乃杰 1997[34]	随机对照	晚期胃癌	30/28	平消胶囊+化疗	单纯化疗
阙劲松 2008[35]	随机对照	贲门癌	44/43	平消胶囊+化疗	单纯化疗
范英杰 1999[36]	随机对照	晚期贲门癌	56/61	平消胶囊+放疗	单纯放疗
黄智芬 2002[37]	随机对照	晚期大肠癌	33/30	平消胶囊+化疗	单纯化疗
朱光辉 2001[38]	非随机对照	中晚期结肠癌	40/44	平消胶囊+化疗	单纯化疗
赵季忠 1996[39]	随机对照	食管癌	70/70	平消胶囊+放疗	单纯放疗

续表

纳入研究	研究类型	研究对象	患者例数(T/C)	治疗情况 T	治疗情况 C
唐顺国 2001[40]	非随机对照	食管癌	50/50	平消胶囊+放疗	单纯放疗
刘金安 1996[41]	随机对照	中晚期食管癌	60/60	平消胶囊+放疗	单纯放疗
刘洪亮 1996[42]	随机对照	中晚期食管癌	60/60	平消胶囊+放疗	单纯放疗
黄瑾 1996[43]	非随机对照	食管癌	23/28	平消胶囊+放疗	单纯放疗
张丽珍 1996[44]	随机对照	食管癌	34/34	平消胶囊+放疗	单纯放疗
万志龙 1996[45]	随机对照	中晚期食管癌	100/100	平消胶囊+放疗	单纯放疗
毛中鹏 2004[46]	非随机对照	食管癌	30/32	平消胶囊	PF 化疗
张淑玲 1996[47]	非随机对照	晚期食管癌	66/68	平消胶囊+化疗	单纯化疗
白晓娟 2011[48]	非随机对照	中晚期食管癌	50/50	平消胶囊+全身化疗或介入治疗	全身化疗或介入治疗
冀润利 2009[49]	随机对照	晚期食管癌	30/30	平消胶囊+支架植入术	支架植入术
张兵 2003[50]	随机对照	鼻咽癌	76/73	平消胶囊+放疗	单纯放疗
陈绪元 2005[51]	随机对照	中晚期鼻咽癌	94/94	平消胶囊+放疗	单纯放疗
尹宜发 2006[52]	随机对照	中晚期鼻咽癌	30/34	平消胶囊+放疗	单纯放疗
顾昱 2002[53]	非随机对照	鼻咽癌	30/30	平消胶囊+放疗	单纯放疗
邱荣良 2005[55]	随机对照	鼻咽癌	38/38	平消胶囊+放疗	单纯放疗

续表

纳入研究	研究类型	研究对象	患者例数（T/C）	治疗情况	
				T	C
邱枋 2006[56]	随机对照	鼻咽癌	30/30	平消胶囊 + 放疗	单纯放疗
杨立平 1995[57]	随机对照	鼻咽癌	33/31	平消胶囊 + 放疗	单纯放疗

T：试验组；C：对照组

2.1 女性生殖器官恶性肿瘤的临床证据

2.1.1 子宫颈的恶性肿瘤（子宫颈癌）

刘晖杰等 [3] 将平消胶囊用于中晚期宫颈癌患者的同步放化疗，结果显示：联合组完全缓解（Complete Response，CR）、部分缓解（Partial Response，PR）各 30 例，疾病稳定（Stable Disease，SD）、疾病进展（Progressive Disease，PD）各 5 例，单纯放疗组完全缓解 17 例，部分缓解 21 例，稳定 11 例，进展 6 例，两组比较差异有统计学意义（$P<0.05$）。赵俐等 [5] 报道，联合组治疗宫颈癌的完全缓解显著优于单纯放疗组（83.3% vs. 58.3%，$P<0.01$），且有效率（CR+PR）也优于单纯放疗组（97.9% vs. 87.5%）。另外，联合组出现放疗反应的病例明显少于单纯放疗组（$P<0.01$），联合组中无肝肾功能异常出现，两组患者出现膀胱反应和直肠反应无明显差别。

2.1.2 卵巢的恶性肿瘤（卵巢癌）

未见相关随机或非随机对照试验。无对照的临床观察结果显示，平消胶囊联合化疗治疗卵巢癌有助于缓解肿瘤症状、延长患者生命，且未见毒性反应和不良反应 [6]。

2.2 乳房恶性肿瘤的临床证据

金政男 [7] 将 60 例乳腺癌术后患者分为两组，治疗组 31 例（平消胶囊 + 化疗），对照组 29 例（单用化疗）。结果显示：治疗组有效率为 70.96%（25/31），对照组有效率为 58.62%（18/28），两组比较差异有统计学意义（$P=0.046$）。在治疗后 2 周及 3 周，治疗组白细胞计数与对照组比较差异有统计学意义 [2 周：（4.21 ± 0.6）× 10^9/L vs.（3.78 ± 0.8）× 10^9/L，$P<0.05$；3 周：（5.21 ± 0.6）× 10^9/L vs.（4.39 ± 0.7）× 10^9/L，$P<0.05$]，但治疗后 1 周结果两组差异无统计学意义（$P>0.05$）。T 细胞亚群水平检测显示，平消胶囊能提高免疫功能，与治疗前比较差异有统计学意义（$P<0.05$）。以上结果提示平消胶囊可减轻乳腺癌术后化疗或术前新联合化疗患者的不良反应，增加机体免疫功能及抗癌能力，提高患者的生存率和生存质量。迟彩连[8]研究证实，平消胶囊配合放化疗治疗部分乳腺癌患者（72例）有效率为90.28%，单纯放射治疗或化学药物治疗组（54例）有效率为83.33%，两组疗效差异有统计学意义（$P<0.05$）。刘朝阳等[9]评价平消胶囊联合化疗治疗中晚期乳腺癌临床疗效，将54例患者随机分为2组，治疗组（平消胶囊＋化疗）28例，对照组（单纯化疗）26例。依据世界卫生组织（World Health Organization，WHO）肿瘤疗效评价标准评价近期疗效，化疗不良反应按世界卫生组织肿瘤治疗毒性反应标准评价。结果显示：治疗组有效率与对照组相比无显著性差异（60.7% vs. 53.8%，$P>0.05$）；但生活质量提高率（42.8% vs. 23.1%，$P<0.05$）、稳定率（28.6% vs. 15.4%，$P<0.05$）均优于对照组。治疗组平均生存期18个月，对照组为14个月，且治疗组3年生存率显著高于对照组（17.8% vs. 7.6%，$P<0.05$）。而对于化疗不良反应，治疗组骨髓抑制Ⅲ～Ⅳ度（14.2% vs. 30.7%，$P<0.05$）及消化道反应Ⅲ～Ⅳ度（10.7% vs. 26.9%，$P<0.05$），发生率显著低于对照组。说明平消胶囊可改善患者生活质量、延长生存期、降低化疗所致不良反应。其他文献[10-14]也报道了相似的结果。由此可见，平消胶囊联合化疗治疗乳腺癌，可明显提高生活质量，延长生存期及减少毒副作用的发生。

2.3 呼吸和胸内器官恶性肿瘤的临床证据

赵健等[15]观察了平消胶囊联合化疗治疗中晚期肺癌的疗效。61例中晚期肺癌患者随机分为对照组（30例，单纯化疗）和治疗组（31例，化疗＋平消胶囊6～8粒/次，每日3次，>8周）。结果显示治疗组完全缓解4例、部分缓解16例、无明显变化9例、疾病进展2例，有效率64.51%，对照组分别为完全缓解3例、部分缓解10例、无明显变化8例、疾病进展9例及有效率43.33%，两组有效率差异有统计学意义（$P<0.05$）。治疗组出现白细胞下降4例、血小板下降2例、恶心呕吐8例、无肝肾功能损害，对照组分别为白细胞下降8例、血小板下降5例、恶心呕吐16例、肝肾功能损害2例，两组比较差异有统计学意义（$P<0.05$）。研究结果提示，口服平消胶囊联合化疗治疗中晚期肺癌疗效较好，不良反应发生率低。兰守丽等[16]采用随机对照研究方法评价平消胶囊联合化疗治疗非小细胞肺癌的疗效，研究发现平消胶囊＋GP（GEM＋DDP）方案化疗（治疗组）Ⅲ～Ⅳ度白细胞和血小

板减少发生率分别为 28.6% 和 16.7%，单用 GP 方案化疗（对照组）Ⅲ～Ⅳ度白细胞和血小板减少发生率分别为 52.4% 和 40.5%，两组比较差异有统计学意义（*P*=0.026 和 *P*=0.016）。消化道反应两组比较差异也有统计学意义（*P*=0.049）。提示：平消胶囊 +GP 方案治疗非小细胞肺癌可减轻化疗不良反应，且具有保护骨髓的作用。韩忠诚等 [17-21] 的研究结果与之相似。

王素萍等 [22] 评价了平消胶囊 + 放射联合治疗Ⅲ期非小细胞肺癌的疗效。结果显示联合组总有效率（90% *vs.* 65%，*P*<0.05）及 1 年生存率（80% *vs.* 20%，*P*<0.05）与对照组相比差异均有统计学意义。联合组中位生存期为 18 个月，单纯放疗组为 10 个月。另外，联合组毒副反应轻，患者免疫功能也得到提高。程志斌等 [23] 通过对 246 例不能切除之Ⅲ期非小细胞肺癌进行放射治疗 + 平消胶囊（联合组）与单纯放射治疗（对照组）对比研究，评价放射治疗 + 平消胶囊综合治疗的价值。联合组 122 例，放疗期间口服平消胶囊。对照组 124 例，放射治疗方法同联合组。结果显示：联合组有效率稍高于单纯放疗组（63.1% *vs.* 57.3%），但差异无统计学意义。联合组中位生存期延长 2 个月，联合组放射性肺损伤的发生率明显低于单纯放射治疗组，且白细胞减少的几率降低，明显提高了患者生存质量。

2.4 喉的恶性肿瘤（喉癌）

李浩 [24] 采用对照研究方法比较手术 + 口服平消胶囊（治疗组）与手术 + 辅助放疗（对照组）对声门上型喉癌的疗效。研究将 84 例患者分为治疗组（n=44）与对照组（n=40），分别观察分析局部原发灶及颈部转移淋巴结的控制，并采用生存分析（Kaplan-Meier）比较两组生存率。结果显示治疗组和对照组在原发灶（72.7% *vs.* 65.0%，*P*>0.05）、转移灶的控制（52.2% *vs.* 60.0%，*P*>0.05）及生存率上差异均无统计学意义（*P*>0.05），提示术后辅助放疗与加服平消胶囊可以取得相似的疗效。

2.5 消化器官的恶性肿瘤

2.5.1 肝和肝内胆管的恶性肿瘤（肝癌）

孙秋实等 [25] 评价了平消胶囊联合介入栓塞化疗（TAE）治疗中晚期肝癌的疗效。纳入 60 例中晚期肝癌患者随机分成两组，治疗组（平消胶囊联合 TAE）和对照组（单用 TAE）各 30 例，结果显示，治疗组和对照组近期有效率分别为 66.7% 和 56.7%（*P*<0.05），治疗前后生活质量改善率分别为 73.3% 和 53.3%（*P*<0.05），提示平消胶囊联合肝动脉 TAE 术治疗中晚期肝癌可提高近期有效率，改善生存质量。该研究结果与周炳刚等 [26] 和吴万垠

等[27]的研究结果一致。

王伟中等[28]评价了口服平消胶囊联合射频消融治疗肝癌的疗效。该研究将随机选取的 80 例接受射频消融治疗的肝癌患者随机分为射频加中药组（n=40）和射频组（n=40），射频组只接受射频消融治疗，治疗后口服安慰剂；射频加中药组在接受射频消融治疗后口服平消胶囊（6 粒，每日 3 次）。2 组均以 3 个月为 1 个疗程，2 个疗程间停药 3 个月。结果显示：射频加中药组患者生存率显著高于射频组（$P<0.05$），且射频加中药组原位复发率为 7.5%，明显低于射频组 27.5% 的原位复发率（$P<0.05$）。但 2 组的肝内复发率、远处转移率无明显差异。对患者预后进行 COX 多因素回归分析，结果显示肿瘤直径和是否联合平消胶囊治疗明显与患者预后有关。

周炳刚等[29, 30]选择 46 例中晚期肝癌患者，随机分为治疗组 26 例，用平消胶囊、苦参素注射液联合 TAE 术治疗；对照组 20 例，单用 TAE 术治疗。治疗组和对照组有效率分别为 80.77%、65.00%（$P<0.05$），疾病进展率分别为 0 和 10.00%（$P<0.001$），治疗前后症状改善率分别为 84.61% 和 60.00%（$P<0.05$），碱性磷酸酶变化也有显著差异（$P<0.05$），治疗组毒副反应较对照组明显减轻。

2.5.2 胃的恶性肿瘤（胃癌）

范志刚等[31]将 93 例进展期胃癌患者随机分为 2 组，平消胶囊合并化疗（治疗组）47 例，单纯化疗（对照组）46 例。研究结果显示两组近期疗效（CR+PR）差异无统计学意义，但治疗组在化疗后消化道不良反应及血液学毒性分级情况均优于对照组（$P<0.05$）。宁廷禄等[32]报道治疗组（平消胶囊＋化疗）121 例中完全缓解 42 例，部分缓解 25 例，无明显变化 28 例，疾病进展 26 例，有效率 55.37%；对照组（单纯化疗）分别为完全缓解 12 例、部分缓解 5 例、无明显变化 15 例、疾病进展 17 例及有效率 34.69%，治疗组近期疗效明显优于对照组（$P<0.05$）。治疗组中位生存期 486 天，对照组 382 天，治疗组 1 年、3 年、5 年生存率均高于对照组，且两组 3 年生存率有显著差异（$P<0.05$）。宁廷禄等[33]报告了平消胶囊合并化疗治疗进展期胃癌术后患者的疗效，发现平消胶囊合并化疗组能显著提高 1 年、5 年生存率（$P<0.01$，$P<0.05$），进一步分析表明，其主要是提高Ⅲ、Ⅳ期患者的生存率。另外，陈乃杰等[34]的研究结果亦证实，平消胶囊联合化疗治疗晚期胃癌的疗效优于单纯化疗组（$P<0.05$），1 年生存率亦显著升高（$P<0.05$）。

2.6 其他和未明示部位的胆道之恶性肿瘤

2.6.1 贲门癌

阙劲松等[35]评价了平消胶囊联合化疗治疗贲门癌的疗效及毒副反应。纳入 87 例贲门癌患者，随机分为平消胶囊联合化疗组（n=44）和单纯化疗组（n=43），结果显示平消胶囊联合化疗组（治疗组）与化疗组近期疗效（CR+PR）差异无统计学意义，但平消胶囊联合化疗组在化疗后消化道不良反应及血液学毒性分级情况均优于单纯化疗组（P<0.05）。提示平消胶囊与其他化疗药物联合治疗贲门癌能减轻化疗药物消化道不良反应，且能减轻血液学毒性。范英杰等[36]的随机对照研究结果亦显示，平消胶囊联合放疗治疗晚期贲门癌有效率与对照组相比有明显差异（P<0.05），表明平消胶囊可增加放疗疗效。

2.6.2 直肠的恶性肿瘤（大肠癌）

黄智芬等[37]观察了平消胶囊治疗晚期大肠癌的疗效，将 63 例患者随机分为平消胶囊联合化疗组 33 例，单纯化疗组 30 例。结果显示：治疗组有效率（33.3% *vs.* 20%，P<0.01）和证候改善率（81.9% *vs.* 56.7%，P<0.01）均优于对照组；治疗组主要不良反应为消化道反应和白细胞减少，脱发与腹泻治疗组毒副反应发生率小于对照组（P<0.01），两组均未见肝肾功能及心脏损害。

2.6.3 结肠的恶性肿瘤（结肠癌）

朱光辉[38]比较了平消胶囊联合化疗和单纯化疗对中晚期结肠癌的远期疗效，所有病例随诊均超过 5 年。联合化疗组 40 例，随访 36 例，随访率90%。单纯化疗组 44 例，随访 36 例，随访率 79.55%（失访者按死亡计算）。远期疗效结果显示：联合化疗组提高 5 年、3 年和 1 年生存率分别为29.77%、22%、7.5%，对于 5 年和 3 年生存率的提高差异有统计学意义（P<0.05）。按肿瘤分期分层分析结果显示，联合化疗组对Ⅲ期和Ⅳ期结肠癌的 5 年生存率优于单纯化疗组，其中对Ⅳ期结肠癌效果更明显（5 年生存率 50% *vs.* 4.28%），而对Ⅱ期结肠癌远期疗效差异无统计学意义。由此可见，平消胶囊联合化疗能延长晚期结肠癌患者的生存期，而且长期服用效果更明显。

2.6.4 食管的恶性肿瘤（食管癌）

赵季忠等[39]将 140 例食管癌患者随机分为单纯放疗组（放疗组）和放疗＋平消胶囊组（联合组），联合组自放疗第 1 天开始口服平消胶囊每次 4～6

粒，直至终生。研究结果显示：两组肝功能、肾功能治疗前和治疗后均无异常改变、无明显恶心呕吐及出血和全身反应，卡氏评分无明显下降。外周血象变化两组无显著差异。两组临床表现联合组的疗效优于放疗组。此外，亦有大量研究[40-45]提示，平消胶囊＋放疗治疗食管癌能增加放射治疗的敏感性，抑制食管癌的复发，提高食管癌患者的生存率，且不良反应少。

毛中鹏等[46]对 62 例食管鳞癌手术并术后放疗患者进行了研究，其中 30 例不行化疗，口服平消胶囊；32 例患者行 PF 方案化疗 6 周期。结果显示：平消胶囊治疗组 3 年生存率略高于化疗组（46.7% vs. 43.8%），但平消胶囊组生存质量明显提高，毒副反应少而轻微。张淑玲等[47]将平消胶囊＋化疗治疗晚期食管癌 66 例与同期单纯化疗 68 例进行比较，发现联合组总有效率（CR+PR+MR）明显高于单化组（$P<0.05$）。联合组的中位生存期 14.6 个月，1 年生存率 56%，单纯化疗组中位生存期 9.6 个月，1 年生存率 28.6%，二者均有显著差异（$P<0.001$）。两组的毒副反应均主要为恶心呕吐，其中联合组的发生率为 27.3%，单纯化疗组的发生率为 56.8%，两组的骨髓毒性均轻微，均未发现有明显的心、肝、肾等毒性，收到较好疗效。

白晓娟等[48]观察了平消胶囊治疗中晚期食管癌的疗效，将 100 例中晚期食管癌患者分为治疗组 50 例，对照组 50 例。两组均给予全身化疗或介入治疗，治疗组同时应用平消胶囊治疗。结果显示：治疗组总有效率为 76.0%，疗效明显优于对照组的 54.0%（$P<0.05$）。冀润利等[49]将选择食管支架植入术适应证的 40 例患者随机分为两组：治疗组支架植入术后即开始配合平消胶囊治疗，对照组不服用平消胶囊治疗。结果显示：治疗组卡氏功能状态（KPS）评分提高率为 86.67%，对照组提高率为 60.0%，两者差异有统计学意义（$P<0.05$）。治疗组 1 年、2 年、3 年生存率均比对照组延长，且 2 年、3 年生存率显著高于对照组（P 均 <0.05）。

2.7 唇、口腔和咽喉的恶性肿瘤

张兵等[50]将 149 例鼻咽癌患者平行随机分为常规放疗＋平消胶囊组（治疗组，n=76）和单纯常规放疗组（对照组，n=73），观察两组患者近期肿瘤消退率，远处转移率，1 年、3 年、5 年生存率和急性毒副反应。放疗结束后，治疗组的鼻咽癌原发灶全消率及颈淋巴结全消率均高于对照组（P 均 <0.05）。两组患者经治疗后远处转移分别 24 例和 39 例，治疗组低于对照组（$P<0.05$）。治疗组的 1 年、3 年、5 年生存率均高于对照组（P 均 <0.01）。陈绪元等[51]亦报道平消胶囊与放疗同步治疗鼻咽癌与单纯放疗相比差异有

统计学意义（$P<0.01$），提示平消胶囊有放疗增敏作用。尹宜发等[52]将64例Ⅰ、Ⅱ、Ⅳa期鼻咽癌随机分为平消胶囊加放疗组（平消组30例）和顺铂加放疗组（顺铂组34例）。平消组在放疗同时服用平消胶囊8粒，每天3次，共2个月。顺铂组在放疗的同时加用顺铂30mg快速滴注，每周1次，共4周。结果显示：放疗结合平消胶囊治疗能达到顺铂增敏治疗相同的疗效，且平消组发生骨髓抑制、口腔黏膜反应、皮肤反应等治疗不良反应率明显低于顺铂组（$P<0.05$），表明平消胶囊毒副反应明显较轻，患者的治疗耐受性好。亦有大量研究[53-57]证实平消胶囊对鼻咽癌放疗患者具有一定的增效减毒作用，其确切的增效减毒作用需要更大规模的随机对照研究加以验证。

　　综上所述，大量临床研究结果显示，平消胶囊联合放、化疗治疗多种癌症的疗效优于单纯放、化疗，尤其在延长生存期、改善生活质量、缓解症状、提高机体免疫功能和降低化疗毒副反应等方面，效果显著，具有增效减毒功效。基础研究证实，平消胶囊辅助治疗肿瘤作用可能与以下机制相关：①调节免疫功能：降低血清sIL-2R水平[58]；②促进肿瘤细胞凋亡，抑制肿瘤增殖[59-62]；③对细胞黏附分子的影响：抑制黏附分子CD44v6表达相关[63]；④抑制肿瘤血管生长：下调VEGF蛋白表达[64]；⑤对多耐药基因的影响：调控多药耐药基因（P-gp和GST-π）的表达[65]；⑥改善血液流变性：改善高黏高凝血流变性和肠系膜微循环[66]。

　　但从平消胶囊联合放、化疗治疗各种肿瘤的临床研究来看，也存在一些不足之处：①平消胶囊的抗癌功效机制尚不完全明确，有待于进一步深入研究；②纳入研究除随机对照试验外，还有部分为非随机对照研究，且纳入随机对照试验的质量也有待提高。因此，平消胶囊协同治疗肿瘤的临床疗效与安全性尚需更多高质量、大样本的随机对照研究进一步验证。

　　作者简介：花宝金（1964—），男，主任医师，教授，以肺癌和消化系统肿瘤的中西医结合治疗为主要研究方向。

参考文献

[1] 刘非 , 刘健 . 平消胶囊治疗恶性肿瘤研究概况 [J]. 现代肿瘤医学 ,2007, 15(1): 142-143.

[2] 王燕平 , 张琳 . 平消胶囊的临床应用综述 [J]. 中国医药导刊 , 2010,12(12): 2093-2095.

[3] 刘晖杰 , 孙秋实 , 许华 , 等 . 平消胶囊联合 DP 方案同步放化疗治疗中晚期宫颈癌 84 例的临床分析 [J]. 现代肿瘤医学 , 2011, 19(3): 567-568.

[4] 王敏 , 陈国英 , 黄燕玲 , 等 . 平消胶囊合并放射治疗中晚期宫颈癌 [J]. 福建医药杂志 , 1995, 17(6): 219-220.

[5] 赵俐 , 吕长兴 , 海平 , 等 . 放疗合用平消胶囊治疗宫颈癌 48 例近期疗效分析 [J]. 现代肿瘤医学 , 1996, 4(3): 140-141.

[6] 许瑛 . 应用平消胶囊治疗 64 例卵巢恶性肿瘤临床分析 [J]. 河南医药信息 , 2001, 9(14): 37.

[7] 金政男 . CAF 方案联合平消胶囊治疗乳腺癌术后临床观察 [J]. 辽宁中医杂志 , 2012, 39(1): 98-99.

[8] 迟彩连 . 平消胶囊配合放化疗治疗部分乳腺癌临床分析 (附 126 例分析) [J]. 中国社区医师 (医学专业), 2011, (23): 180.

[9] 刘朝阳 . 平消胶囊联合化疗治疗中晚期乳腺癌临床观察 [J]. 中国中医药现代远程教育 , 2009, (6): 104-105.

[10] 张敏 . 平消胶囊联合三苯氧胺在乳腺癌后期治疗中的作用 [J]. 现代肿瘤医学 , 2008, 16(10): 1785.

[11] 高峰 . 平消胶囊在 50 例乳腺癌化疗中辅助作用的临床效果 [J]. 中国肿瘤临床 , 2007, 34(15): 887-888.

[12] 肖昌蔚 . 平消胶囊合并三苯氧胺治疗老年乳腺癌 8 例体会 [J]. 现代肿瘤医学 , 2006, 14(5): 532.

[13] 张清媛 , 赵文辉 . 平消胶囊联合内分泌药物治疗或化疗对晚期乳腺癌的影响 [J]. 中国中西医结合杂志 , 2005, 25(12): 1074-1076.

[14] 李豫江 , 李志刚 , 吴涛 . 乳腺癌术前行平消胶囊联合化疗疗效观察 [J]. 现代肿瘤医学 , 2005, 13(2): 260-262.

[15] 赵健 , 袁凤辉 , 赵振兴 . 平消胶囊口服辅助化疗治疗中晚期肺癌疗效观察 [J]. 山东医药 , 2011, 51(18): 61.

[16] 兰守丽，武素芳，高立伟，等.化疗联合平消胶囊治疗非小细胞肺癌的临床观察 [J]. 肿瘤学杂志，2011, 17(2): 154-155.

[17] 韩忠诚，马蕾，柳江，等.平消胶囊联合 GP 方案治疗晚期非小细胞肺癌的临床观察 [J]. 现代肿瘤医学，2010, 18(7): 1331-1332.

[18] 耿传信，姚娟，王晓璐.平消胶囊联合化疗方案治疗晚期非小细胞肺癌 46 例 [J]. 临床医药，2009, 18(21): 68-69.

[19] 赵予军，简国庆，吕素兰.平消胶囊配合化疗治疗晚期非小细胞肺癌疗效观察 [J]. 现代肿瘤医学，2007, 15(9): 1323-1324.

[20] 万里新，王旸，王文廉.平消胶囊配合化疗治疗中晚期非小细胞肺癌的临床研究 [J]. 现代肿瘤医学，2007, 15(4): 534-535.

[21] 李红.平消胶囊配合化疗治疗中晚期肺癌疗效观察 [J]. 现代肿瘤医学，2007, 15(8): 1177-1178.

[22] 王素萍，袁翎，璺李岳.平消胶囊加放射联合治疗不能手术的Ⅲ期非小细胞肺癌 [J]. 中国肿瘤临床与康复，1999, 6(1): 92-93.

[23] 程志斌，刘洪波，王兆华.平消胶囊合并放射治疗与单纯放疗治疗不能切除的Ⅲ期非小细胞肺癌临床比较 [J]. 河南肿瘤学杂志，1999,12(2): 106-108.

[24] 李浩.平消胶囊对声门上型喉癌术后的疗效 [J]. 陕西肿瘤医学. 2001, 9(1): 42-43.

[25] 孙秋实，曹传华，张凌云.平消胶囊联合肝动脉栓塞化疗治疗中晚期肝癌 60 例的临床分析 [J]. 现代肿瘤医学，2012, 20(2): 322-324.

[26] 周炳刚，范玉琢，景生虹，等.平消胶囊联合介入栓塞化疗术 (TAE) 治疗中晚期肝癌 [J]. 陕西肿瘤医学，1999, 7(3): 159-161.

[27] 吴万垠，郭伟剑，林钧华.平消胶囊配合经肝动脉灌注化疗栓塞治疗原发性肝癌 25 例 [J]. 中西医结合肝病杂志，2001, 11(1): 50-51.

[28] 王伟中，林明和，李延军，等.射频联合平消胶囊治疗 40 例肝癌的随机双盲前瞻性研究 [J]. 福建中医药，2010, 41(3): 5-6.

[29] 周炳刚，孙靖中，景生虹，等.中西医结合治疗中晚期肝癌 26 例疗效观察 [J]. 新中医，2002, 34(11): 37-38.

[30] 周炳刚，孙靖中，景生虹，等.中西医结合治疗中晚期肝癌 46 例 [J]. 中国中西医结合杂志，2002, 22(10): 793.

[31] 范志刚，王小华，贺启华，等.平消胶囊联合化疗治疗进展期胃癌 47 例

[J]. 陕西中医, 2011, 32(1): 6-7.

[32] 宁廷禄, 郝琦. 平消胶囊联合化疗治疗进展期胃癌 121 例 [J]. 中国中西医结合杂志, 1998, 18(6): 370-371.

[33] 宁廷禄. 进展期胃癌术后化疗与平消胶囊合并化疗的远期疗效对比 [J]. 现代肿瘤医学, 1996, 4(3): 134-135.

[34] 陈乃杰, 金源, 赖义勤. 平消胶囊配合化学治疗晚期胃癌的疗效观察 [J]. 海峡药学, 1997, 9(1): 66-67.

[35] 阙劲松, 王战会. 平消胶囊联合化疗治疗贲门癌临床观察 [J]. 现代肿瘤医学, 2008, 16(11): 1927-1928.

[36] 范英杰, 李伟, 马耀光. 平消胶囊配合放疗治疗晚期贲门癌 56 例 [J]. 河南中医药学刊, 1999, 14(4): 13-14.

[37] 黄智芬, 黎汉忠, 张作军, 等. 平消胶囊配合化疗治疗晚期大肠癌 33 例临床观察 [J]. 陕西肿瘤医学, 2002, 10(4): 307-308.

[38] 朱光辉. 中晚期结肠癌术后化疗与平消胶囊合并化疗的远期疗效对比 [J]. 陕西肿瘤医学, 2001, 9(1): 43-44.

[39] 赵季忠, 马汉成. 食管癌放疗合用平消胶囊 140 例临床分析 [J]. 现代肿瘤医学, 1996, 4(3): 132-133, 135.

[40] 唐顺国, 田爱云. 平消胶囊合放疗治疗食管癌临床观察 [J]. 浙江中西医结合杂志, 2001, 11(10): 626.

[41] 刘金安, 王兆星, 李平宜, 等. 平消胶囊加放疗治疗中晚期食管癌 120 例分析 [J]. 现代肿瘤医学, 1996, 4(3): 153-155.

[42] 刘洪亮, 单娟. 平消胶囊加放射治疗中晚期食管癌临床疗效观察 [J]. 现代肿瘤医学, 1996, 4(3): 153, 157.

[43] 黄瑾. 平消胶囊结合放射治疗食管癌 51 例初步体会 [J]. 现代肿瘤医学, 1996, 4(3): 156-157.

[44] 张丽珍, 赵滑峰. 平消胶囊配合放疗治疗食管癌临床观察 [J]. 现代肿瘤医学, 1996, 4(3): 129-131.

[45] 万志龙, 刘向阳. 平消胶囊配合放射治疗中晚期食管癌 [J]. 南通医学院学报, 1996, 16(4): 560.

[46] 毛中鹏, 侯东祥, 李建辉, 等. 食管癌术后应用平消胶囊替代化疗的疗效观察 [J]. 现代肿瘤医学, 2004, 12(1): 57.

[47] 张淑玲, 仝运科, 庄玉林. 平消胶囊合并化疗治疗晚期食管癌疗效观察 [J].

现代肿瘤医学，1996, 4(3): 158.

[48] 白晓娟，严敏. 平消胶囊治疗中晚期食道癌 50 例 [J]. 陕西中医，2011, 32(5): 517-518.

[49] 冀润利，刘军彩，王春燕，等. 食管支架置入术联合平消胶囊治疗晚期食管癌疗效观察 [J]. 现代肿瘤医学，2009, 17(7): 1271-1272.

[50] 张兵，黄再捷. 放疗加平消胶囊治疗鼻咽癌的临床观察 [J]. 中华医学写作杂志. 2003, 10(2): 120-121.

[51] 陈绪元，朱宇熹，陈晓品，等. 平消胶囊与放疗同步治疗中晚期鼻咽癌增敏研究 [J]. 临床肿瘤学杂志，2005, 10(2): 163-165.

[52] 尹宜发，周海波，邹立勇，等. 平消胶囊在中晚期鼻咽癌放疗中的增敏作用 [J]. 现代肿瘤医学，2006, 14(4): 483-485.

[53] 顾昱，尹宜发，李欣，等. 放疗加平消胶囊治疗鼻咽癌 30 例的临床分析 [J]. 实用医学进修杂志，2002, 30(3): 181-182.

[54] 林权冰. 放疗加平消胶囊治疗鼻咽癌 35 例 [J]. 中国肿瘤，2002, 11(8): 475.

[55] 邱荣良，吴慧，张景伟，等. 平消胶囊对鼻咽癌放疗增效减毒作用的临床观察 [J]. 现代肿瘤医学，2005, 13(3): 415-416.

[56] 邱枋，邓满泉，郭灵，等. 平消胶囊与放疗同步治疗鼻咽癌的临床观察 [J]. 现代肿瘤医学，2006, 14(3): 336-337.

[57] 杨立平，李立夫. 平消胶囊加放射治疗鼻咽癌 64 例随机分析 [J]. 现代肿瘤临床，1995, 14(3): 168-169.

[58] 黄丽华，吴镇凤，刘锋. 平消胶囊对放疗的恶性肿瘤病人血清 sIL-2R 水平的影响 [J]. 白求恩医科大学学报，1999, 24(2): 185.

[59] 刘健，赵韬，谢佐福，等. 平消胶囊抗肿瘤分子的生物学机制 [J]. 福建医科大学学报，2006, 40(4): 368-372.

[60] 刘健，刘非，苏颖，等. 平消胶囊增强表柔比星抗乳腺癌活性的研究 [J]. 中华肿瘤防治杂志，2007, 14(18): 1383-1385.

[61] 张德勋，孙晓东，袁秉祥，等. 平消胶囊对小鼠肾包膜下移植人肺癌瘤体生长的影响 [J]. 现代肿瘤医学，2003, 11(3): 174-175.

[62] 唐求，王栾秋，付廷雄，等. 平消胶囊对肿瘤放疗患者生活质量和血清 TSGF 值的影响 [J]. 现代肿瘤医学，2006, 14(6): 746-747.

[63] 周大祥，吴云鹏，徐世荣. 平消胶囊对胆管癌细胞生长及 CD44v6 蛋白

表达的影响 [J]. 中成药 , 2012, 34(6): 1014-1018.

[64] 朱庆贵 . 平消胶囊抗肺癌的分子生物学机制 [J]. 南方医科大学学报 ,2008, 28(11): 2069-207.

[65] 黄超有 , 陈建强 , 沈艳 , 等 . 平消胶囊对乳腺癌多药耐药基因 P-gp、 TOPO Ⅱ 和 GST-π 表达调控的研究 [J]. 岭南现代临床外科 ,2011, 11(1): 38-40.

[66] 屈清慧 , 康军 , 吴捷 , 等 . 平消胶囊的活血化瘀作用 [J]. 西安医科大学学 报 , 2002, 23(3): 308-310.

（本文转自《中国循证医学杂志》2013 年 8 月第 13 卷第 8 期）

平消胶囊的抗肿瘤作用及其机制研究

王娟[1]，岳正刚[2]，董明芝[3]，袁鹰[3]，陈秀华[1]，梅其炳[1, 2]，刘莉[1]

[1] 上海医药工业研究院药理评价研究中心；[2] 第四军医大学国家中医
药管理局中药胃肠药理重点研究室；[3] 西安正大制药有限公司研究所

摘要　目的： 观察平消胶囊的抗肿瘤作用及其初步的作用机制。**方法：**
提取平消胶囊活性部位，用于体外抗肿瘤细胞增殖和诱导肿瘤细胞凋亡；灌
胃给予平消胶囊，采用 4 种人体肿瘤裸鼠移植瘤模型观察体内抑瘤作用及初
步毒性反应。**结果：** 平消胶囊提取物对 10 种人体肿瘤细胞具有一定的体外
增殖抑制作用，体外作用 72 小时，其 IC_{50} 值在 $400 \sim 900\mu g/ml$ 之间。平消
胶囊连续经口灌胃给药 14 天，对人乳腺癌细胞 MDA-MB-231、人甲状腺癌
细胞 SW579、人肠癌细胞 COLO205、人胰腺癌细胞 PANC-1 的最大抑瘤率
分别达到 59.00%、53.13%、49.51%、52.14%，且对动物体质量和脏器没有
明显影响。平消胶囊提取物能诱导人乳腺癌细胞 MDA-MB-231 和人甲状腺
癌细胞 SW579 凋亡。**结论：** 平消胶囊对人乳腺癌、人甲状腺癌、人肠癌、
人胰腺癌的裸鼠移植瘤生长有明显的抑制作用，量效关系明显，且对主要脏
器无明显影响，其机制之一为诱导肿瘤细胞的凋亡。

关键词　平消胶囊；抗肿瘤；细胞凋亡；细胞增殖；抑瘤作用

平消胶囊是根据《金匮要略》"硝石矾石散"开发的中药复方制剂[1-2]。
具有活血化瘀、散结消肿、解毒止痛等功效，并具有抑菌，增加机体抗菌能
力，增强白细胞吞噬活力作用。临床上单独使用平消胶囊或与其他药物联合
应用治疗乳腺等实体瘤，具有缓解症状，缩小瘤体，提高机体免疫功能，延
长生存时间等作用[3-4]。然而，尚鲜见有关基础研究的报道，本研究根据《细
胞毒类抗肿瘤药物非临床研究技术指导原则》，参考国内外相关研究文献[5-6]，对其体内外抗肿瘤作用及机制进行实验研究。旨在观察其抗肿瘤作用，
并且对其作用机制及毒性进行初步研究。

材料与方法

1. 肿瘤细胞、移植性肿瘤和动物　A549（人肺腺癌细胞株），HCT116
（人肠癌细胞株），COLO205（人肠癌细胞株），MDA-MB-231（人乳腺癌细

胞株），CCRF-CEM（人白血病细胞株），95-D（人肺癌细胞株），QGY7703（人肝癌细胞株），PANC-1（人胰腺癌细胞株），SW579（人甲状腺癌细胞株），Hep2（人喉癌细胞株），以上细胞来自美国模式菌种收集中心（ATCC），均为本实验室保存。以其中乳腺癌细胞 MDA-MB-231、甲状腺癌细胞 SW579、肠癌细胞 COLO205、胰腺癌细胞 PANC-1 作为裸鼠移植肿瘤模型，进行体内抗肿瘤试验。

SPF 级 BALB/C 裸鼠，体质量 18～20g，上海斯莱克实验动物有限责任公司，生产许可证号：SCXK（沪）2012-0002，使用许可证号：SYXK（沪）2009-0068。

2. 主要试剂、材料和仪器 平消胶囊（西安正大制药有限公司，批号：1209102）；甲醇、乙腈色谱纯（Fisher Scientific），其余试剂为分析纯。士的宁对照品（97%，批号 110707-200306，购于中国药品生物制品检定所），注射用盐酸多柔比星（规格：10mg/瓶，阿霉素，DOX，Actavis Italy S.P.A，批号：2QL0016）。DMEM 培养基（GIBCO 产品）、胎牛血清（PAA 产品）、细胞消化液（Trypsin+EDTA）、PBS（-）、MTT（amresco，5mg/ml）、细胞溶解液等。紫杉醇注射液（Taxol，批号：1109271，规格：5ml：30mg，北京华素制药股份有限公司）。注射用盐酸伊立替康（规格：40mg/瓶，江苏恒瑞医药股份有限公司，批号：12111011）。注射用盐酸吉西他滨（江苏豪森药业股份有限公司，规格：0.2g/瓶，批号：121210）。凋亡检测试剂盒（FITC Annexin V apoptosis Detection kit，BD 公司）。

3. 仪器 Agilent 1200 液相色谱仪、Agilent 色谱数据工作站（美国 Agilent 公司），AL-204 天平；METTLER；KQ-500DE 型数控超声波清洗器，昆山市超声仪器有限公司。细胞培养箱：Forma Steri-Cycle CO_2 Incubators，Thermo Forma 公司。全波长多功能酶标仪：型号：Varioskan Flash，Thermo scientific。流式细胞仪：FACSCulibur 型，美国 Becton Dickinson 公司产品。

方 法

1. 平消胶囊活性部位的提取和含量测定 质控指标及其检测方法：①对照品溶液配制：取士的宁对照品适量，精密称定，加入三氯甲烷制成每毫升含 0.3mg 士的宁的溶液；精密量取 2ml，置 10ml 量瓶中，加入甲醇稀释至刻度，摇匀，即得。②供试品溶液配制：取平消胶囊提取物（相当于平消胶囊内容物 3g）适量，精密称定，置 25ml 量瓶中，加三氯甲烷 - 甲醇（1：1）适量，超声处理 20min，放冷，加三氯甲烷 - 甲醇（1：1）稀释至刻度，摇匀，静置，即得。③色谱条件：Alltima ODS 色谱柱（4.6mm×250mm，5μm），流动相为乙腈 -0.01mol/L 庚烷磺酸钠与 0.02mol/L 磷酸二氢钾等量混合液（用 10% 磷酸调节 pH 值至 2.8），流速：1.0ml/min，进样量：10μl，柱温：室温，检测波长：254nm。理论塔板数以士的宁峰计算应不低于 5000。

2. 平消胶囊提取物对人肿瘤细胞的细胞毒性作用　平消胶囊提取物为从批号 1209102 的平消胶囊中获得的得率为 25g/320g 胶囊内容物，DMSO 助溶后用 PBS（-）配成溶液，使用时稀释至所需浓度。

取对数生长期的细胞，将贴壁细胞消化后用新鲜培养液配制成（4～5）×10^4 个 /ml，96 孔板各孔加 100μl，置 37℃、5% CO_2 培养箱内培养。24 小时后每孔内加入 PBS（-）稀释的受试样品液（10μl），同一浓度设 3 复孔。受试药物平消胶囊终浓度为 1000、100、10、1、0.1、0.01、0.001μg/ml，阳性对照药物 DOX 最终浓度为 100、10、1、0.1、0.01、0.001、0.0001μg/ml。继续培养 72 小时后，每孔加 5mg/ml 的 MTT 溶液 20μl，置培养箱内 4 小时后，每孔加 100μl 溶解液，培养箱内过夜。次日，用全自动酶标仪测 570nm 处 OD 值。计算细胞生长抑制率，求出半数抑制浓度（IC_{50}）。试验共进行 2 次。

3. 平消胶囊对人肿瘤裸鼠移植模型的治疗作用　本部分试验采用 4 种人体肿瘤裸鼠异种移植瘤模型进行。取生长良好的实体瘤块，无菌条件下切割成 2～3mm 大小的均匀小块，用套管针每只小鼠右腋皮下接种 1 块。接种后待肿瘤长到 100mm³ 以上，根据肿瘤大小重新分组，淘汰肿瘤过大和过小的动物，每组肿瘤平均体积基本一致，设不同给药组，每个模型具体分组见表 1～4。阳性药物给药方案及剂量：Taxol（20mg/kg），DOX（10mg/kg），每日静脉滴注 1 次，治疗 4 天；伊立替康（50mg/kg），吉西他滨（60mg/kg），每日静脉滴注 1 次，治疗 5 天；平消胶囊给药方案及剂量：平消胶囊各组连续给药 14 天，每天灌胃 1 次，平消胶囊 L 组（250mg/kg），平消胶囊 M 组（500mg/kg），平消胶囊 H 组（1000mg/kg），平消胶囊 HH 组（1500mg/kg）。开始给药，每周 2 次用游标卡尺测瘤块的长径（a）、短径（b），肿瘤体积（tumor volume，TV）计算公式为：TV=1/2×a×b²，相对肿瘤体积（relative tumor volume，RTV）计算公式为：RTV=V_t/V_1，V_1 为分笼时（即 d1）测量所得肿瘤体积，V_t 为每次测量时的肿瘤体积，同时测动物体质量。抗肿瘤活性的评价指标为相对肿瘤增殖抑制率（%）=（1-TRTV/CRTV）×100%，TRTV：试验组相对肿瘤体积；CRTV：对照组相对肿瘤体积。试验结束处死动物，解剖取瘤块，拍照。

4. 平消胶囊提取物诱导人体肿瘤细胞凋亡的作用实验　选用人乳腺癌细胞 MDA-MB-231 和人甲状腺癌细胞 SW579 细胞株，设 24 小时、48 小时，2 个药物作用时间点。将处于对数生长期的细胞分别接种于 6 孔板中，调整细胞浓度，体积为 2ml/孔，设双复孔，使细胞在检测时间点能够增殖到约 1×10^6/ml，置 37℃、5%CO_2 培养箱内培养，24 小时后，加入待测浓度样品，每个细胞设 5 个组：①对照组，②平消胶囊 A 组（500μg/ml，24 小时），③平消胶囊 B 组（1000μg/ml，24 小时），④平消胶囊 C 组（500μg/ml，48 小时），⑤平消胶囊 D 组（1000μg/ml，48 傲视）。

将培养瓶置于 37℃、5%CO_2 培养箱内，作用的第 24 小时、48 小时分别取出该时间点的细胞，转移至离心管内，与先前吸出的培养液一起，2000r/min 离心 5 分钟，弃去上清液，用冷的 PBS（-）洗涤 2 次，2000r/min 离心 5 分钟，去上清液，用 35μl Annexin-V Buffer 和 3μl FITC Annexin V 和 3μl PI 染色，轻柔混匀后室温避光静置 20 分钟，每管加入 200μl 1× 的结合缓冲液（binding buffer），在 1 小时内上流式细胞仪检测细胞凋亡。

5. 统计学方法　采用 Graphpad Prism 5 统计软件进行统计学处理，计量资料均以 x±s 表示，组间比较采用 Student t 检验，以 $P<0.05$ 为差异有统计学意义。

结　果

1. 平消胶囊活性部位的提取和含量测定　测得平消胶囊（批号：1209102）提取物的士的宁含量为 1.363%，见表 1。计算得到士的宁转移率为 81.97%。

表 1　平消胶囊活性提取物的含量测定

供试品	取样量(g)	峰面积		平均峰面积(Ā)	士的宁 %
		A₁	A₂		
样品 1	0.1460	1790.72	1817.97	1804.345	1.365%
样品 2	0.1489	1844.45	1831.29	1837.87	1.363%
对照品	0.04753mg/ml	1077.74	1073.63	1075.685	平均 1.364%

理论板数：$N_{对照}=8765$　　$N_{样品}=5985$

公式：

$$士的宁\% = \frac{\overline{A}_{样} \times C_{对} \times 25}{\overline{A}_{对} \times W_{样}} \times 100\%$$

其中，$\overline{A}$ 为平均峰面积；C 为浓度，W 为重量。

士的宁转移率计算：平消胶囊（批号1209102）制剂含量：每粒 0.30mg，粒重 0.23g；折成百分含量：0.13%；平消胶囊提取物含士的宁总量：0.341g；平消胶囊内容物含士的宁总量：0.416g；士的宁转移率（%）=0.341/0.416×100%=81.97%。

2. 平消胶囊提取物对人肿瘤细胞的细胞毒性作用　平消胶囊提取物作用72小时后，对10株人肿瘤细胞的生长均具有一定的抑制作用，其 IC_{50} 值在 400～900μg/ml。试验重现性好；与阳性对照药DOX比较，作用强度较弱。

根据表2结果，选择人肠癌细胞COLO205、人乳腺癌细胞MDA-MB-231、人甲状腺癌细胞SW579、人胰腺癌细胞PANC-1裸鼠移植瘤模型进行平消胶囊体内抗肿瘤疗效观察。

表2　平消胶囊提取物对人肿瘤细胞的 IC_{50}（μg/ml）

细胞	平消胶囊提取物			DOX		
	NO.1	NO.2	MEAN	NO.1	NO.2	MEAN
A549	814.32	749.76	782.04	0.052	0.089	0.071
HCT116	587.06	761.41	674.24	0.029	0.154	0.092
Colo205	864.70	866.45	865.58	0.010	0.045	0.027
MDA-MB-231	788.88	984.96	886.92	0.397	0.676	0.537
CCRF-CEM	508.03	660.71	584.37	0.024	0.047	0.036
95-D	790.88	735.83	763.35	0.045	0.017	0.031
QGY7703	774.30	884.36	829.33	0.009	0.040	0.025
PANC-1	754.99	623.77	689.38	0.045	0.078	0.062
SW579	288.43	550.47	419.45	0.046	0.045	0.046
Hep2	616.48	534.78	575.63	0.038	0.052	0.045

3. 平消胶囊对人肿瘤裸鼠移植模型的治疗 作用 250mg/kg、500mg/kg、1000mg/kg、1500mg/kg 的平消胶囊，连续治疗 14 天，结束时对人乳腺癌细胞 MDA-MB-231 的抑瘤率分别为 27.7%、37.0%、56.8%、59.0%；阳性对照药 Taxol 对人乳腺癌细胞 MDA-MB-231 的抑瘤率为 68.8%。实验期间无动物死亡，Taxol 给药后动物出现体质量下降，Taxol 和平消胶囊各剂量组脾脏脏器系数小于对照组，其他脏器系数与对照组比较无差异。见表 3、表 4、图 1。

表 3　平消胶囊对移植于裸鼠的人乳腺癌细胞 MDA-MB-231 的抑瘤作用（$\bar{x} \pm SD$）

组别	n	体质量（g，去瘤后）	RTV	抑瘤率（%）
对照组	10	19.01 ± 0.72	15.85 ± 4.65	—
Taxol 组	6	19.20 ± 0.47	4.95 ± 1.96[**]	68.78
平消胶囊 L 组	6	19.37 ± 0.85	11.46 ± 3.07	27.70
平消胶囊 M 组	6	20.64 ± 1.43	10.02 ± 2.23[*]	36.79
平消胶囊 H 组	6	20.35 ± 0.83	6.85 ± 1.81[**]	56.77
平消胶囊 HH 组	6	20.05 ± 0.49	6.50 ± 1.53[**]	59.00

注：与对照组比较：*$P<0.05$，**$P<0.01$。下表同。

表 4　平消胶囊对人乳腺癌细胞 MDA-MB-231 裸鼠脏器系数的影响（$\bar{x} \pm SD$）

组别	n	肝系数	脾系数	肾系数
对照组	10	0.087 ± 0.006	0.030 ± 0.003	0.021 ± 0.001
Taxol 组	6	0.086 ± 0.004	0.023 ± 0.003[**]	0.022 ± 0.001
平消胶囊 L 组	6	0.089 ± 0.008	0.034 ± 0.003	0.020 ± 0.001
平消胶囊 M 组	6	0.084 ± 0.005	0.027 ± 0.002[*]	0.020 ± 0.001
平消胶囊 H 组	6	0.082 ± 0.005	0.020 ± 0.003[**]	0.021 ± 0.000
平消胶囊 HH 组	6	0.084 ± 0.004	0.022 ± 0.002[**]	0.021 ± 0.001

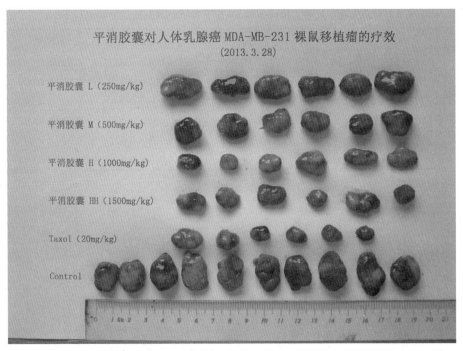

图1　平消胶囊对移植于裸鼠的人乳腺癌细胞 MDA-MB-231 的抑瘤作用观察

　　250mg/kg、500mg/kg、1000mg/kg、1500mg/kg 的平消胶囊对人甲状腺癌细胞 SW579 的抑瘤率分别为 24.23%、42.34%、49.35%、53.13%；阳性对照药 DOX 对人甲状腺癌细胞 SW579 的抑瘤率为 64.38%。平消胶囊给药后除 HH 组外动物未出现明显体质量下降，DOX 给药后动物出现体质量下降，停药后两组动物体质量逐渐恢复，各组未出现动物死亡。平消胶囊各给药组、DOX 组动物的主要脏器未见明显异常，脏器系数与对照组比较无显著差异，肉眼未见明显异常。见表5、表6、图2。

表5　平消胶囊对移植于裸鼠的人甲状腺癌细胞 SW579 的抑瘤作用（$\bar{x} \pm SD$）

组别	n	体质量（g，去瘤后）	RTV	抑瘤率（%）
对照组	10	24.53 ± 0.94	6.29 ± 1.27	—
DOX 组	6	23.30 ± 1.77	2.24 ± 0.95**	64.38
平消胶囊 L 组	6	25.42 ± 1.12	4.76 ± 0.83*	24.23
平消胶囊 M 组	6	24.11 ± 2.38	3.63 ± 0.71**	42.34
平消胶囊 H 组	6	25.36 ± 1.08	3.18 ± 1.05**	49.35
平消胶囊 HH 组	6	24.27 ± 1.39	2.95 ± 0.94**	53.13

表6 平消胶囊对人甲状腺癌细胞 SW579 裸鼠脏器系数的影响（x̄±SD）

组别	n	肝系数	脾系数	肾系数
对照组	10	0.072 ± 0.005	0.007 ± 0.002	0.019 ± 0.001
DOX 组	6	0.077 ± 0.005	0.007 ± 0.001	0.020 ± 0.002
平消胶囊 L 组	6	0.068 ± 0.004	0.007 ± 0.001	0.020 ± 0.001
平消胶囊 M 组	6	0.071 ± 0.005	0.007 ± 0.001	0.020 ± 0.002
平消胶囊 H 组	6	0.069 ± 0.002	0.007 ± 0.001	0.020 ± 0.001
平消胶囊 HH 组	6	0.067 ± 0.006	0.008 ± 0.001	0.019 ± 0.002

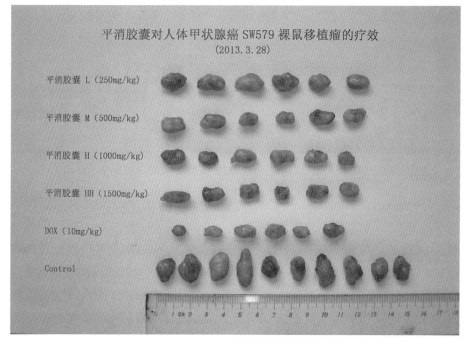

图 2 平消胶囊对移植于裸鼠的人甲状腺癌细胞 SW579 的抑瘤作用观察

平消胶囊 250mg/kg、500mg/kg、1000mg/kg 剂量对人肠癌细胞 COLO205 的抑瘤率分别为 35.30%、45.45%、49.51%；阳性对照药伊立替康对人肠癌细胞 COLO205 的抑瘤率为 70.69%。平消胶囊和伊立替康给药后动物未出现明显体质量下降，各组未出现动物死亡。平消胶囊各给药组动物的主要脏器未见明显异常，脏器系数与对照组比较无差异，肉眼未见明显异常。见表 7、表 8、图 3。

表7　平消胶囊对移植于裸鼠的人肠癌细胞 COLO205 的抑瘤作用（x̄±SD）

组别	n	体质量（g，去瘤后）	RTV	抑瘤率（%）
对照组	12	22.96 ± 1.96	10.34 ± 2.78	—
伊立替康组	6	23.25 ± 1.21	3.03 ± 0.97**	70.69
平消胶囊 L 组	6	23.55 ± 1.39	6.69 ± 2.96*	35.30
平消胶囊 M 组	6	22.09 ± 1.38	5.64 ± 1.51**	45.45
平消胶囊 H 组	6	21.50 ± 2.80	5.22 ± 1.00**	49.51

表8　平消胶囊对人肠癌细胞 COLO205 裸鼠脏器系数的影响（x̄±SD）

组别	n	肝系数	脾系数	肾系数
对照组	10	0.078 ± 0.007	0.012 ± 0.003	0.020 ± 0.002
伊立替康组	6	0.076 ± 0.003	0.010 ± 0.002	0.021 ± 0.001
平消胶囊 L 组	6	0.080 ± 0.005	0.011 ± 0.001	0.022 ± 0.002
平消胶囊 M 组	6	0.084 ± 0.009	0.009 ± 0.001	0.022 ± 0.002
平消胶囊 H 组	6	0.083 ± 0.015	0.010 ± 0.002	0.022 ± 0.004

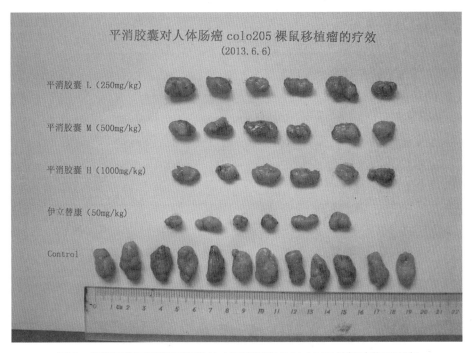

图 3　平消胶囊对移植于裸鼠的人肠癌细胞 COLO205 的抑瘤作用观察

平消胶囊 250mg/kg、500mg/kg、1000mg/kg 剂量对人胰腺癌细胞 PANC-1 的抑瘤率分别为 33.59%、44.41%、52.14%；阳性对照药吉西他滨对人胰腺癌细胞 PANC-1 的抑瘤率为 62.53%。平消胶囊给药后动物未出现明显体质量下降，吉西他滨组动物体质量略有下降，且逐渐恢复，各组均未出现动物死亡。平消胶囊各给药组动物的主要脏器未见明显异常，脏器系数与对照组比较无显著差异，吉西他滨组脾指数略小于对照组，肉眼未见明显异常。见表 9、表 10、图 4。

表 9　平消胶囊对移植于裸鼠的人胰腺癌细胞 PANC-1 的抑瘤作用（$\bar{x} \pm SD$）

组别	n	体质量（g，去瘤后）	RTV	抑瘤率（%）
对照组	10	25.58 ± 1.73	18.32 ± 4.90	—
吉西他滨组	6	24.05 ± 3.23	6.87 ± 3.39**	62.53
平消胶囊 L 组	6	26.75 ± 1.54	12.17 ± 2.30*	33.59
平消胶囊 M 组	6	26.91 ± 1.35	10.19 ± 1.22**	44.41
平消胶囊 H 组	6	25.67 ± 1.12	8.77 ± 2.76**	52.14

表 10　平消胶囊对人胰腺癌细胞 PANC-1 裸鼠脏器系数的影响（$\bar{x} \pm SD$）

组别	n	肝系数	脾系数	肾系数
对照组	10	0.094 ± 0.009	0.014 ± 0.002	0.020 ± 0.002
吉西他滨组	6	0.090 ± 0.019	0.018 ± 0.006*	0.021 ± 0.004
平消胶囊 L 组	6	0.092 ± 0.008	0.013 ± 0.003	0.021 ± 0.003
平消胶囊 M 组	6	0.091 ± 0.006	0.014 ± 0.002	0.019 ± 0.002
平消胶囊 H 组	6	0.086 ± 0.011	0.013 ± 0.001	0.019 ± 0.001

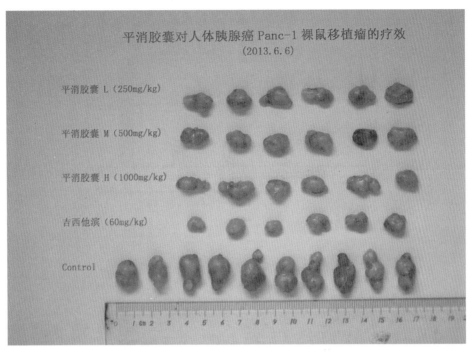

图 4　平消胶囊对移植于裸鼠的人胰腺癌细胞 PANC-1 的抑瘤作用观察

4. 平消胶囊提取物诱导人体肿瘤细胞凋亡的作用　Q2 象限（右上）为晚期凋亡及死亡细胞。Q4 象限（右下）反映的是早期凋亡细胞（原始图谱为四格象限图，由于篇幅限制，仅以统计图表收入文中）。对照组细胞 Q4 象限的细胞数极少，基本没有凋亡和死亡细胞，平消胶囊提取物 500μg/ml、1000μg/ml 不同浓度和时间作用后，对人乳腺癌细胞 MDA-MB-231 和人甲状腺癌细胞 SW579 均具有一定程度诱导细胞坏死（Q4 象限细胞增加）和凋亡（Q2 象限细胞增加）的作用，根据 Q2 象限的细胞作图，见图 5、图 6，平消胶囊提取物诱导甲状腺癌细胞 SW579 和乳腺癌细胞 MDA-MB-231 凋亡的作用具有时效和量效关系。

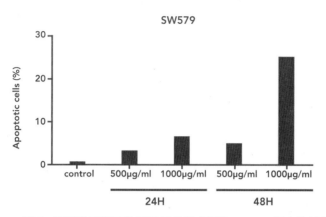

图 5　平消胶囊提取物诱导甲状腺癌细胞 SW579 凋亡的能力

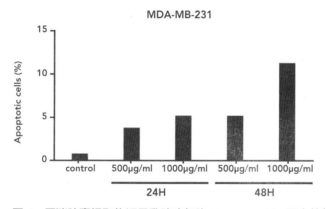

图 6　平消胶囊提取物诱导乳腺癌细胞 MDA-MB-231 凋亡的能力

讨　论

目前，中药作为抗肿瘤药的临床应用越来越广泛。中药现代化进程的几十年，取得了一些新进展，比如，中药多成分与药效研究在加强，从药效物质基础阐明中药作用的内涵，对于具有多成分的中药，应用现代科学对其进行研究，并得到部分验证[9]。怎样科学地可重复地验证中药品种的疗效，甚至于发现这些药物潜在的新用途，已成为药物研发工作者和药物生产企业生产者需要面对的问题。因此，中成药品种的再评价与产品的二次开发不但成为研究者和生产者关注的问题，也成为中药开发创新、形成良性格局的竞争焦点[10]。

平消胶囊由郁金、仙鹤草、五灵脂、白矾、硝石、干漆、麸炒枳壳、马钱子粉精制而成。其中郁金苦辛微寒，开窍破结，活血破瘀，止痛生肌，行气解郁；白矾酸咸而寒，能除痛热，化顽痰；硝石破积攻坚，除五脏积热；干漆与五灵脂配伍，消积杀虫，破瘀血；枳壳行气止痛，化痰除痞，理气宽肠胃；再入马钱子去毒入络，散血热，消毒止痛；仙鹤草清热凉血，收敛止血，滋补强心。全方发挥化瘀，破气散结，补气扶正之功。从 20 世纪开始，就有不少研究发现平消胶囊在临床抗肿瘤应用中，具有一定的治疗价值[11-13]。

本研究药效学实验的剂量设置是根据临床剂量推算的，平消胶囊的临床剂量高限为每次 8 粒，每日 3 次，规格为每粒 0.23g，故 60kg 成人为每天5.52g，约 90mg/kg，折算到小鼠，剂量约为 1000mg/kg，故将此剂量定为药效高剂量，中剂量 500mg/kg，低剂量为 250mg/kg。为考察高于临床剂量是否具有优于临床剂量的药理作用，另设 1500mg/kg 为极高剂量组，用于比较。

人乳腺癌和甲状腺癌均有 1 组平消胶囊 1500mg/kg 剂量组，对 2 个模型的抑瘤率分别为 59.00%、53.13%，并没有显示出明显优于 1000mg/kg 的趋势，所以笔者认为小鼠 1000mg/kg 的剂量下能达到较高的抑瘤率，临床剂量设置合理，后续的低、中、高剂量设置分别为 250mg/kg、500mg/kg、1000mg/kg 也能较好涵盖药物的有效剂量范围，体现药物的量效关系。一般认为，有些中药本身含有毒性成分[14]，若使用方法或剂量不当，易产生不良反应，平消胶囊中的马钱子为该类中药。马钱子又名番木鳖，广泛用于神经系统、风湿性关节炎、骨伤科等疾病的治疗，有较明显的药效，在临床及民间多有应用。但因马钱子治疗剂量与中毒剂量较接近，其临床应用的不良反应报道也多，限制了马钱子的广泛使用。其生物碱主要为番木鳖碱（士的宁）和马钱子碱，其中毒机制被认为是作用于脊髓，引起兴奋和抑制的失调，也可影响平滑肌和心肌张力，最终导致惊厥或可致呼吸麻痹[15]。在本实验条件下裸鼠连续用药 14 天，动物的一般情况、体质量及脏器系数未发现明显的变化，提示在该剂量下，平消胶囊无明显的不良反应。

体外实验结果发现，人乳腺癌细胞 MDA-MB-231 和人甲状腺癌细胞SW579 对平消胶囊较敏感，且平消胶囊对这两个模型在体内药效学评价中也显示出较好的抑瘤作用，故在机制研究方面，选择了这两个模型评价平消胶囊诱导人乳腺癌细胞 MDA-MB-231 和人甲状腺癌细胞 SW579 凋亡的作用。选择的终浓度为 500μg/ml、1000μg/ml，相当于约 1 倍的 IC_{50} 和约 2 倍的IC_{50}。在此浓度和时间作用下，平消胶囊提取物具有诱导人乳腺癌细胞MDA-MB-231 和人甲状腺癌细胞 SW579 凋亡的作用，这种作用具有时效关系和量效关系。正常的细胞膜表面脂类分布不对称，氨基类磷脂如磷脂酰丝氨酸（PS）多分布在膜内侧。细胞凋亡早期改变发生在细胞膜表面，改变之一是磷脂酰丝氨酸（PS）从细胞膜内转移到细胞膜外，Annexin V 具有易于结合到磷脂类如磷脂酰丝氨酸的特性，对磷脂酰丝氨酸有高度的亲和性。因此，该蛋白可充当一敏感的探针检测暴露在细胞膜表面的磷脂酰丝氨酸。磷脂酰丝氨酸转移到细胞膜外不是凋亡所独有的，也可发生在细胞坏死中，但如果同时使用膜非通透性 DNA 染料如碘化丙啶（Propidium Iodide，PI）则能从 Annexin V+ 细胞中将凋亡和坏死细胞区别开来。实验结果显示，平消胶囊的两个作用浓度均能不同程度增加早期凋亡细胞的数量，且该诱导凋亡的作用具有时效和量效关系。提示平消胶囊诱导肿瘤细胞凋亡，是其在体外抑制肿瘤细胞增殖和体内抑制肿瘤生长的可能作用机制之一。具体诱导肿瘤细胞凋亡的作用是通过线粒体释放细胞色素 C 最后遵循 Caspase-9 的途径执行的，还是通过 Fas 受体配体结合，遵循 Caspase-8 的途径执行的，将需要进行后续试验进一步证明。

参考文献

[1] 刘非,刘健.平消胶囊治疗恶性肿瘤研究概况 [J].现代肿瘤医学,2007,15(1):142-143.

[2] 陆顺娟,王中和,蔡以理.平消胶囊在恶性肿瘤综合治疗中的作用 [J].现代肿瘤医学,2002,10(4):278-279.

[3] 谷泓铮,梅其炳,周斌.平消胶囊协同治疗恶性肿瘤的研究进展 [J].世界临床药物,2015,36(11):789-792.

[4] 花宝金,杜亮,唐荣欣.平消胶囊用于肿瘤协同治疗的临床证据 [J].中国循证医学杂志,2013,13(8):1018-1024.

[5] 郑述建,肖颖.平消胶囊配合化疗治疗恶性肿瘤临床疗效观察 [J].河北医学,2005,11(8):768.

[6] 劳高权,施智严,陈丰,等.平消胶囊配合化疗治疗恶性肿瘤 32 例临床观察 [J].中医临床研究,2011,16(3):37-38.

[7] 朱庆贵.平消胶囊抗肺癌的分子生物学机制 [J].南方医科大学学报,2008,28(11):2069-2071.

[8] 黄瑾.平消胶囊同步放疗在食管癌术后的应用价值 [J].现代肿瘤医学,2013,21(10):2248-2250.

[9] 陆亚莉 . 对中药现代化及中药国际化发展的思考 [J]. 医药卫生 : 文摘版，2016(7):00191.

[10] 杨明, 伍振峰, 王芳, 等 . 中成药再评价方法与策略研究 [J]. 中国新药杂志，2010,19(24):2267-2270.

[11] 王燕平 , 张琳 . 平消胶囊的临床应用综述 [J]. 中国医药导刊 ,2010,12(12):2093-2095.

[12] 赵振平 , 苗红 . 平消胶囊并联合化疗治疗晚期癌症的临床研究 [J]. 现代肿瘤医学 ,1996,4(3):142-144.

[13] 李红 . 平消胶囊配合化疗治疗中晚期肺癌疗效观察 [J]. 现代肿瘤医学 ,2007,15(8):1177-1178.

[14] 陈如泉 . 中药的不良反应与上市后再评价 [J]. 湖北中医药大学学报 ,2003,5(1):5-8.

[15] 吴贤仁 , 陈运立 , 陈协辉 . 大剂量马钱子中毒致呼吸心跳骤停 1 例 [J]. 汕头大学医学院学报 ,1999,12(1):37.

（本文转自《中华中医药杂志》2017 年 10 月第 32 卷第 10 期）

平消胶囊对实验性乳腺癌的防治作用

蔡林[1]，钟海林[2]，孙阳[3]，陈贵娥[4]，唐源[4]，董明芝[5] 刘铁明[5] 梅其炳[3]

[1] 解放军第 181 医院　药剂科，广西　桂林 541002；[2] 解放军第 422 医院　耳鼻喉科，广东　湛江 524005；[3] 空军军医大学药理教研室，国家中药胃肠药重点实验室　陕西　西安 710032；[4] 解放军第 422 医院药剂科，广东　湛江 524005；[5] 西安正大制药有限公司，陕西　西安 710032

摘要　目的：观察平消胶囊对实验性乳腺癌的防治作用，为该产品的临床应用与深入研究提供实验依据。方法：稳定雌性大鼠 36 只随机分为 6 组：正常对照组、模型组、阳性对照组、平消胶囊 250mg/kg、500mg/kg、750mg/kg 3 个剂量组。采用腹腔注射二甲基苯蒽（7，12-Dimethylbenz[a] anthracene，DMBA）的方法复制大鼠乳腺癌模型，病理学观察乳腺肿瘤的发生发展，酶联免疫吸附实验（Enzyme-Linked Immunosorbnent Assay，ELISA）方法检测大鼠血清中雌二醇（Estradiol，E_2）、谷胱甘肽过氧化物酶（GSH-Px）、超氧化物歧化酶（Super Oxide Dismutase，SOD）、丙二醛（MDA）、肿瘤坏死因子（Tumor Necrosis Factor，TNF-α）水平变化，观察平消胶囊对实验性大鼠乳腺癌的防治作用。结果：①平消胶囊能改善二甲基苯蒽引起的实验性乳腺癌大鼠体重增长缓慢，其中 750mg/kg 的平消胶囊作用最为显著，该组大鼠体重较正常对照组大鼠体重增长相近，无统计学差异；②平消胶囊各组较模型组大鼠乳腺肿瘤发生率下降；③平消胶囊能使二甲基苯蒽引起的乳腺癌大鼠血清雌二醇、谷胱甘肽过氧化物酶、超氧化物歧化酶水平明显改善，能降低丙二醛、肿瘤坏死因子水平；④平消胶囊、他莫昔芬不仅能抑制二甲基苯蒽引起的乳腺癌大鼠乳房改变，而且能改善组织病理形态变化。结论：平消胶囊、他莫昔芬对二甲基苯蒽引起的大鼠乳腺癌具有显著的防治作用，其作用机制可能与其改善雌二醇、谷胱甘肽过氧化物酶、超氧化物歧化酶、丙二醛水平有关。

关键词　平消胶囊，他莫昔芬，乳腺癌，肿瘤预防乳腺癌是女性常见恶性肿瘤之一。美国癌症协会的数据表明：乳腺癌发病人数占全球女性恶性肿瘤发病人数的 25%。亚洲乳腺癌死亡的患者数占全球的 44%[1]。乳腺癌已成为导致发展中国家女性癌症相关死亡的第一大病种 [2, 3]。临床上多采用手术治疗乳腺癌，但临床上约有 30% 的乳腺癌患者在手术后数月或者数年发生远处转移，严重影响患者生活质量及生存率 [4]。阿霉素、他莫昔芬等药物能有效地抑制乳腺癌细胞的增殖。然而，其引起的不良反应以及肿瘤细胞可能出现的耐药等因素限制了其长期使用。因此，寻找高效、低毒、适合长期使用的药物，成为亟待解决的问题。

平消胶囊由郁金、马钱子粉、仙鹤草、五灵脂、白矾、硝石、煅干漆、麸炒枳壳等精制而成；具有活血化瘀、散结消肿和解毒止痛的功效；对毒瘀内结所致的肿瘤患者具有缓解症状、缩小瘤体、提高人体免疫功能和延长患者生存时间的作用 [5-6]。本研究中，我们采用二甲基苯蒽（7，12-dimethylbenz[a]anthracene，DMBA）腹腔注射的方法建立大鼠乳腺癌模型 [7-8]，通过将平消胶囊添加到饲料中的给药途径进行防治，观察平消胶囊对大鼠实验性乳腺癌变的影响，包括乳腺病理变化及血清中雌二醇、谷胱甘肽过氧化物酶、超氧化物歧化酶、丙二醛、肿瘤坏死因子的表达水平，为该产品的临床应用与深入研究提供实验依据。

1. 材料与方法

1.1 药物和试剂

平消胶囊（西安正大制药有限公司，批号：20150711）；二甲基苯蒽（7，2-Dimethylbenz[a]anthrancene，DMBA），购于 Sigma 公司，产品编号 D3254-5G，SLBR0796V），每支 5g；他莫昔芬（TAM），规格：每片 10mg，上海复旦复华药业有限公司，批号 160406；ELISA 试剂盒（雌二醇、谷胱甘肽过氧化物酶、超氧化物歧化酶、丙二醛、肿瘤坏死因子）购买于西安科昊生物科技有限公司。

1.2 仪器设备

电子天平（ME204，METTLER 公司）；光学显微镜（Nikon H600L，日本 Nikon 公司）；高速冷冻离心机（Eppendorf 5418R，德国 Eppendorf 公司）；实验病理系统（HM34E，德国 Ieiss 公司）；酶标仪（Imark，美国伯乐）。

1.3 实验动物

雌性稳定大鼠，未孕，体重 200～225g。购于空军军医大学实验动物中心，动物合格证号：SCXK（军）2012-0007。单笼饲养于屏障系统内，湿度

40% ~ 50%，温度（22±2℃）。颗粒饲料（空军军医大学实验动物中心提供）喂养，自由饮水，实验前适应性饲养 5 天，造模实验前 1 小时禁食。

2. 实验方法

2.1 动物分组及实验性大鼠乳腺癌模型的复制

雌性未孕稳定大鼠 36 只，适应性饲养观察 5 天，每天记录平均饮食量。按照随机数字表法分为 6 组，每组 6 只：即空白对照组（空白组）、模型对照组（模型组）、平消胶囊高、中、低 3 个剂量组、他莫昔芬对照组（TAM组）。空白组给予每只大鼠腹腔注射生理盐水注射液 2ml/kg；其余各组一次性腹腔注射给予二甲基苯蒽 80mg/kg，复制乳腺癌模型[7-8]。

2.2 给药及标本采集

在造模后将药物掺入饲料中给药进行预防性治疗，即注射二甲基苯蒽 3 天后给予药物干预，观察平消胶囊对大鼠乳腺癌的防治作用。平消胶囊的临床剂量高限为 8 粒一次，一日 3 次，规格为每粒 0.23g，故 60kg 成人为每日 5.52g，约 90mg/kg，依据体表面积等效剂量换算到大鼠剂量约为 500mg/kg，作为中剂量，设高剂量 750mg/kg，低剂量为 250mg/kg。根据观察期间的饮食量，确定平消胶囊 3 个剂量组的掺入浓度：最终确定的大、中、小 3 个剂量组的掺入量分别为 0.54%、0.36% 和 0.18%。他莫昔芬对照组大鼠给药量为 0.36mg/kg，饲料中药物为 0.07%。对照组、模型组给予自来水、正常饮食，每周称体重，并饲养观察 25 周。

实验结束后，大鼠禁食 24 小时，称量体重，游标卡尺测量大鼠第 2 对乳头的直径；麻醉动物采血，分离血清，置于 −80℃保存备用于酶联免疫吸附实验检测雌二醇、谷胱甘肽过氧化物酶、超氧化歧化酶、丙二醛、肿瘤坏死因子水平；采血完毕后处死动物，取子宫、卵巢、胸腺、脾脏称量，计算脏器指数；取第 2 对乳房及肿瘤组织，4% 多聚甲醛溶液固定，经组织修剪，流水冲洗，酒精逐级脱水，石蜡包埋，切片厚 5μm，常规 HE 染色，在光镜下进行病理组织学检查。

2.3 统计学处理

统计学处理采用 SPSS 13.0 统计软件对数据进行统计分析。计量数据以均数 ± 标准差（$\bar{x} \pm s$）表示，$P<0.05$ 为差异有统计学意义。

3. 结果

3.1 平消胶囊实验性乳腺癌大鼠一般情况及体重的影响

正常组大鼠活泼，色泽光滑，主动摄食，饮食正常，大便湿润，呈椭圆形或条索状。实验过程中，除正常对照组以外其余各组均在造模第2周后开始出现体重减轻或增长缓慢，被毛蓬松、失去光泽、精神萎靡、活动减少、喜欢群集。图1可见，模型组大鼠体重增长明显减慢，其余各组动物体重增长不同程度地高于模型对照组，以平消胶囊大剂量组（750mg/kg）最为显著，该组动物体重与正常组相近似，无统计学差异；平消胶囊中剂量组（500mg/kg）、小剂量组（250mg/kg）较模型对照也有一定程度的改善。

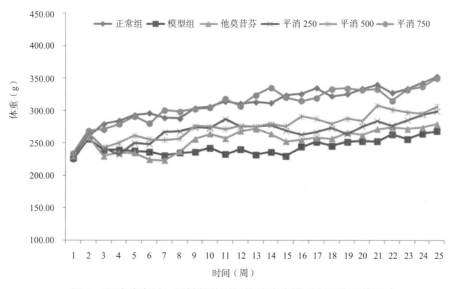

图1　平消胶囊对二甲基苯蒽引起的乳腺癌模型大鼠体重的影响

3.2 平消胶囊对实验性大鼠乳腺癌的发生与发展的影响

大鼠一般观察发现，二甲基苯蒽引起的大鼠乳腺癌模型，肿瘤发生部位多位于大鼠腋下（如图2所示）。平消胶囊250mg/kg、500mg/kg、750mg/kg三个剂量组中，250mg/kg剂量组有4只大鼠出现肿瘤，500mg/kg、750mg/kg剂量组各有2只大鼠出现肿瘤，他莫西芬组3只出现肿瘤，均为单侧发生肿瘤，而模型组6只大鼠全部发生双侧乳腺肿瘤（见图3）。表明本实验采用二甲基苯蒽诱导大鼠乳腺癌模型建立成功，并且通过给予平消胶囊防治，大鼠乳腺癌的发生率降低，肿瘤体积明显减小（见图3），以中、高剂量的平消胶囊尤其明显。表明平消胶囊对二甲基苯蒽诱导的大鼠乳腺癌有一定的防治作用。

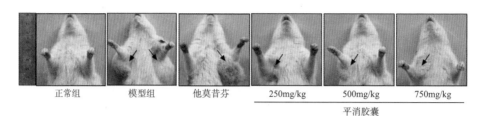

| 正常组 | 模型组 | 他莫昔芬 | 250mg/kg | 500mg/kg | 750mg/kg |

平消胶囊

图2 二甲基苯蒽诱导的大鼠乳腺癌模型肿瘤发生情况

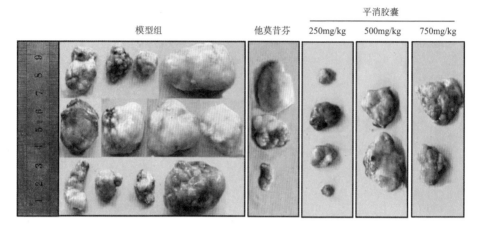

图3 平消胶囊对二甲基苯蒽诱导的大鼠乳腺肿瘤的影响（n = 6）

3.3 平消胶囊对实验性大鼠乳房的影响

正常大鼠乳头苍白、柔软，紧贴在皮肤上，个别稍隆起1mm左右，隔毛看不清乳头。表1可见，模型组大鼠乳头突起，直径明显大于正常组，有显著性差异（$P<0.01$），他莫昔芬组、平消胶囊250mg/kg、500mg/kg、750mg/kg剂量组在给药后，大鼠乳头直径均小于模型组，与模型组比较有差异（$P<0.01$、$P<0.05$）。平消胶囊各组与他莫昔芬组比较，无统计学差异。

表1 平消胶囊对二甲基苯蒽诱导的乳腺癌模型大鼠乳头直径的影响（mean ± SD，n = 6）

分组（mg/kg）	乳头直径	
	乳头右直径	乳头左直径
正常组	1.02 ± 0.01	1.01 ± 0.01
模型组	1.45 ± 0.24**	1.41 ± 0.21**
他莫昔芬 0.36	1.02 ± 0.12#	1.03 ± 0.14#
平消胶囊 250	1.16 ± 0.10#	1.25 ± 0.16#

续表

分组（mg/kg）	乳头直径	
	乳头右直径	乳头左直径
平消胶囊 500	$1.18 \pm 0.10^{\#}$	$1.11 \pm 0.02^{\#\#}$
平消胶囊 750	$1.09 \pm 0.05^{\#\#}$	$1.10 \pm 0.02^{\#\#}$

**$P<0.01$ VS 正常组　*$P<0.05$ VS 正常组；##$P<0.01$ VS 模型　#$P<0.05$ VS 模型

3.4 对实验性乳腺癌大鼠乳腺病理组织学观察

病理组织学检查可见，正常组大鼠乳腺正常，无特殊；模型组大鼠乳腺正常，腺体结构消失，整个小叶体积明显增大，导管增加并扩张，腺体瘤样变化，原位癌变、浸润性癌变，与正常组差异十分明显；他莫昔芬组大鼠乳腺增生程度、腺泡导管内分泌增加方面，与模型组比有明显改善；平消胶囊250mg/kg 剂量组大鼠乳腺腺体数量、小叶结构、导管增生等与模型组相比差别明显改善；平消胶囊 500mg/kg、750mg/kg 剂量组大鼠的乳腺瘤样变化程度减轻，腺泡数量减小，导管增生和扩张也有明显改善，病变明显减轻（见图 4）。

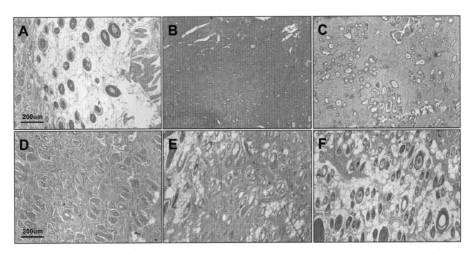

图 4　平消胶囊对二甲基苯蒽引起的乳腺癌模型大鼠乳腺组织病理形态的影响

（HE 染色，×100）

A：正常对照组；B：模型对照组；C：他莫昔芬组；D：平消胶囊 250mg/kg；

E：平消胶囊 500mg/kg；F：平消胶囊 750mg/kg

3.5 平消胶囊对实验性乳腺癌大鼠血清中雌二醇、谷胱甘肽过氧化物酶、超氧化物歧化酶、丙二醛、肿瘤坏死因子水平的影响

各组大鼠血清中雌二醇、谷胱甘肽过氧化物酶、超氧化物歧化酶、丙二醛、肿瘤坏死因子水平的变化见表2。结果显示：造模后大鼠血清谷胱甘肽过氧化物酶、超氧化物歧化酶含量显著低于正常对照组（$P<0.01$），雌二醇、丙二醛、肿瘤坏死因子则显著高于对照组（$P<0.01$），给药组均能显著改善大鼠的雌二醇、谷胱甘肽过氧化物酶、超氧化物歧化酶水平，降低丙二醛、肿瘤坏死因子水平，并呈一定的量效关系；他莫昔芬组与平消胶囊各剂量组比较，其大鼠内分泌改善程度上，他莫昔芬较平消胶囊作用较强。

表2　平消胶囊对二甲基苯蒽引起的乳腺癌模型大鼠内分泌的影响（mean ± SD，n = 6）

分组(mg/kg)	E₂(ng/L)	GSH-Px(pg/ml)	SOD(ng/ml)	MDA(ng/L)	TNF-α(nmol/L)
正常组	36.96 ± 5.30	68.11 ± 4.45	276.45 ± 17.30	2.42 ± 0.19	164.57 ± 16.45
模型组	63.61 ± 3.03**	40.10 ± 4.65**	182.13 ± 29.51**	4.37 ± 0.21**	290.86 ± 17.60**
他莫昔芬 0.36	41.15 ± 3.22##	73.70 ± 3.95##	299.76 ± 22.46##	2.84 ± 0.19##	186.62 ± 14.27##
平消胶囊 250	55.73 ± 3.82△△	46.34 ± 4.87△△	198.40 ± 18.89△△	3.83 ± 0.16△	242.70 ± 20.34△△
平消胶囊 500	51.81 ± 3.10##△△	56.73 ± 2.81##△△	230.54 ± 14.78##△	3.62 ± 0.24##△	221.75 ± 11.63##△
平消胶囊 750	49.46 ± 2.41##△	58.62 ± 2.72##△	252.38 ± 3.04##△	3.21 ± 0.15##△	193.22 ± 16.22##

**$P<0.01$ VS 正常组　*$P<0.05$ VS 正常组；　##$P<0.01$ VS 模型　#$P<0.05$ VS 模型；

△<0.05 VS 他莫昔芬　△△$P<0.01$ VS 他莫昔芬

3.6 平消胶囊对实验性乳腺癌大鼠脏器指数的影响

平消胶囊对二甲基苯蒽引起的乳腺癌模型大鼠子宫、卵巢、胸腺、心脏、肝脏、脾脏、肺脏、肾脏脏器指数的影响结果（表3）显示，模型组与正常对照组比较，子宫、胸腺、脾脏、心脏和肾脏重量指数增加，具有统计学差异（$P<0.05$），其余无统计学意义。他莫昔芬组、平消胶囊各组与模型组比较，大鼠子宫、脾脏器指数降低，胸腺脏器指数升高，有统计学意义（$P<0.01$）。平消胶囊各组与他莫昔芬组比较，无统计学差异。

表3 平消胶囊对二甲基苯蒽引起的乳腺癌模型大鼠脏器指数的影响（mean±SD，n=6）

分组(mg/kg)	子宫(g)	卵巢(g)	胸腺(g)	脾脏(g)	心脏(g)	肝脏(g)	肾脏(g)	肺脏(g)
正常组	0.202 ± 0.032	0.042 ± 0.012	0.040 ± 0.012	0.156 ± 0.011	0.289 ± 0.021	3.171 ± 0.266	0.606 ± 0.051	0.608 ± 0.076
模型组	0.349 ± 0.052**	0.059 ± 0.015	0.025 ± 0.005**	0.535 ± 0.198**	0.377 ± 0.045*	4.287 ± 0.868	0.834 ± 0.112**	0.799 ± 0.170
他莫昔芬0.36	0.134 ± 0.032*##	0.047 ± 0.020	0.047 ± 0.019##	0.176 ± 0.016##	0.337 ± 0.030	3.833 ± 0.262	0.771 ± 0.090*	0.677 ± 0.142
平消胶囊250	0.217 ± 0.058##	0.059 ± 0.011	0.050 ± 0.012##	0.191 ± 0.035*##	0.342 ± 0.054	3.735 ± 0.457	0.748 ± 0.090*	0.691 ± 0.115
平消胶囊500	0.208 ± 0.110##	0.056 ± 0.012	0.042 ± 0.025##	0.231 ± 0.066*##	0.328 ± 0.045	3.333 ± 0.372	0.733 ± 0.105	0.726 ± 0.226
平消胶囊750	0.213 ± 0.175##	0.051 ± 0.013	0.036 ± 0.012#	0.222 ± 0.086*##	0.309 ± 0.173	3.837 ± 0.822	0.667 ± 0.096##	0.809 ± 0.368

**$P<0.01$ VS 正常组　*$P<0.05$ VS 正常组；　　##$P<0.01$ VS 模型　#$P<0.05$ VS 模型；

4. 结论

乳腺癌是我国女性常见的恶性肿瘤之一，中医学认为乳腺癌属于"乳岩""乳石痈""乳栗""石奶"等范畴。其病因病机主要由于肝气郁结、气血亏虚、冲任失调、脾肾阳虚、激素失调等。现代中医仍秉承古法，提出癌毒残存为本病复发与转移的主要因素。癌毒古谓之"伏邪""余毒"，伏邪余毒与人体正气相争，正气胜邪，疾病趋于稳定好转，正不胜邪则发生复发走窜。因此，中医认为扶正祛邪是治疗及预防本病复发转移的基本原则[9-10]。二甲基苯蒽诱导大鼠乳腺癌发生的动态过程是通过乳腺导管上皮细胞增生—不典型增生—癌变—浸润性乳腺癌的逐渐演变的过程[7-8]，与我们在乳腺囊性增生病中观察到的癌变过程相似。另外，该模型条件下巨大的乳腺实体瘤多发生在前肢腋下，是否与其首先经淋巴转移到腋下有关，还有待研究。

研究报道，内分泌失调导致内源性雌激素长期持续升高使得雌激素长期刺激乳腺导管导致乳腺癌风险增加[11-12]。乳腺癌细胞活性氧簇（ROS）含量较癌旁组织明显升高，具有较高水平的自由基和较低的抗氧化酶活性，说明乳腺癌组织处于一定的氧化应激状态，这种氧化应激状态下会产生较高水平的ROS，其可激活敏感的转录因子和相关基因，如与肿瘤发生密切相关的核因子-κB和蛋白激酶B抑制剂等，从而保障肿瘤细胞的生存、增殖以及迁移[13]。

并且在乳腺癌临床化疗的治疗中，化学药物对机体作用后，亦会产生活性氧分子、氧自由基等，从而发生脂质过氧化反应，抗氧化酶水平下降及抗氧化能力下降，产生氧化应激状态，进而引起细胞代谢失调、免疫功能的下降，同时加重化疗的不良反应[13-17]。肿瘤坏死因子-α属于具有强效抗肿瘤作用的一种细胞因子，其在乳腺癌患者血清中水平明显升高，临床上患者血清中肿瘤坏死因子-α的水平升高，作为判定肿瘤的发生、复发和转移不可缺少的标记物之一，并以此对预后进行评定，肿瘤坏死因子-α水平的降低标志患者较好的预后[18]。

平消胶囊主要成分为郁金、枳壳、五灵脂、白矾、硝石、马钱子、仙鹤草及干漆，具有活血化瘀，止痛散结，清热解毒，扶正祛邪作用，研究表明平消胶囊可在体外抑制乳腺癌细胞的增殖[6]，为研究平消胶囊体内抗肿瘤作用，本实验以腹腔注射二甲基苯蒽的方法成功复制大鼠乳腺癌模型，表现为大鼠乳头直径的变化，肿瘤的发生，乳腺增生癌变，血清激素中雌二醇水平升高，谷胱甘肽过氧化物酶、超氧化物歧化酶水平的降低和丙二醛、肿瘤坏死因子水平的升高，乳腺组织病理形态的改变 E。通过给予平消胶囊 250mg/kg、500mg/kg、750mg/kg 剂量组后，观察到：①给药平消胶囊 750mg/kg 组大鼠体重较正常组大鼠体重下降无统计学差异；与他莫昔芬组、模型组比较明显改善大鼠体重；②平消胶囊组较模型组大鼠乳腺肿瘤发生率下降；③血清激素水平结果显示：平消胶囊使二甲基苯蒽引起的乳腺癌大鼠雌二醇、谷胱甘肽过氧化物酶、超氧化物歧化酶水平明显改善；丙二醛、肿瘤坏死因子水平与模型组比较有一定程度的下降；④HE 结果显示平消胶囊、他莫昔芬组明显改善二甲基苯蒽引起的乳腺癌大鼠乳腺组织病理形态。

综上所述，平消胶囊大剂量组明显改善大鼠体重，对二甲基苯蒽引起的大鼠乳腺癌具有显著的防治作用，表现为大鼠乳腺癌的发生率下降，肿瘤体积减小，血清肿瘤坏死因子水平有一定程度的下降，其作用的机制可能与改善谷胱甘肽过氧化物酶、超氧化物歧化酶水平，降低雌二醇、丙二醛水平有关。

参考文献

[1] DeSantis CE, Fedewa SA, Goding Sauer A, Kramer JL, Smith RA, Jemal A. Breast cancer statistics, 2015: Convergence of incidence rates between black and white women[J]. CA Cancer J Clin, 2016,66(1):31-42.

[2]   Fan L, Strasser-Weippl K, Li JJ, St Louis J, Finkelstein DM, Yu KD, Chen WQ, Shao ZM, Goss PE.Breast cancer in China[J].Lancet Oncology, 2014, 15(7):279-289.

[3]   Siege R, Ma JM, Zou ZH, et al. Cancer statistics[J].CA: A Cancer Journal for Clinicians, 2014, 64 (1):9-29.

[4]   O'Shaughnessy J. Extending survival with chemotherapy in metastatic breast cancer[J]. Oncologist,2005; 10(Suppl 3):20–9.

[5]   刘非，刘健. 平消胶囊治疗恶性肿瘤研究概况 [J]. 现代肿瘤医学，2007，15(1)：142-143.

[6]   刘健, 刘韬, 谢佐福, 等 . 平消胶囊抗肿瘤分子的生物学机制〔J〕. 福建医科大学学报 , 2006, 40(4): 368-372.

[7]   Larie F , Li SM , Labrie C, et al. Inhibitory effect of a steroidal antiestrogen on estrone stimulated growth of 7, 12 - dimethylbenz (a) anthracene (DMBA)-induced mammary carcinoma in the rat[J]. Breast Cancer Res, 1995,33 : 237-244.

[8]   Currier N, Solomon SE, Demicco EG, et al. Oncogenic signaling pathways activated in DMBA-induced mouse mammary tumors[J]. Toxicol Pathol, 2005,33(6):726-737.

[9]   温惠红 , 欧阳学认 , 陈永旭 , 等 . 中医药对乳腺癌内分泌治疗相关性血脂异常的研究进展 [J]. 现代医院 ,2018,18(06):875-878,882.

[10]   谢迪迪 , 姜大庆 . 中医药干预乳腺癌内分泌治疗不良反应的研究进展 [J]. 齐齐哈尔医学院学报 ,2017,38(8):949-950.

[11]   孙晓寅 , 莊志刚 . 性激素与乳腺癌关系的研究进展 [J]. 中国新药与临床杂志 ,2018,37(9):571-576.

[12]   康欣梅 , 王丽 , 付小娜 , 等 . 血清性激素与乳腺密度和绝经后女性乳腺癌的相关性研究 [J]. 哈尔滨医科大学学报 ,2014,48(5):386-389.

[13]   Iopez-lozaro M. Dual role of hydrogen peroxide in cancer：possible relevance to cancer chemoprevention and therapy[J].Cancer Letters,2007, 252(1)：1-8.

[14]   郑华 .5- 氟尿嘧啶、阿霉素、环磷酰胺联合化疗对乳腺癌患者血清抗氧化酶、肝脏转氨酶和心肌酶的影响分析 [J]. 中国医药指南 ,2017,15(33): 183-184.

[15] 朱坤, 丁米娜, 李月, 等. 蒲公英萜醇对乳腺癌细胞增殖及发生氧化应激反应的影响 [J]. 当代医药论丛,2017,15(19):10-12.

[16] 乐音子, 卞卫和, 姚昶, 等. 自拟红黄抗氧化方抑制乳腺癌患者化疗期氧化应激反应临床研究 [J]. 中国中医药信息杂志,2014,21(07):11-14.

[17] K.Deepalakshmi,S.Mirunalini,M.Krishnaveni,V.Arulmozhi. 灵芝乙醇提取物的对大鼠乳腺癌的体内外抗氧化活性 (英文)[J]. 中国天然药物,2013,11(06):621-627.

[18] 林曼, 林秋生. 乳腺癌患者血清 TNF-α 和 IL-6 水平观察及临床意义 [J]. 中国实用医药,2017,12(19):51-52.

平消胶囊治疗癌转移的临床观察

北京中日友好医院中医肿瘤科
广州中医药大学第一附属医院肿瘤科
上海中医药大学附属曙光医院肿瘤科

前 言

目前恶性肿瘤已成为常见病、多发病，其发病率逐年呈上升趋势，并已成为严重危害人民身体健康的杀手之一。部分肿瘤患者经一段时间的抗肿瘤治疗后肿瘤出现转移或在确诊时就已出现肿瘤转移，进入肿瘤晚期。由于患者的身体状况差、病期太晚等诸多因素的影响，给抗肿瘤治疗带来了很多的困难，使临床疗效受到极大的影响。

平消胶囊为依据陕西省名老中医贾堃医师 20 余年的临床验方研制而成的一种纯中药抗癌制剂，经大量临床实践证明具有活血化瘀、散结止痛、扶正祛邪的功能，对肿瘤具有一定的缓解症状、缩小瘤体、抑制肿瘤生长，提高机体免疫功能的作用。抗癌谱较广，对肺癌、乳腺癌及消化道癌等都有一定疗效。为进一步观察该药对晚期肺癌、乳腺癌及胃肠道癌患者合并有肝、肺转移者和（或）伴有恶性胸水或腹水者减轻临床症状、提高生存质量的疗效，本临床研究应用平消胶囊联合化疗对临床上常见的肺癌、乳腺癌及胃肠道癌患者合并有肝、肺转移者和（或）伴有恶性胸水或腹水进行临床疗效观察。

本临床研究目的是：

（1）观察平消胶囊联合化疗对化疗减毒增效作用；

（2）平消胶囊联合化疗对晚期肺癌、乳腺癌及胃肠道癌患者中医临床症状的改善作用；

（3）观察平消胶囊联合化疗对晚期肺癌、乳腺癌及胃肠道癌患者免疫功能的影响。

材料和方法

1. 病例选择

病例选自 2003 年 1 月至 2005 年 4 月在门诊或住院的晚期肺癌、乳腺癌、胃肠道癌患者合并有肝或肺转移者和（或）伴有恶性胸水或腹水者，具备以下条件：

（1）有明确的细胞学或病理组织学诊断合并有肝或肺转移者（有明确的影像学诊断）和（或）伴有恶性胸水或腹水者。

（2）采用随机分组、前瞻性设计方法，按随机数字表分配入试者为治疗组和对照组。

2. 中医辨证分型

（1）气虚血瘀证：神疲乏力、汗出气短、胸痛或肝区疼痛，面色萎黄或黧黑、咳痰无力或腹胀纳少、舌质淡紫或有瘀斑，脉细弱。

（2）气阴两虚证：乏力气短、咳嗽少痰、口干口渴、五心烦热、自汗或盗汗。舌红或绛或淡胖，苔少或无苔，脉细弱无力。

3. 疗效评价标准

3.1 中医证候：分3级。

显效：治疗后积分比治疗前降低 2 / 3（含 2 / 3）以上。

有效：治疗后积分比治疗前降低 1 / 3（含 1 / 3），但不足 2 / 3。

无效：治疗后积分比治疗前降低不足 1 / 3，甚至增加。

3.2 药物疗效评价标准 [美国癌症研究所（NCI），2000 年]

2000 年由美国癌症研究所（NCI）提出的 RECIST 评价方法，目前已在国内广为应用。与世界卫生组织通用评价方法比较，主要有以下几点不同。

（1）将病灶分为靶病变和非靶病变，分别评价各自的效果后，再综合评判疗效。

·靶病变：能够通过 CT、X 线等客观影像学诊断测量，每个脏器可选择 5 个最大的病灶，全身累计不能超过 10 个病变。

·非靶病变：靶病变以外所有的病变（随访期间不需测定大小，需要记录各个非靶病变的有无）。包括骨病变，脑脊髓腔病变，胸水，腹水，心包积液，炎症性乳房病变，淋巴管炎（皮肤，肺），影像学不能证实的胸腹部肿瘤，囊性病变等。

（2）靶病变的测量，由"面积之和"变为"最长径之和"。

·完全缓解（CR）：所有靶病变消失至少 4 周。

·部分缓解（PR）：靶病变缩小 30% 以上至少 4 周。

·疾病进展（PD）：靶病变增大 20% 以上。

·疾病稳定（SD）：未达到部分缓解或疾病进展标准者。

（3）非靶病变疗效的评价，分为完全缓解、没有疾病进展（non-PD）、疾病进展三类。

肿瘤治疗疗效的综合评价

靶病变	非靶病变	新病变	综合疗效
完全缓解	完全缓解	无	完全缓解
完全缓解	没有完全缓解或没有疾病进展	无	部分缓解
部分缓解	疾病进展以外	无	部分缓解
疾病稳定	疾病进展以外	无	疾病稳定
疾病进展	任何	任何	疾病进展
任何	疾病进展	任何	疾病进展
任何	任何	有	疾病进展

3.3 免疫功能：各项指标治疗前后对患者免疫功能的影响，较疗前提高 ≥ 10% 为上升；较疗前下降 ≥ 10% 者为下降；较疗前上升、下降不足 10% 者为稳定。

3.4 血象、肝肾功能、心功能按世界卫生组织药物毒性反应分度标准填写。

3.5 生活质量：以卡氏评分法评为降低、稳定、提高 3 级。疗后比疗前增加 10 分以上者为提高，减少 10 分以上者为降低，无变化者为稳定。

3.6 体重：疗后体重增加 1kg 者为"增加"，减少 1kg 者为"下降"，变化不到 1kg 者为"稳定"。

4. 用药方案

治疗组：化疗 + 平消胶囊，平消胶囊，每次 4 粒，口服，每日 3 次，42 天为 1 疗程。

对照组：单纯应用化疗，方案、疗程同治疗组。

化疗方案：

（1）肺腺癌：NVB+PDD（NVB 25mg/m^2 iv 点 dl、8 天，PDD 60 ~ 80mg/m^2 iv 点 dl，每 3 周重复 1 次 ×2）。

MVP（MMC 6 ~ 8mg/m^2 iv 点 dl，VDS 2mg/m^2 iv 点 dl、d8，PDD 60 ~ 80mg/m^2 iv 点 d2（或分 2 ~ 3 天），21 天 / 周期 ×2）。

（2）乳腺癌：CAP（CTX 600mg/m² iv 点 dl、d8，ADM 40～50mg/m² iv 点 dl（或 EADM 50～70mg/m²），PDD 20～30mg/m² iv 点 d3、4、5，21 天／周期 ×2）。

（3）胃肠道腺癌：CF＋5-FU（CF100mg iv、dl～5，5-Fu 500mg/m² iv 点 dl～5，21 天／周期 ×2）。或 FOLFOX（L-OHP+5-FU+CF：L-OHP 130mg/m² iv 点 dl，CF 100mg iv dl～5，5-Fu 500mg/m² iv 点 dl～5，2l 天／周期 ×2）。

5. 观察内容和方法

5.1 中医气虚血瘀、气阴两虚的主要临床症状：治疗前后及治疗中每 10 天各记录 1 次。

5.2 可测量的实体瘤病例，治疗前后进行瘤体变化的比较分析。即靶病变 3～5 个（肝脏或肺脏上被选定的观察的病灶）和非靶病变（如胸水、腹水、锁骨上转移性淋巴结）治疗前后的变化。瘤体缩小病例要有疗前、疗后记录，记录治疗前、治疗后的影像学检查结果：包括 B 超、X 线片、CT 等。

5.3 定期复查血常规、肝肾功能、癌胚抗原（Garcinoembryonic Antigen, CEA）、T 细胞亚群、NK 细胞。除血常规每周查 1 次外，其余治疗前、中、后各记录 1 次。

5.4 生存质量：按卡氏评分标准，治疗前及治疗后做评定。

5.5 体重：治疗前、治疗后各测量 1 次。

6. 病例选择标准

6.1 中医诊断标准

6.1.1 气虚血瘀辨证标准

神疲乏力、汗出气短、胸痛或肝区疼痛，面色萎黄或黧黑、咳痰无力或腹胀纳少、舌质淡紫或有瘀斑，脉细弱。

6.1.2 气阴两虚辨证标准

乏力气短、咳嗽少痰、口干口渴、五心烦热、自汗或盗汗、舌红或绛或淡胖、苔少或无苔，脉细弱无力。

6.2 西医诊断标准

参照中华人民共和国卫生部医政司编：《中国常见恶性肿瘤诊治规范》。

6.3 试验病例纳入标准

6.3.1 有明确的病理或（和）细胞学诊断的胃肠道癌患者，且有影像学资料证据的肺转移或肝转移者。

6.3.2 年龄 ≥ 18 岁、≤ 70 岁的男、女患者。

6.3.3 中医辨证属气虚血瘀或气阴两虚患者。

6.3.4 心、肝、肾及其造血功能无严重异常。

6.3.5 治疗前 1 个月未行放、化疗等特殊抗肿瘤治疗及其免疫治疗者。

6.3.6 自愿接受本药物试验治疗的患者。

6.4 试验病例排除标准

6.4.1 凡不符合上述纳入标准的患者。

6.4.2 有心、肝、肾或造血功能损伤者。

6.4.3 晚期危重病人，难以再服用药物者。

6.4.4 孕妇、哺乳期妇女、精神病患者。

6.4.5 有药物过敏者。

7. 统计方法

采用 SPSS 10.0 软件，分类资料采用 x^2 检验，等级资料采用 Ridit 检验，计量资料采用 t 检验。

8. 临床资料

病例分组资料：采用随机分组、前瞻性设计方法，按随机数字表分配入试者 180 例为治疗组（90 例）和对照组（90 例），治疗组男 47 例，女 43 例，平均年龄 55.4 岁（31 ～ 70 岁）。对照组男 49 例，女 41 例，平均年龄 53.8 岁（32 ～ 70 岁），其中肺癌 68 例、乳腺癌 62 例、结肠癌 20 例。合并有肝转移者 75 例，伴腹水者 41 例，伴锁骨上淋巴结转移者 18 例。肺转移者 51 例，伴胸水者 35 例，伴锁骨上淋巴结转移者 31 例。两组患者所合并的胸水或腹水均为小量。两组在性别、年龄、分期和化疗方案选择经统计学分析无差异，均有可比性。

结　果

1. 中医证候

观察结果表明，治疗组（化疗 + 平消胶囊）能明显改善神疲乏力，面色萎黄，纳少，腹胀，胸闷气短，自汗盗汗等症状（$P<0.01$），恶心呕吐及肝区疼痛等临床症状也得到一定程度的改善（$P<0.05$）。出血，咳痰带血，腹泻，口干口渴，五心烦热，胸痛等症状改善不明显（$P>0.05$），如表 1 所示。

表1　中医证候治疗前后变化

| 证候 | 组别 | 例 | 疗效 | | | | | U 值 |
			显效	有效	无效	总有效	总有效率 %	
神疲乏力	治疗组	86	43	32	11	75	87.21	5.439*
	对照组	84	27	26	31	53	63.10	
面色萎黄	治疗组	84	38	26	20	64	76.19	4.504*
	对照组	86	28	13	45	41	47.67	
纳少	治疗组	85	46	28	11	74	87.06	3.231*
	对照组	83	22	25	36	47	56.63	
腹胀	治疗组	86	28	36	22	64	74.42	4.710*
	对照组	88	21	27	40	48	54.55	
出血	治疗组	17	12	2	3	14	80.00	0.259#
	对照组	15	9	3	3	12	68.52	
自汗盗汗	治疗组	54	30	7	17	37	70.83	3.089*
	对照组	50	21	8	21	29	58.00	
胸闷气短	治疗组	73	36	19	18	35	75.00	3.845*
	对照组	74	28	16	30	44	59.46	
咳痰带血	治疗组	76	26	37	13	63	82.90	0.047#
	对照组	74	19	23	32	42	56.76	
恶心呕吐	治疗组	71	30	34	7	64	90.14	2.508▲
	对照组	69	26	28	15	54	78.26	
腹泻	治疗组	45	18	20	7	38	84.44	0.553#
	对照组	42	16	21	5	37	88.10	
口干口苦	治疗组	49	14	15	20	29	59.18	1.857#
	对照组	44	8	14	22	22	50.00	
五心烦热	治疗组	49	13	12	24	25	51.02	1.130#
	对照组	48	10	14	28	24	50.00	
胸痛	治疗组	34	12	10	12	22	64.71	1.523#
	对照组	31	10	11	10	21	67.74	
肝区疼痛	治疗组	35	10	14	11	24	68.57	2.315▲
	对照组	34	8	10	16	18	52.94	

Ridit 检验：*$P<0.01$　▲ $P<0.05$　#$P>0.05$

2. 转移瘤体大小的变化

治疗组和对照组的肿瘤稳定率分别为 70.00% 和 48.33%，经 X^2 检验两组间有显著差异，Ridit 检验 $P<0.01$。表明平消胶囊加化疗较单用化疗可明显缩小肿瘤，对肿瘤具有较好的治疗和稳定肿瘤的作用，如表 2 所示。

表 2　转移瘤体（靶病灶）大小的变化

组别	例	完全缓解（CD）	部分缓解（PD）	轻度缓解（MR）	稳定（SD）	进展（PD）	总稳定率（%）	U 值
治疗组	90	0	40	15	16	29	78.89	2.866*
对照组	90	0	31	7	20	32	64.44	

Ridit 检验：*$P<0.01$

3. 免疫功能（NKC，CD3，CD8，CD4 或 CD8）

观察结果表明，无论是肺转移组还是肝转移组，经平消胶囊配合化疗治疗后的肿瘤患者免疫功能指标（如 NKC，CD3，CD4，CD4 或 CD8）明显提高，与对照组相比较，Ridit 检验 $P<0.01$。两组的稳定率经 X^2 检验两组间有显著性差异，如表 3 所示。

表 3　免疫功能的变化

指标	组别	例	疗效					U 值
			上升	稳定	下降	总稳定	总稳定率 %	
NKC	治疗组	90	25	43	22	68	75.56	3.486*
	对照组	90	12	35	43	47	52.22	
CD3	治疗组	90	21	42	17	63	70.00	3.254*
	对照组	90	12	30	48	42	46.66	
CD4	治疗组	90	28	26	36	54	60.00	3.043*
	对照组	90	15	20	45	35	38.89	
CD8	治疗组	90	18	26	46	44	48.89	1.663#
	对照组	90	16	24	50	40	44.44	
CD4 或 CD8	治疗组	90	28	24	38	52	57.78	2.784*
	对照组	90	16	20	54	36	40.00	

Ridit 检验：*$P<0.01$　#$P>0.05$

4. 生存质量和体重

治疗组（化疗＋平消胶囊）能明显改善、维持肿瘤患者的生存质量和体重，Ridit 检验 $P<0.01$。经 X^2 检验两组间有差异及显著性差异，如表 4 所示。

表 4　生存质量和体重变化

| 指标 | 组别 | 例 | 疗效 | | | | | U 值 |
			上升	稳定	下降	总稳定	总稳定率 %	
卡氏评分	治疗组	90	42	28	10	70	77.78	2.981*
	对照组	90	40	20	26	60	66.66	
体重	治疗组	90	24	31	35	55	61.11	3.415*
	对照组	90	18	26	36	44	48.89	

Ridit 检验：*$P<0.01$

5. 肿瘤标记物癌胚抗原及糖类抗原 l9-9（Carbohydrate Antigen199，CAl9-9）的变化

观察结果显示，治疗组和对照组患者癌胚抗原及糖类抗原 19-9 治疗前相比较无差异，治疗均有改变，两组相比较有显著差异，$P<0.01$。如表 5、6 所示。

表 5　癌胚抗原平均值的变化

| 组别 | 例数 | 异常例数 | CEA（$\overline{X}\pm SD$） | |
			疗前	疗后
治疗组	90	35	$41.641 \pm 10.356^{\#}$	$30.417 \pm 8.140^{*}$
对照组	90	32	40.315 ± 11.013	36.719 ± 6.313

Ridit 检验：*$P<0.01$　#$P>0.05$

表 6　糖类抗原 19-9 平均值的变化

| 组别 | 例数 | 异常例数 | CEA（$\overline{X}\pm SD$） | |
			疗前	疗后
治疗组	90	29	$46.311 \pm 8.917^{\#}$	$31.617 \pm 3.543^{*}$
对照组	90	27	44.877 ± 7.819	39.716 ± 6.913

Ridit 检验：*$P<0.01$　#$P>0.05$

6. 不良反应

世界卫生组织药物毒性反应分度标准（血象、肝肾功能、心功能）：两组有一定的毒副反应，治疗组（化疗＋平消胶囊）在治疗后患者的白细胞、粒细胞、谷丙转氨酶及谷草转氨酶均有明显的变化，与对照组（单用化疗）相比较有显著性差异（Ridit 检验 $P<0.01$），经 X^2 检验两组有显著的差异。在肾功能及心功能方面两组的结果经 Ridit 检验 $P>0.05$，没有统计学意义，如表 7 所示。

表7　药物毒性反应

指标	组别	例	毒性反应分度					U 值
			0	I	II	III	IV	
血红蛋白	治疗组	90	67	20	1	6	0	0.321#
	对照组	90	67	16	3	4	0	
白细胞	治疗组	90	61	25	4	0	0	3.935*
	对照组	90	65	24	1	0	0	
粒细胞	治疗组	90	62	20	6	2	0	4.150*
	对照组	90	68	18	0	4	0	
血小板	治疗组	90	84	2	3	0	1	0.348#
	对照组	90	86	0	3	1	0	
谷丙转氨酶	治疗组	90	86	2	2	0	0	2.056*
	对照组	90	85	4	1	0	0	
谷草转氨酶	治疗组	90	88	1	1	0	0	2.449*
	对照组	90	84	2	4	0	0	
血清尿素氮	治疗组	90	85	2	3	0	0	1.810#
	对照组	90	86	2	2	0	0	
尿肌酐	治疗组	90	86	3	1	0	0	0.946#
	对照组	90	87	1	2	0	0	
心功能	治疗组	90	86	2	2	0	0	1.068#
	对照组	90	87	1	1	1	0	

Ridit 检验：$*P<0.01$　▲ $P<0.05$　$#P>0.05$

讨　论

癌转移是指癌瘤由原发部位通过各种途径播散到远处器官的过程。恶性肿瘤细胞发生转移是其最本质的特点[1]。临床上发现 60% 以上恶性肿瘤患者在初次诊断时已经发生了转移。就病种而言，约 70% 肺癌患者，30% 大肠癌患者，50% 乳腺癌患者在初诊时已有发现转移灶 [2]。本临床研究应用平消胶囊联合化疗对临床上常见的肺癌、乳腺癌及胃肠道癌患者合并有肝、肺转移者或（和）伴有恶性胸水或腹水进行临床疗效观察，对临床上治疗癌转移具有重要意义。

一、中医对肿瘤转移的认识

在浩瀚的中医古籍中，中医学对肿瘤的转移有类似的文献记载，对其病因病机及治疗与预防等方面都有论述。如《灵枢·百病始生》篇云："留而不去，传舍于肠胃之外、募原之间，留著于脉，稽留而不去，息而成积。或著孙脉，或著络脉，或著经脉，或著输脉，或著于伏冲之脉，或著于膂筋，或著于肠胃之募原，上连于缓筋，邪气淫泆，不可胜论" [3]。留即瘤，此为古代中医学对肿瘤转移的最早记载。《医宗金鉴·外科心法要诀·失荣证》："失荣证，生于耳之前后及肩项，其证初起，状如痰核，推之不动，坚硬如石，皮色如常，日渐长大……日久难愈，形色渐衰，肌肉削瘦" [4]。失荣类似现代医学所指肿瘤转移而引起的锁骨上淋巴结肿大，提示病情较重，预后差。古代医家均认为转移的发生为正气内虚，邪毒内蕴为本，并感六淫或内伤七情或饮食劳倦诱发。究其病机可归结为正虚邪实，正不抑邪。张景岳在其《景岳全书》中指出："凡脾肾不足及虚弱失调人，多有积聚之病" [5]。此处积聚，不单指原发癌瘤，也包括了继发的转移瘤。因此正虚为肿瘤发生、发展及转移的重要因素。《医林改错》云："结块者，必有形之血也" [6]。丹溪云："凡人身上、中、下有块者，多是痰" [7]。《医宗金鉴·痈疽总论》："痈疽原是火毒生，经络阻隔气血凝" [8]。《儒门事亲》："忧思郁怒，气机不和，日久成积" [4]。由此可见气滞、血瘀、痰凝、毒聚为肿瘤发生及转移的基本病理变化。

二、肿瘤转移的基本过程，相关因素及治疗策略

肿瘤转移包括肿瘤细胞的脱离、转运和生长三个主要环节，涉及几个复杂而有序的过程：肿瘤细胞脱离原发瘤体，黏附侵袭底膜并在周围间质中浸润生长；与局部毛细管或毛细淋巴管内皮细胞密切接触并穿透其管壁，或突入腔道（浆膜腔），在血管、淋巴管内继续存活并被转运；同时启动血小板聚集，形成小瘤栓、到达靶组织；肿瘤细胞与血管或淋巴管内皮细胞和基底

膜黏连，穿透毛细血管或毛细淋巴管壁，向周围间质浸润，在基质中不断增生，形成新的继发瘤。肿瘤转移的形成依赖于肿瘤细胞和不同环境的相互作用，尤其是恶性肿瘤细胞的生物学特征和器官组织的微环境对肿瘤生长所具备的条件以及器官组织所产生的调节作用[2]。近年来关于肿瘤细胞侵袭和转移形成的基础研究较多，如：肿瘤细胞的运动性，肿瘤细胞的黏连性，肿瘤转移相关基因和转移抑制基因的作用，肿瘤细胞分泌某些物质的减少或缺乏，宿主局部组织的其他特性，宿主整体免疫状态以及激素对肿瘤侵袭和转移的影响，等等。大量的研究结果证明，运动因子及其受体，基质降解酶、转移的信息传导、癌基因缺陷、转移相关基因和转移抑制基因（如 NM23）等都涉及转移过程。血管内皮细胞生长因子及其受体在肿瘤转移过程中的作用受到广泛的重视。从而针对转移过程中的不同环节设计各种治疗战略，包括抗迁移机制、抑制细胞外基质的降解、抗黏附、阻断信息供递、抑制肿瘤血管生成等已在指导临床上肿瘤的治疗[9.10]。

三、目前中医药抗肿瘤转移治疗研究的思路

肿瘤转移机制较为复杂，转移克隆形成是肿瘤与宿主间一系列相互作用的复杂结果，既包括了肿瘤因素，又包括了宿主因素。然而，肿瘤发生至转移形成并非轻而易举。国外学者报道，每克肿瘤组织 24 小时可向血中释放 $(3.2 \pm 1.4) \times 10^6$ 的肿瘤细胞，但最终能存活并形成转移瘤的不足 1‰[11]。肿瘤细胞一旦进入脉管，必须逃逸宿主免疫细胞的攻击和血压、血流的物理性冲击等，绝大部分肿瘤细胞在此过程中会死亡。因此，分析血液和淋巴循环中不利于肿瘤细胞生存的条件，如微循环结构、功能、凝血和抗凝因素等，寻找宿主循环中自然存在的杀伤肿瘤细胞的成分（NK 细胞、LAK 细胞、巨噬细胞、杀伤性 T 细胞以及 IL-2 等免疫细胞和因子），激发肿瘤患者自身的免疫系统，为一重要的抗转移治疗策略，同时也是目前抗转移治疗研究的可突破点。大量的中西医结合临床研究结果表明，活血化瘀类药物能够改善机体的微循环障碍和血液高凝状态；扶正培本类药物能够调节患者的细胞免疫功能（包括调节免疫效应细胞功能异常、T 细胞亚群的异常以及细胞因子诱生异常），从而提高人体的免疫功能。

某些恶性肿瘤在器官转移方面具有一定程度的倾向性：前列腺癌，肾癌，甲状腺癌，肺癌及乳腺癌等好发骨转移；肺腺癌及小细胞肺癌易出现脑及骨转移，胃肠道癌易发生肝脏及腹腔转移。这种倾向性可能与肿瘤细胞的

生物学特性、器官组织、结构、血流、生化环境、受压及损伤情况以及局部防御功能有关。

目前中医抗肿瘤转移的治疗方法主要有：扶正培本法，活血化瘀法，清热解毒法，化湿利水法和软坚散结，以毒攻毒法。软坚散结、以毒攻毒法的作用机制主要是直接抑制、杀伤癌细胞、应用这类药物有可能在肿瘤细胞转移过程中给予直接杀灭。这种治疗方法亦为抗转移治疗的主要方法[12.13]。

手术仍是目前癌症治疗的常用方法。局部癌肿的切除虽然能极大限度地减少病人体内的癌细胞数量，减轻肿瘤负荷，但并不能改善患者整体的瘀血和免疫功能低下状态，且对可能潜在的微小转移灶无能为力，加之手术过程中挤压，亦可使瘤细胞脱落发生种植性转移。张有会报道，切除原发肿瘤对肺转移发生有明显促进作用，这与麻醉、创伤、失血等应激原引起的免疫抑制有关，也可能与切除原发瘤后断绝了来自原发瘤的血管生成因子有一定联系[14]。虽然手术后的化疗能最大可能地杀灭人体内敏感的残留癌细胞，但仍有相当部分瘤细胞对化疗并不敏感或已产生耐药性，或由于药物毒副反应而限制了最大有效量的使用。因此人体内会残存部分癌细胞，化疗已难以杀灭，成为转移、复发的根源。若采用中药配合化疗则可在抗肿瘤方面起协同作用，提高临床疗效，尤其对那些病属晚期、体质较差、对化疗耐受力较低的肿瘤患者来说，综合治疗可取得较满意的疗效。中药既能扶正以增强免疫功能，又能祛邪以杀灭癌细胞，还能活血以改善血液状态，对化疗起减毒增敏作用[15]。

目前对恶性肿瘤尤其是晚期的恶性肿瘤的治疗，越来越多的临床医生意识到采用中西医结合的综合治疗手段的重要性，同时综合治疗也被越来越多的患者所接受。抗肿瘤中药的抗肿瘤作用较弱，力量较为单薄，单独应用的疗效不甚理想。而化疗药物由于作用较强，副反应较大，晚期肿瘤患者体质较差，机体免疫功能较低，难以耐受，因此药物的剂量在临床治疗时受到很大的限制，往往达不到治疗剂量，临床疗效因而受到极大的影响。但是抗肿瘤中药配合化疗药物，相互协同作用，可提高疗效，降低化疗药物的毒副反应。

平消胶囊根据中医辨证施治的原则，以理气，活血化瘀，软坚散结为主则，辅以扶正祛邪，清热止痛，解毒之法组方而成。主要由郁金、火硝、白矾、仙鹤草、五灵脂、马钱子等中药组成。郁金苦辛微寒、行气解郁，活血破瘀。其所含的石油醚、环氧倍半萜有抗癌活性；白矾酸寒，能除痛、热、化痰；火硝破积攻坚；干漆、五灵脂消积杀虫，散血热，消肿，止痛；枳壳行气止痛，消痞散积；马钱子祛毒入络，散血热，消肿，止痛。其所含的番木鳖碱、马钱子碱、a-β可鲁比林、伪番木鳖碱，可抑制癌细胞有丝分裂；仙鹤草收敛止血。仙鹤素是一种苷类，能促进血小板生成，加速凝血，并含有大量鞣质和少量维生素 K，有较好的止血作用[16]。

本临床观察结果表明，平消胶囊对于肺癌、乳腺癌及胃肠道癌患者合并有肝、肺转移者或（和）伴有恶性胸水或腹水者，具有减轻临床症状的功效，尤其配合化疗（治疗组）可明显改善神疲乏力，面色萎黄，纳少，腹胀，胸闷气短，自汗盗汗等症状（$P<0.01$），恶心呕吐及肝区疼痛等临床症状也得到一定程度的改善（$P<0.05$）。出血，咳痰带血，腹泻，口干口渴，五心烦热等症状改善不明显（$P>0.05$）。此与平消胶囊理气、活血止痛之功效密切相关，同时在肿瘤病灶的控制方面也发挥出明显的优势：治疗组和对照组的肿瘤稳定率分别为 78.89% 和 64.44%，经 X^2 检验两组间有显著差异，Ridit 检验（$P<0.01$）表明平消胶囊加化疗较单用化疗可明显抑制肿瘤新生血管形成，缩小肿瘤，对肿瘤具有较好的治疗和稳定肿瘤的作用。不但在靶病变（肝脏或肺脏上被选定的观察的病灶）的控制上大大优于单纯应用化疗（对照组），而且在对非靶病变（如胸水，腹水，锁骨上转移性淋巴结）的控制也优于单纯化疗（对照组）。此与平消胶囊理气，活血化瘀，软坚散结之抗肿瘤功效密切相关。

在提高患者的生活质量，保持体重方面，由于治疗组采用的是综合治疗，在肿瘤病灶得到了控制，减轻了肿瘤患者的部分临床症状的同时，明显提高了患者卡氏评分，从而减轻了患者的痛苦，提高了患者的生活质量，体重也得到一定程度的保持。因此减少了肿瘤对人体内营养的恶性消耗量，使体重在一定程度上得到保持。本临床观察结果证明了这一点。

提高免疫功能方面，治疗组较对照组显示出优势。本临床研究结果显示，治疗组的患者经治疗后多项免疫指标得到提高，与对照组相比经统计学分析有显著差异（$P<0.01$）。证明平消胶囊配合化疗能协同机体增强免疫功能，达到有效抑制和杀灭异常细胞的过度增殖、增强机体抗病能力、缩小肿瘤的作用。

在肿瘤标记物癌胚抗原及糖类抗原 19-9 方面，治疗组经综合治疗后较对照组有明显的变化，下降较明显，两组相比较有显著性差异，$P<0.01$。说明综合治疗的抗肿瘤作用较强。对胃肠道癌患者检测糖类抗原 19-9 越来越

受到临床医生的重视，坂元一郎等报道，糖类抗原 19-9 合并癌胚抗原升高者肿瘤恶性度高于单纯癌胚抗原升高者，前者预后较差[17]。

治疗组与对照组在血象、肝肾功能方面的不良反应也有明显差异：治疗组（化疗＋平消胶囊）在治疗后患者的白细胞、粒细胞、谷丙转氨酶及谷草转氨酶均有明显的变化，与对照组（单用化疗）相比较有显著性差异（Ridit 检验 $P<0.01$），经 X^2 检验两组有显著的差异。说明治疗组患者在接受了平消胶囊配合化疗后出现的骨髓抑制和肝功能损害的发生率低于单用化疗（对照组）的患者。在肾功能及心功能方面两组的结果经 Ridit 检验 $P>0.05$，没有统计学意义，说明治疗组的治疗方案对肾功能及心功能影响不大。

结　论

综合研究结果，表明平消胶囊配合化疗在减轻晚期肺癌、乳腺癌及胃肠道癌患者合并有肝或肺转移者或（和）伴有恶性胸水或腹水肿瘤者的临床症状，治疗和稳定肿瘤病灶，提高、稳定肿瘤患者免疫功能，改善、维持肿瘤患者的生存质量和体重及降低化疗药的毒副反应等方面较单纯化疗药具有明显的优势。

参考文献

[1] 吴秉铨. 癌转移的研究战略 [J]. 中华医学杂志 ,1990,70(6)：302.

[2] 汤钊猷. 现代肿瘤学 [M]. 上海：上海医科大学出版社 ,1993：135.

[3] 黄帝内经灵枢集注 [M]. 上海：上海科学技术出版社 ,1958：375.

[4] 儒门事亲校注 [M]. 郑州：河南科学技术出版社 ,1984：235.

[5] 张介宾. 景岳全书 [M]. 上海：上海科学技术出版社 ,1959：407.

[6] 王清任. 医林改错 [M]. 北京：中国中医药出版社 ,1995：29.

[7] 朱震亨. 丹溪心法 [M]. 北京：中国书店出版社 ,1986：235.

[8] 吴谦等 . 医宗金鉴 [M]. 第 2 版 . 北京：人民卫生出版社 ,1990：1702.

[9] 吴秉铨，高进. 肿瘤转移研究的进步和趋向 [J]. 中华医学杂志 ,1994；74(7)：395.

[10] 施波，颜春洪，韩锐. 癌侵袭、转移分子机制与抗转移药物的研究进展 [J]. 国外医学药学分册 ,1997：24(4)：193.

[11] Liotta LA. Cance cell invasion and mcatastasis[J]. Setentific American, 1992,(2)：34.

[12] 王志学. 活血化瘀药抗肿瘤转移的探讨及配伍应用 [J]. 国医论坛 ,1998,

13(2)：15-16.

[13] 王志新，张涛，张楚毅. 肿瘤转移研究进展和治疗策略 [J]. 中国肿瘤
　　　临床 ,1995,22(2):139.

[14] 张友会. 介绍一种治疗肿瘤肺转移的新途径 [J]. 中国肿瘤生物治疗杂
　　　志 ,1997,4(3)：174.

[15] 孙燕，余桂清. 中西医结合防治肿瘤 [M]. 北京：北京医科大学中国协
　　　和医科大学联合出版社 ,1995.

[16] 刘渡舟. 中医肿瘤防治大全 [M]. 北京：科学技术文献出版社，1994：
　　　642-644.

[17] 坂元一郎，薛田富士雄，柏原贤治，等. TS-1 の術前投与で肉眼的に
　　　CR となつた CAl9-9 生胃癌の手術例 [J]. 日消外会志 ,2005,38(2)：135-
　　　140.

平消胶囊抑制肿瘤新生血管抗转移的机理研究

北京中日友好医院

肿瘤新生血管形成是发生转移的主要机制之一，研究平消胶囊对肿瘤新生血管的抑制作用，探讨其抗转移的可能机制。

材料与方法

1. 实验材料

1.1 动物与瘤株

裸鼠，购自中国医学科学院动物研究所，均雄性，鼠龄 6～8 周，共 30 只。L78 人肺鳞癌细胞株，由北京结核病防治研究所建立，保存于中日友好临床医学研究所生化室。

1.2 药物

平消胶囊是三类抗肿瘤中成药，该药由郁金、枳壳、仙鹤草、五灵脂等中药组成。调整生药浓度为 2.575g/ml，4℃保存备用。

阳性对照药顺铂（DDP）：山东齐鲁制药厂产品，批号：9904008，用生理盐水配成浓度为 0.1mg/ml 的溶液，遮光保存。

1.3 试剂

RPMI1640	美国 Gibco-BRL 公司
Trizol	上海生工生物公司
40% 甲醛	北京鼎国生物试剂公司
液体石蜡	北京化工厂
VEGF 免疫组化试剂盒	北京中山生物试剂公司
CD34 免疫组化试剂盒	北京中山生物试剂公司

2. 实验方法

2.1 动物模型制备

复苏液氮冻存的 L78 瘤株，用 RPMI-1640 培养液洗一次，收集细胞悬浮于含 10% 胎牛血清 RPMI-1640 培养液中，置于 37℃、5%CO_2 及饱和湿度的恒温孵育箱中培养，3 天后取生长期细胞，调整浓度为 2×10^7/ml，在每只小鼠右腋部皮下接种 5×10^6 个人肺鳞癌细胞，15 天后取生长状态良好的 2

只肺鳞癌瘤源小鼠，拉颈处死，在严格无菌条件下取出瘤组织，除去血块及坏死组织，用机械剪碎法做成单细胞悬液，在每只裸鼠右腋部皮下接种 2×10^6 个瘤细胞。

2.2 分组及用药

造模后随机分成 3 组：①模型组：8 只，每只灌服生理盐水 0.2ml。②平消组：8 只，依据陈奇《中药药理研究方法学》记载方法计算[1]，小鼠用药剂量为 25.75g/kg。根据所配药液浓度，每只小鼠每日灌服平消胶囊 0.2ml（含生药 0.515g）。③化疗组：8 只，按照 1mg/kg 剂量给小鼠腹腔注射 0.2ml DDP，每天 1 次，共 7 次。

2.3 实验周期

造模第 10 天，确认肿瘤生长成 1mm³ 结节后开始用药，模型组和平消组给药 20 天，化疗组给药 7 天。

3. 检测指标

3.1 平均血管密度

肿瘤组织取出后放入 10% 甲醛中固定，常规石蜡切片，厚度 0.8μm，石蜡切片脱蜡水化；3%H₂O₂ 封闭内源性过氧化物酶 10 分钟；水洗；0.01MTBS 液浸泡 5 分钟；电炉煮沸法修复抗原 60 分钟；正常山羊血清孵育 30 分钟；滴加小鼠抗人 CD₃₄ 单克隆抗体（1：100），4℃冰箱过夜，阴性对照以正常山羊血清代替小鼠抗人 CD₃₄ 单克隆抗体；TBS 洗；滴加生物素化的羊抗鼠抗体，37℃孵育 30 分钟；TBS 洗；滴加辣根酶标记的链霉卵白素复合物，37℃孵育 30 分钟；TBS 充分洗涤；DAB 显色液常温下显色 5～10 分钟；充分水洗；梯度酒精脱水，二甲苯透明，中性树脂封片；光学显微镜下观察。肿瘤微血管密度的计数按 Weidner 报道的方法进行。先用低倍镜观察整张切片，找出热点高血管密度区，它通常位于肿瘤包膜的边缘区。用 200 倍光镜计算 3 个视野中血管数目的平均数，作为每例肿瘤的血管密度。

3.2 VEGF 的蛋白表达

肿瘤组织取出后放入 10% 甲醛中固定，常规石蜡切片，厚度 0.8μm，石蜡切片脱蜡水化；3%H₂O₂ 封闭内源性过氧化物酶 10 分钟；水洗；0.01MTBS 液浸泡 5 分钟；电炉煮沸法修复抗原 60 分钟；正常山羊血清孵育 30 分钟；滴加小鼠抗人血管内皮生长因子（VEGF）单克隆抗体（1：100），4℃冰箱过夜，阴性对照以正常山羊血清代替小鼠抗人 VEGF 单克隆抗体；TBS 洗；滴加生物素化的羊抗鼠抗体，37℃孵育 30 分钟；TBS 洗；滴加辣根酶标记的链霉卵白素复合物，37℃孵育 30 分钟；TBS 充分洗涤；DAB 显色液常温下显色 5～10 分钟；充分水洗；梯度酒精脱水，二甲苯透明，中性树脂封片；光学显微镜下观察。用图像分析仪统计每个高倍镜视野下阳性细胞的总面积和平均视觉密度值。

4. 统计方法

SPSS 软件对不同组别的数据进行多组之间比较的方差分析，计算各组差异性。

结　果

1. VEGF 的蛋白表达

VEGF 的阳性颗粒为棕褐色，位于细胞质中，阳性细胞多分布在肿瘤血管周围。平消胶囊治疗组的阳性细胞面积和平均视觉密度都明显少于模型组，说明平消胶囊对 VEGF 的蛋白表达有抑制作用，化疗组 VEGF 阳性细胞染色深度有所增加，提示化疗可能会破坏肿瘤和宿主间的动态平衡，使残存肿瘤细胞 VEGF 分泌量增加。

表 1　各组 VEGF 阳性细胞面积

组别	n	平均阳性细胞面积（$\overline{X} \pm SD$）
模型组	8	215288.8 ± 31903.6
平消组	8	110116.5 ± 15556.5[*]
化疗组	8	177723.9 ± 29310.8[*△]

* 和模型组比　$P<0.01$　△ 和平消组比　$P<0.05$

表 2　各组 VEGF 染色的平均视觉密度

组别	n	平均视觉密度（$\overline{X} \pm SD$）
模型组	8	0.37 ± 0.052
平消组	8	0.31 ± 0.034[*]
化疗组	8	0.47 ± 0.066[*△]

* 和模型组比　$P<0.01$　△ 和平消组比　$P<0.01$

2. 平均血管密度

模型组肿瘤血管密度明显高于平消组，化疗组肿瘤血管和模型组比有所减少，但不如平消组明显，统计学分析有显著意义。

表3　各组肿瘤组织的平均血管密度

组别	n	平均血管密度($\overline{X} \pm SD$)
模型组	8	137.9 ± 13.7
平消组	8	42.9 ± 10.0*
化疗组	8	67.3 ± 7.7*△

* 和模型组比 $P<0.01$　　　△和平消组比 $P<0.05$

讨　论

实体瘤血管内皮细胞的增殖是肿瘤生长甚至生存的重要环节。抗肿瘤血管药物的发现为抑制肿瘤生长提供了新的途径，肿瘤血管是肿瘤生长和转移的形态学基础，它不仅向肿瘤提供充足的营养，同时还源源不断地向宿主输出肿瘤细胞，导致肿瘤的生长，促进肿瘤的转移。因此，如果采用某种治疗抑制肿瘤血管，减少肿瘤细胞的营养供给，使肿瘤细胞处于休眠状态，对较早期得到手术根治的肿瘤可减少复发的机会；对较晚期失去手术根治机会或接受了姑息手术的肿瘤则可使患者带瘤生存期得到延长。肿瘤能分泌多种血管活性物质，直接或间接地作用于血管内皮细胞，促进血管形成。在多种细胞因子中，VEGF是目前被广泛公认的作用最强、特异性最高的调控因子，在多种肿瘤细胞中有较高的表达，与肿瘤的生长、转移有着密切的关系，影响着肿瘤的预后。在临床研究上，王辅林等观察到 VEGF 的表达程度与非小细胞肺癌的组织学类型、淋巴结转移以及预后关系密切，采用免疫组化方法检测了 74 例非小细胞肺癌患者手术后的肿瘤组织切片中 VEGF 的表达程度，应用图像分析系统定量测定 VEGF 的表达程度，发现 VEGF 在肺腺癌组和淋巴结转移组的表达程度明显高于肺鳞癌组和淋巴结无转移组，经统计学分析具有显著性差异，$P<0.01$。在腺癌病例中，淋巴结转移组的 VEGF 的表达程度显著高于淋巴结无转移组，$P<0.05$。单变量生存分析表明，VEGF 的高表达组的生存期明显长于 VEGF 的低表达组，差异显著，$P<0.01$[2]。Volm 等对 121 例肺鳞癌患者的多项生物学指标采用免疫组化方法进行检测，结果显示 VEGF 阳性的患者其中位生存期短于 VEGF 阴性的患者，同时也证实在多因素分析中 VEGF 是独立的预后指标 [3]。

化疗药物大多属于细胞毒性药物，对肿瘤血管的作用目前尚不明确。在临床治疗时化疗药物存在剂量限制性毒性，即使是最敏感的恶性肿瘤细胞经化疗后亦不能被全部杀灭，残存的肿瘤细胞就会分泌 VEGF，虽然 VEGF 不能使肿瘤血管密度在短期内急剧增高，但仍然可能成为肿瘤细胞对化疗的保护反应，影响化疗的疗效。在临床上恶性肿瘤患者在化疗结束后病灶已完全消失（完全缓解），但在短期内又出现肿瘤的复发或远处转移的例子比比皆是，可能与残存的肿瘤细胞分泌大量的 VEGF，肿瘤细胞在短期内大量增殖、肿瘤新生血管形成有关。

本实验研究结果发现，模型组肿瘤细胞 VEGF 呈强阳性表达，表明肿瘤细胞在生长过程中分泌 VEGF 促进血管形成。化疗组可见大片坏死区，残存的肿瘤细胞 VEGF 呈强阳性表达。平消胶囊口服治疗组肿瘤细胞 VEGF 呈弱阳性表达，低于模型组和化疗组。同时平消胶囊口服治疗组的平均血管密度最低，表明抑制肿瘤新生血管形成可能是平消胶囊口服治疗有效的机理之一。在临床上大多数患者接受平消胶囊治疗后表现为病灶稳定，与抗肿瘤新生血管形成药物的疗效相似。

参考文献

[1]　陈奇 . 中药药理研究方法学 [M]. 北京：人民卫生出版社，1993.

[2]　王辅林，王淑琴，李红芬 . 肺癌 VEGF 表达的免疫组化定量分析与预后的相关研究 [J]. 中国体视学与图像分析 ,1999,4(3):172.

[3]　Volm M，Rittgen W，Drings P .Progmostic value of ERBB-1，VEGF, Cyclin A，FOS, JUN and MYC in patient with xpuamous cell lung carcinoma[J]. Br J Cancer,1998，77：663.

平消胶囊对化疗和放疗不良反应的 减毒作用

张殿增　袁秉祥

（西安医科大学临床药理研究所）

临床可应用平消胶囊作为肿瘤病人化学治疗或放射治疗的辅助治疗，上面抗肿瘤实验已表明，平消胶囊可与肿瘤化学治疗（环磷酰胺）产生协同抗肿瘤作用。肿瘤化疗或放疗均可引起不同程度的不良反应，并且造成治疗失败。本实验研究平消胶囊对化疗和放疗引起的某些不良反应的对抗作用，以期阐明平消胶囊化疗或放疗辅助治疗的药理学基础。

一、平消胶囊对环磷酰胺毒性反应的减毒作用

（一）实验材料

1. 动物　ICR 种系小鼠，♀♂各半，体重 18 ～ 22g，动物合格证陕医动字 05 号，动物和饲料均由西安医科大学实验动物中心提供。

2. 药品和试剂　平消胶囊，深灰色粉末，西安正大制药有限公司研制并提供，分别用常水配成 1%、2% 和 4% 的混悬液备用；注射用环磷酰胺（CY），上海华联制药公司产品，批号 960602；肝、肾功测定试剂盒，陕西医学科学技术研究所产品，批号 960225。

（二）方法与结果

取上述 ICR 小鼠 50 只，按体重和性别均衡随机分为 5 组：①正常生理盐水组（NS）；②环磷酰胺生理盐水组（CY + NS）；③平消胶囊小剂量组（CY + 小剂量）；④中剂量组（CY + 中剂量）；⑤大剂量组（CY + 大剂量），分别灌胃给予 1%、2%、4% 的平消胶囊混悬液。灌胃容量均为 0.1ml/10g，每天 1 次，连续 7 天。在末次给药前 2 天，腹腔注射环磷酰胺（100mg/kg）于②③④⑤组，连续 2 天。此后，第 3 天称取动物体重，摘除眼球采血 1 ～ 2ml，检查外周血象和测定小鼠的肝、肾功能；处死动物后，分离和锯断股骨，检查骨髓有核细胞数；取出脾脏称重，测定脾指数。

1. 平消胶囊对环磷酰胺所致外周血象的作用（表 1）

与 CY + NS 组比较，用非配对 t 检验进行数据分析，判断药物作用的

显著性；用 Tr 检验（量效关系的显著性检验）判断药物作用的量效关系。从表 1 可以知道，环磷酰胺可使小鼠的外周血液中的白细胞降低，而对红细胞和血小板数无明显性影响，说明成功制造了化疗粒细胞减少模型。平消胶囊在 100mg/kg、200mg/kg、400mg/kg 剂量时可对抗环磷酰胺引起的粒细胞减少，用 Tr 检验可知，其作用具有一定的量效关系。

表 1　平消胶囊对 CY 中毒小鼠外周血象的影响（$\bar{x} \pm S$）

组别	动物数 (n)	剂量 (mg/kg)	RBC (10^{12}/L)	WBC (10^9/L)	血小板 (10^9/L)
NS	10	/	8.39 ± 1.34	6.88 ± 1.13[**]	915.3 ± 85.5
CY + NS	10	100	8.59 ± 1.21	3.04 ± 0.48	916.7 ± 141.4
CY + 小剂量	10	100 + 100	8.57 ± 1.38	3.96 ± 0.63[*]	943.6 ± 101.0
CY + 中剂量	10	100 + 200	8.28 ± 3.05	4.48 ± 0.56[**]	941.4 ± 76.8
CY + 大剂量	10	100 + 400	9.82 ± 1.97	6.08 ± 1.07[**]	921.6 ± 340.3

与 CY + NS 组比较，*$P \leqslant 0.05$；**$P \leqslant 0.01$

2. 平消胶囊对环磷酰胺所致骨髓、脾指数和肝肾功能变化的影响（表 2）

表 2　平消胶囊对 CY 中毒小鼠骨髓有核细胞、脾指数和肝肾功能的影响（$\bar{x} \pm S$）

组别	动物数 (n)	剂量 (mg/kg)	骨髓有核细胞 (10^4)	脾指数 (mg/10g)	GPT (U/L)	尿素氮 (mmol/L)
NS	10	/	1131 ± 371[**]	36.2 ± 11.9[**]	4.72 ± 1.66[**]	6.67 ± 0.43
CY + NS	10	100	451 ± 335	9.13 ± 1.84	24.3 ± 11.1	6.92 ± 1.50
CY + 小剂量	10	100 + 100	864 ± 365[*]	17.0 ± 5.5[**]	14.8 ± 9.7[**]	5.93 ± 1.45
CY + 中剂量	10	100 + 200	950 ± 360[**]	25.5 ± 8.9[**]	7.47 ± 4.14[**]	6.12 ± 1.56
CY + 大剂量	10	100 + 400	987 ± 306[**]	33.5 ± 8.2[**]	5.36 ± 2.40[**]	6.68 ± 1.19

与 CY + NS 组比较，*$P \leqslant 0.05$；**$P \leqslant 0.01$

与 CY + NS 组比较，环磷酰胺可使小鼠骨髓有核细胞减少，脾指数降低和谷丙转氨酶升高，说明环磷酰胺成功制造了骨髓抑制模型，并对免疫和肝脏功能有损伤作用，但对肾脏功能无明显性损伤作用。与 CY + NS 组比较，平消胶囊在上述剂量可对抗环磷酰胺引起的骨髓有核细胞的减少，并使脾指数升高和谷丙转氨酶降低。Tr 检验表明，这些作用均具有明显的量效关系。研究说明，平消胶囊（100 ~ 400mg／kg）可对抗环磷酰胺对骨髓的抑制和对抗环磷酰胺的免疫破坏和肝功能损伤（表2）。

研究表明，平消胶囊可对抗环磷酰胺的不良反应。

二、平消胶囊对 ^{60}Co 照射小鼠不良反应的影响

实验动物的分组及给药方式和剂量同环磷酰胺减毒实验。

以 7.5Gray 的剂量，用 ^{60}Co 照射②③④⑤组动物1次，照射后第3天，摘除小鼠眼球采血以检血象，取出股骨以检查骨髓有核细胞，取出脾脏以测定脾指数，结果见表3和表4。

表3　平消胶囊对 ^{60}Co 照射小鼠外周血象的影响（$\bar{x} \pm S$）

组别	动物数（n）	剂量（mg/kg）	RBC（10^{12}/L）	WBC（10^9/L）	血小板（10^9/L）
NS	10	/	8.84 ± 1.05	6.26 ± 0.53**	915 ± 86
^{60}Co + NS	10		8.59 ± 1.37	3.10 ± 0.41	917 ± 141
^{60}Co + 小剂量	10	100	8.69 ± 1.23	3.27 ± 0.39	944 ± 101
^{60}Co + 中剂量	10	200	8.75 ± 1.15	3.70 ± 0.34**	941 ± 77
^{60}Co + 大剂量	10	400	8.74 ± 1.38	4.10 ± 0.85**	922 ± 340

与 ^{60}Co + NS 组比较，*$P \leqslant 0.05$；**$P \leqslant 0.01$

与 ^{60}Co + NS 组比较可知，^{60}Co 照射，引起小鼠白细胞下降，成功造成了放疗粒细胞降低的模型；^{60}Co 照射对红细胞和血小板数无明显影响；大、中（400、200mg/kg）剂量的平消胶囊可对抗 ^{60}Co 照射引起的小鼠白细胞下降。Tr 统计表明，大、中、小剂量平消胶囊的作用具有明显的量效关系。

表4　平消胶囊对 ^{60}Co 照射小鼠骨髓有核细胞和脾指数的影响（$\bar{x} \pm S$）

组别	动物数（n）	剂量（mg/kg）	骨髓有核细胞（10^4）	脾指数（mg/10g）
NS	10	/	1227 ± 488**	36.5 ± 4.27**
^{60}Co + NS	10		521 ± 306	17.0 ± 2.4
^{60}Co + 小剂量	10	100	957 ± 372**	17.3 ± 4.3
^{60}Co + 中剂量	10	200	1001 ± 318**	25.0 ± 4.0**
^{60}Co + 大剂量	10	400	1020 ± 268**	23.4 ± 7.4**

与 CY + NS 组比较，**$P \leqslant 0.01$

　　与 ^{60}Co + NS 组比较可知，^{60}Co 照射引起小鼠骨髓有核细胞和脾指数的下降，说明成功造成了放射治疗性骨髓抑制和免疫损伤的动物模型：平消胶囊（100mg/kg～400mg/kg）可对抗 ^{60}Co 照射引起的骨髓抑制和免疫损伤，并表现有明显的量效关系。

小 结

　　平消胶囊在 100mg/kg、200mg/kg 和 400g/kg 剂量时可对抗环磷酰胺中毒和 ^{60}Co 照射引起的骨髓抑制、粒细胞减少及其肝脏损伤，说明平消胶囊对化疗和放疗有减毒作用。

平消系列产品大事记

1958 年，陕西名老中医贾堃先生自拟临床抗癌验方"平消散"，开始临床应用。

1960 年，西安市政府将"平消散"处方交陕西省西安国药厂，改为水丸剂生产，命名为"平消丹"，继续用于临床治疗肿瘤。

1966 年，因"文化大革命"，贾堃先生被下放，"平消丹"被迫停产。

1967 年，因特殊需要，经由多方努力，平消丹由水丸改为素片，命名为"P-235 片"，由陕西省西安国药厂小批量生产，专供第四军医大学附属第一医院用于临床治疗肿瘤。

1977 年，陕西省西安国药厂对"P-235 片"进行工艺改进，减轻片重，将素片改为糖衣片，临床效果更好。

1978 年，西安市卫生局批准"P-235 片"扩大生产，供陕西省内八所大型医院内部使用。

1983 年，陕西省卫生厅组织"P-235 片"专家鉴定会，通过了该产品的新药鉴定。鉴定会后该产品正式命名为"平消片。"

1984 年，陕西省西安国药厂再次对该产品进行工艺技术改进，将其中的郁金、枳壳改为醇提水煎，研制出精制"平消片"，减少服用量且增加疗效。陕西省卫生厅正式批准陕西省西安国药厂按新生产工艺规程生产"平消片",并上市销售。批准文号为陕卫药准字（1984）00201号。

1985年,"平消片"荣获中国人民解放军总后勤部科技成果二等奖。

1986年,"平消片"荣获陕西省优秀新产品奖。

1987年,"平消片"荣获国家医药管理局优质产品奖。

1990年,在"平消片"基础上,陕西省西安国药厂继续进行工艺优化,研制出"平消胶囊",（91）陕卫药准字003号文批准生产平消胶囊并下发了质量标准。

1992年,陕西省医药管理局组织专家进行现场技术投产鉴定,"平消胶囊"通过了现场鉴定,开始生产销售。

1993年,"平消胶囊"荣获陕西省医药管理局医药科技进步及新产品开发三等奖。

1994年,泰国正大制药集团与陕西省西安国药厂合资成立西安正大制药有限公司,平消胶囊（片）生产企业更名为西安正大制药有限公司。

1998年,"平消胶囊（片）"上升为部颁标准。

1999年,"平消胶囊（片）"入选国家二级中药保护品种。

2000年,"平消胶囊（片）"获陕西省1999年度名牌产品称号。

2002年,国家药监局换发新批准文号,"平消胶囊"批准文号为国药准字Z61021330,"平消片"批准文号为国药准字Z61020111。

2004年,"平消胶囊（片）"被陕西省人民政府认定为陕西省名牌产品;入选2004年版国家医疗保险用药目录中成药—肿瘤用药甲类。

2006年,"平消胶囊"被国家发展改革委员会评为"优质优价产品";"平消胶囊（片）"再次入选国家二级中药保护品种。

2008年,"平消胶囊（片）"入选《肿瘤中医诊疗指南》一书,被推荐用于治疗各种癌症及乳腺增生病。

2009年,"平消胶囊（片）"再次入选2009年版国家医疗保险用药目录中成药—肿瘤用药甲类。

2010年，"平消胶囊（片）"首次收载于《中国药典》2010年版一部。

2011年，"平消胶囊"制备专利"一种治疗肿瘤的中药组合物及其制备方法"（专利号：200910008916）获国家发明专利。

2012年，"平消胶囊（片）"入选国家2012年版基本药物目录和《国家基本药物用药指南》；"平消胶囊"入选《中医外科常见病诊疗指南》一书，被推荐用于治疗乳腺良、恶性病变。

2014年，"平消胶囊（片）"入选《临床路径治疗药物释义》肿瘤专业分册，被推荐用于治疗恶性肿瘤及乳腺增生。

2015年，"平消胶囊（片）"再次收载于《中国药典》2015年版一部；"平消胶囊（片）"入选《中医临床诊疗指南释义》肿瘤疾病分册，被推荐用于治疗恶性肿瘤及乳腺囊性增生症；入选《临床路径治疗药物释义》普通外科分册，被推荐用于治疗恶性肿瘤和乳腺增生；平消胶囊发明专利"一种平消胶囊有效成分含量测定方法"（专利号：2012102413724），平消片发明专利"一种平消片有效成分含量测定方法"（专利号：201210240969.7）均获得国家发明专利。

2016年，"平消胶囊"入选《临床路径释义》肿瘤疾病分册，被推荐用于乳腺癌化疗协同治疗药物；"平消胶囊（片）"入选《中成药临床应用指南》呼吸系统疾病分册和消化疾病分册两个指南，被推荐用于治疗肺癌、原发性肝癌及大肠癌；平消胶囊发明专利"一种抗肿瘤作用中药组合物及制备方法"（专利号：201210264458.9）获得国家发明专利。

2017年，"平消胶囊（片）"再获陕西省名牌产品称号；第三次入选2017年版国家医疗保险用药目录中成药—肿瘤用药甲类；西安正大制药有限公司被评为2016年度中华民族医药百强品牌企业，"平消胶囊"获"中药百强拳头品种"荣誉称号；平消胶囊发明专利"一种抗肿瘤作用中药组合物及制备方法"（专利号：201210265111.6）获得国家发明专利。

2018年,"平消胶囊(片)"再次入选2018年版国家基本药物用药目录;"平消胶囊"入选《中成药超说明书使用循证评价》一书,被推荐用于治疗甲状腺结节、乳腺增生;西安正大制药有限公司再次被评为2017年度中华民族医药百强品牌企业,"平消胶囊"获"中药百强拳头品种"荣誉称号。

后 记

今年，是我国名老中医贾堃先生诞辰 100 周年，也是西安正大制药有限公司成立 25 周年。在这个重要时刻，我们协助贾宁先生再版贾老《中医癌瘤学》一书，既是对贾老中医治疗癌瘤学经验的传承，也是对西安正大做大做强抗肿瘤中药的激励。

在《中医癌瘤学》再版过程中，我们通过阅读书籍，查阅文献，和贾老的家人交谈等，了解了贾老六十余载从医之路的奋斗经历。在我们面前，一位医者的崇高形象渐渐鲜活，一位老者的中医情怀渐渐重现。在治疗癌瘤的过程中，贾老治病求本，审证求因，重视内因的作用，自拟"平消片""金星散"等方剂，进行癌瘤治疗。其中，乳腺癌、肺癌、胃癌等实体瘤及白血病治疗的基本方都采用了"平消片"，使很多肿瘤患者肿瘤缩小或治愈，有的甚至结婚、生子，达到长期生存目的。贾老在临证过程中，辨证施治，不仅使用汤剂，而且根据病情需要，使用丸、散、膏、丹、片剂、胶囊剂以及内服、外敷、吸入、按摩、心理治疗、营养支持等，通过不同的给药途径和用药方法，为肿瘤患者创造了康复之路。

西安正大制药有限公司的前身陕西省西安国药厂，是 1956 年，由藻露堂、达仁堂、普太和等 15 家享誉民间的中药堂公私合营组建的药厂，具有深厚的中医药文化底蕴，长期致力于中药的研发、生产、销售，在业界具有良好的声誉。自从上世纪六十年代，西安市政府将"平消"产品生产、科研任务交给西安国药厂后，企业不断投入大量人力、物力，对该产品进行持续研发。1994 年，泰国正大制药集团与西安国药厂合资成立西安正大制药有限公司，更是看重平消胶囊这一抗肿瘤的好产品。公司不断加大投资，与空军军医大学、西安交通大学、北京中日友好医院等多家科研院所、临床医院进行产、学、研合作，深入研究，使得更新换代产品"平消胶囊"在全国上千家医院销售，为众多肿瘤患者带去福音！

肿瘤现已成为一种多发病，越来越多的专家指出，很多肿瘤已不再是绝症，肿瘤是慢性病的概念逐渐被人接受，患者可以实现较长时间的带瘤生存。在本书中，我们也收集了近年来关于平消胶囊的一些研究成果，供大家参考。我们再版《中医癌瘤学》一书，不仅要让贾老治疗癌瘤的经验发扬光大，还要鼓励广大肿瘤患者树立战胜癌瘤的信心，"带瘤生存"不再是梦；作为企业，我们更要发奋图强，把"平消胶囊"做成广为人知的抗肿瘤经典名药，让贾老的夙愿——"平平安安，消除肿瘤"，一代代传承下去，造福更多的肿瘤患者，为推动我国中医药事业的发展，努力奋斗！

再版发行《中医癌瘤学》一书并以此纪念贾老百年诞辰，意义深远。在此特别感谢中国工程院院士、著名临床肿瘤学家孙燕教授题词；特别感谢中国工程院院士、美国医学科学院外籍院士、中国抗癌协会理事长樊代明教授作序。在本书再版过程中，西安正大制药有限公司的相关人员积极配合、努力工作，人民卫生出版社的编辑朋友也予以了悉心指导，在此一并表示衷心感谢！

正大制药集团董事长

2019 年 1 月 28 日

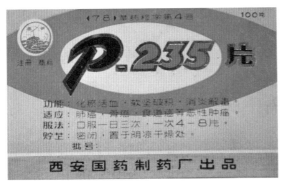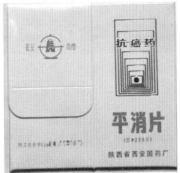

20 世纪 80 年代陕西省西安国药厂生产平消片（P-235 片）标签、包装小盒

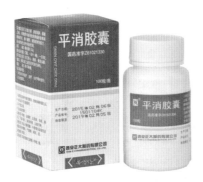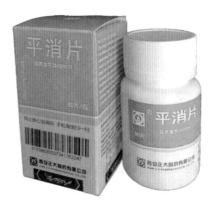

西安正大制药有限公司（1994 年泰国正大制药集团与陕西省西安国药厂合资成立）出品
的平消胶囊、平消片

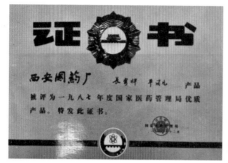

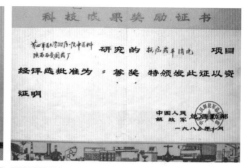

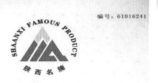

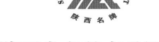

01 临床路径推荐：

《临床路径治疗药物释义》
（肿瘤专业分册）
《临床路径治疗药物释义》
（普通外科分册）暨县医院版
《临床路径释义》
（肿瘤疾病分册）

02 指南推荐：

《中成药超说明书使用循证评价》
《国家基本药物临床用药指南》（中成药分册）
《肿瘤中医诊疗指南》
《中医外科常见病用药指南》
《中医临床诊疗指南释义》（肿瘤疾病分册）
《中成药临床应用指南》（消化疾病分册）
《中成药临床应用指南》（呼吸系统疾病分册）

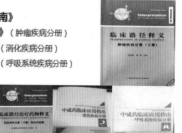

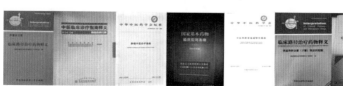

平消胶囊（片）获奖证书及医学证据